AF720294

KNAUR
BALANCE

ANDREA SOKOL

WELL-AGING

JUNG SEIN KANNST DU IMMER

Mein Rundum-
Programm für
Zellerneuerung und
Energiebalance

KNAUR
BALANCE

Die in diesem Buch vorgestellten Ratschläge wurden von der Autorin und dem Verlag sorgfältig geprüft und haben sich in der Praxis bewährt. Dennoch kann keine Garantie für das Ergebnis übernommen werden. Der Verlag und die Autorin schließen jegliche Haftung für Gesundheits- und Personenschäden aus.

Besuchen Sie uns im Internet:
www.knaur-balance.de

MIX
Papier | Fördert gute Waldnutzung
FSC® C011124
FSC www.fsc.org

Originalausgabe Dezember 2023

Ein Imprint der Verlagsgruppe
Droemer Knaur GmbH & Co. KG
Maria-Luiko-Straße 54, 80636 München

Covergestaltung: Verena Metz | veridesigned
Coverabbildung: Ralf Geiling
Entwurf des Innenlayouts: Lucas Meinhardt
Fotoproduktion: Martin Nink
Foto S. 95: Martin Poole/gettyimages
Illustrationen: Michael Pfitzner
Satz und Layout: Felicitas Holdau, Gräfelfing
Druck und Bindung: Mohn Media
Mohndruck GmbH, Gütersloh
ISBN 978-3-426-67632-5

Kontaktadresse nach
EU-Produktsicherheitsverordnung:
produktsicherheit@droemer-knaur.de

8 7 6 5 4

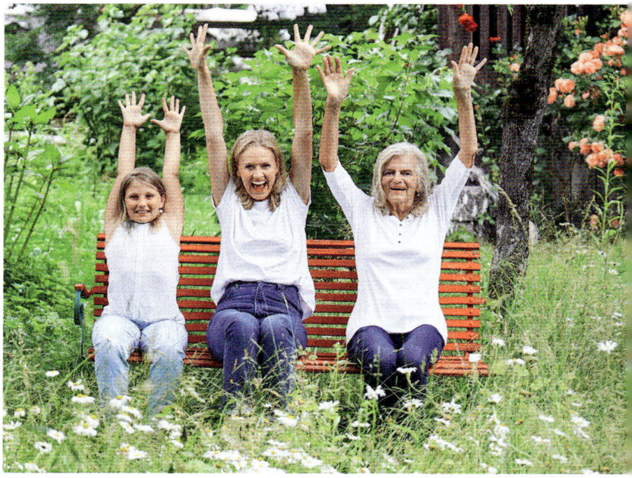

Inhalt

JUNG SEIN KANNST DU IMMER!

WAS AUF ZELLEBENE PASSIERT

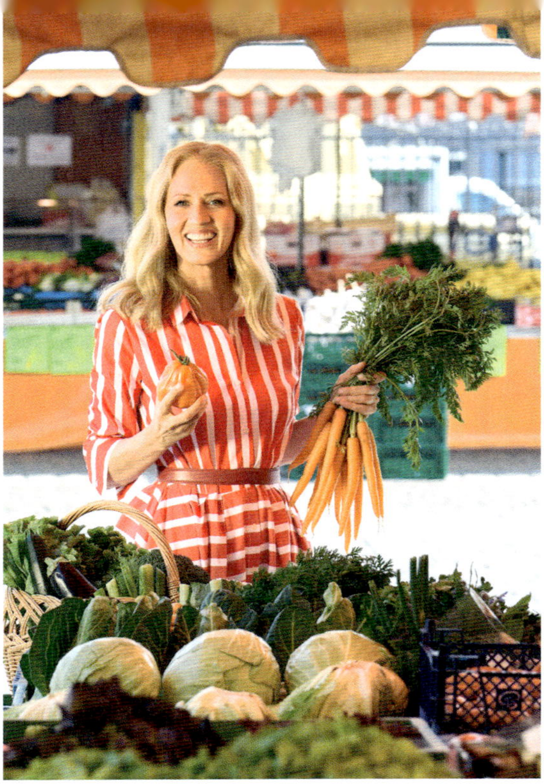

DU BIST, WAS DU ISST

GANZHEITLICH SCHÖN & FIT BLEIBEN

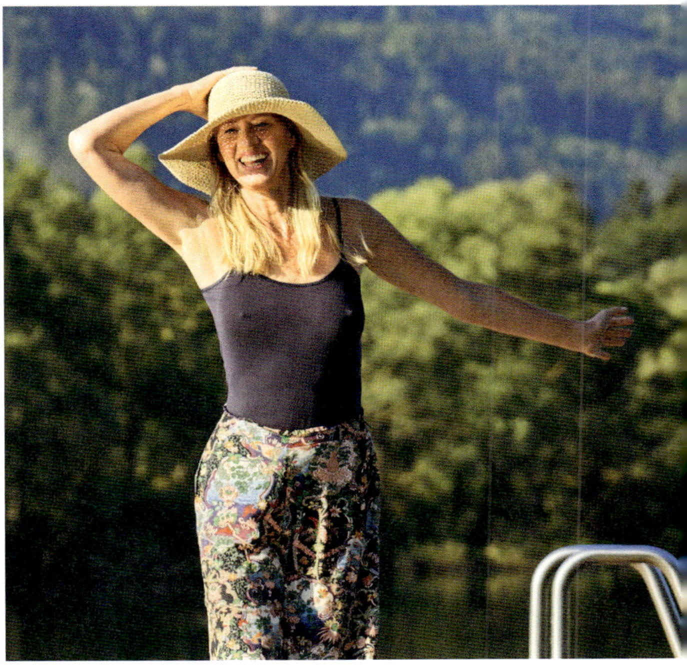

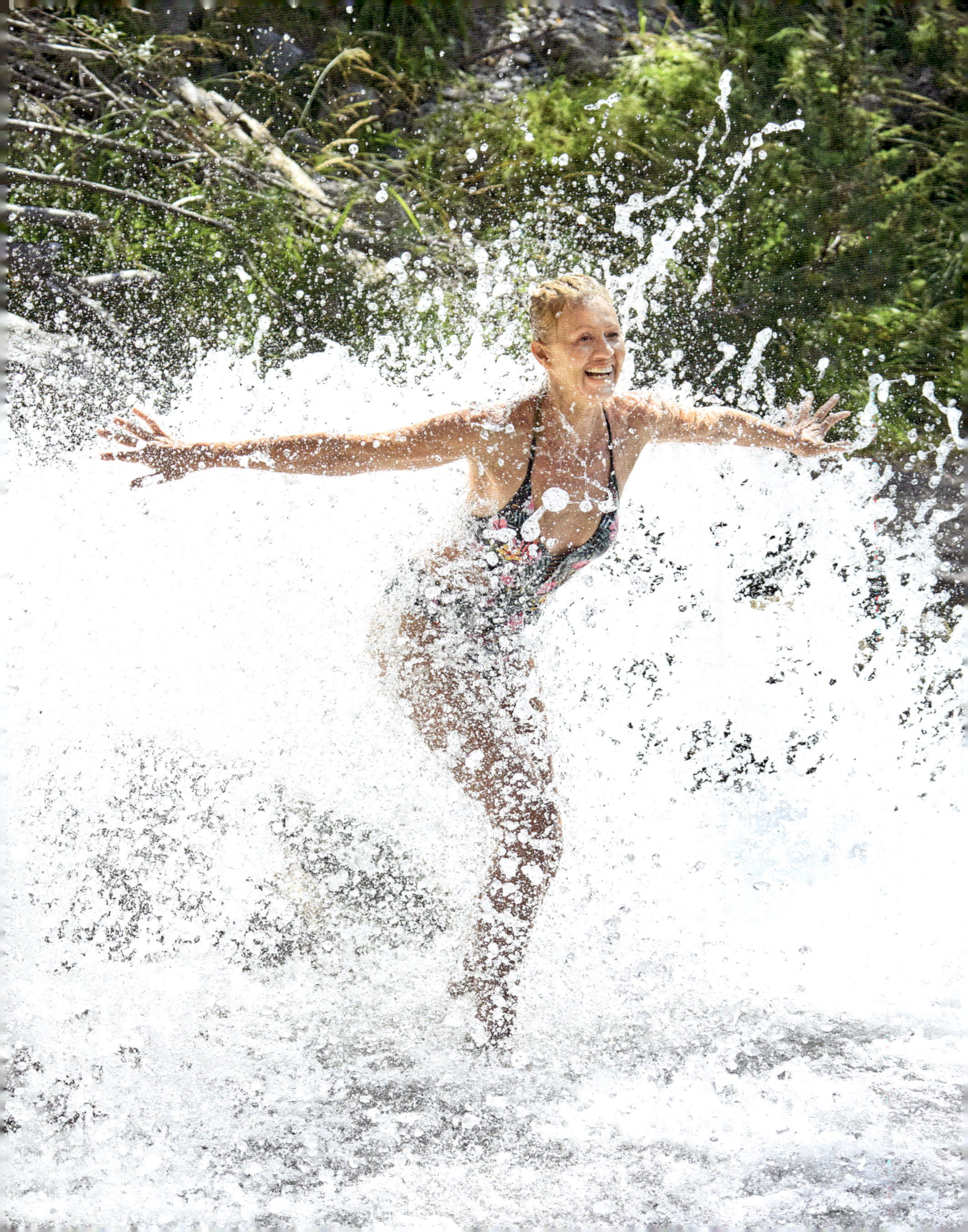

Jung sein kannst du immer!

Liebe Leser*innen, schön, dass Sie dieses Buch aufgeschlagen haben und Ihre kostbare Zeit mit mir verbringen wollen. Sie ahnen es bestimmt: So jung kommen wir nicht mehr zusammen! Also lassen Sie uns die Feste feiern, wie sie fallen, und gemeinsam eine gute Zeit in uns investieren – und ganz nebenbei etwas älter werden. Well-Aging, let's go!

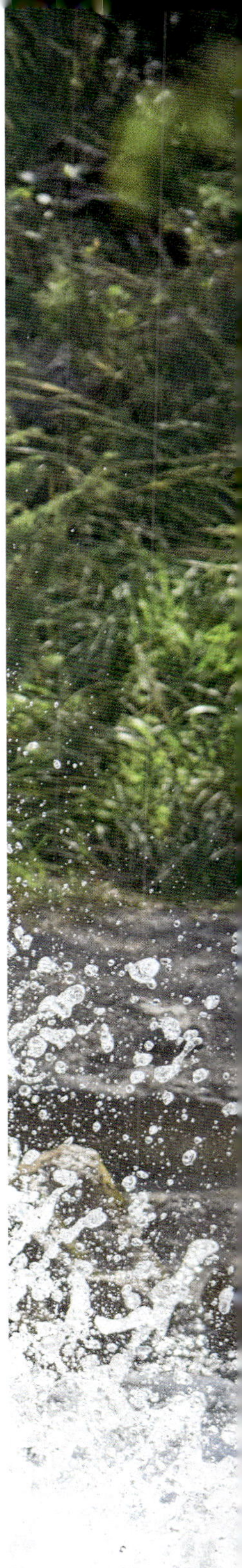

Das erwartet Sie

Ich bin jetzt 55 Jahre alt, mache mir zu diesem Thema naturgemäß mehr oder weniger Gedanken und möchte diese mit Ihnen teilen. Und da stellen sich gleich ein paar Fragen: *Ab wann sind wir eigentlich alt? Und ab wann fängt Well-Aging an? Was ist das genau? Kann man die Alterungsprozesse aufhalten?*
Die Alters- und Jugendforschung läuft in diesem Gebiet auf Hochtouren, denn hier ist durch Innovationen ein Milliardengeschäft zu erwarten, und das Geschäft mit der ewigen Jugend boomt bereits. Diverse Medikamente, Spritzen und OPs werden gerade entwickelt und getestet, zum Beispiel die Behandlung mit Metformin, Eigenblut oder Chemotherapie und vieles mehr, das man sich als Normalsterblicher und -alternder gar nicht vorstellen kann. Wir dürfen gespannt sein!

DAS ÄLTERWERDEN VERSTEHEN

Was auch immer da gerade in der Pipeline steckt – und wie viele Millionen Gelder in die Forschung investiert werden –, wir sollten uns bewusst machen, dass der Alterungsprozess ein komplexes Zusammenspiel verschiedener Faktoren ist, einschließlich Genetik, Umweltfaktoren, Lebensstil und Ernährung.
Es gibt heute – und wahrscheinlich auch in den nächsten Jahren – noch keine magische Lösung oder Substanz, die den gesamten Alterungsprozess aufhalten kann. Wir müssen also mit dem gegebenen Verlauf von Auf- und Abbau leben! Deshalb ist es – ohne schlechte Laune verbreiten zu wollen – unabdingbar und lohnenswert, sich mit dem Thema und sich selbst als Teil des Ganzen zu beschäftigen, und zwar, um diesen Verlauf etwas beeinflussen zu können!
Wir leben nur einmal, und wer will am Ende schon sagen: »Wenn ich das gewusst hätte, dann hätte ich alles anders gemacht.« Hinterher ist man immer schlauer … Deshalb ist es mein Ansatz, das Älterwerden und die damit verbundenen Prozesse in meinem Körper nicht zu spät zu verstehen, damit ich frühzeitig gut oder sogar besser damit umgehen kann. Glauben Sie mir, wir haben einiges selbst in der Hand! Die Genetik soll nur mit 20 bis 30 Prozent beteiligt sein, den Rest können wir zum großen Teil selber steuern. Das ist der aktuelle wissenschaftliche Erkenntnisstand.

Jeder altert anders

Der Alterungsprozess ist individuell und variiert von Person zu Person. Obwohl es allgemeine Merkmale und Trends gibt, wie sich der Körper im Laufe der Zeit verändert, gibt es auch erhebliche Unterschiede im Alterungsprozess der einzelnen Menschen.
Faktoren wie unser Lebensstil, die Umweltbedingungen, die Ernährung und der daraus resultierende Gesundheitszustand können beeinflussen, wie schnell oder langsam wir altern und welche spezifischen altersbedingten Veränderungen auftreten.
Einige Menschen können zum Beispiel äußerlich jünger als ihr tatsächliches Alter aussehen, während andere äußerliche Anzeichen des Alterns früher zeigen. *Was ist es eigentlich, was uns alt oder älter wirken lässt?* Ich glaube nicht, dass es hier primär um die Menge der Falten geht, sondern ich denke, es geht um das gesamte Er-

scheinungsbild: die Ausstrahlung, das Charisma und die Energie, die eine Person im Ganzen hat. Und hier spielen auch die Bewegungen, die Leichtigkeit, die Reaktionen, die Gedanken, das Strahlen der Augen eine Rolle.

Das Leben ist nicht immer ein Zuckerschlecken, und wir haben, wenn wir im Zeitalter des Well-Agings angekommen sind, bestimmt jeder für sich schon das eine oder andere erlebt und durchlebt. Und hier ist eine weitere Frage, denn Leben verlaufen nun mal ganz unterschiedlich: *Hat das Leben es geschafft, unsere Energie, unsere Ausstrahlung, unsere Lebensfreude zu dämpfen?* Oder sind wir immer noch offen für Neues und machen etwas aus unseren Erfahrungen? Leben wir bewusst, nehmen wir Veränderungen an, stellen wir uns den Herausforderungen und erfinden wir uns noch mal neu? Anders gesagt: Bleiben wir neugierig, positiv, ambitioniert und diszipliniert?

Ja, ich glaube, das sind die Attribute, die wir mitbringen sollten als Well-Ager!

So früh wie möglich beginnen

Der Alterungsprozess beginnt schon mit 30 Jahren, denn ab da nimmt die Elastizität der Knorpel langsam ab, und die Bandscheiben werden dünner. Auch der Wassergehalt im Körper beginnt zu sinken. Die Elastizität der Augenlinse nimmt sogar schon ab dem 15. Lebensjahr ab, das Scharfstellen wird über die Jahre immer schwieriger. Also theoretisch, nein, praktisch beginnen wir schon als Teenager zu altern. Das heißt, wir sollten so früh wie möglich mit dem Well-Aging beginnen.

Aber mal ehrlich, das macht doch keiner mit 30, da war ich noch ein Greenhorn, und auch wenn es die Alten den Jungen sagen: Keiner glaubt es wirklich, wenn man knackig, saftig, prall und voller Energie ist und alles so wahnsinnig leicht wirkt. Dann will man sich nicht mit dem, was da mal auf einen zukommt, beschäftigen. Und auch wenn man es glaubt, hat man doch immer noch die Hoffnung, der Kelch möge an einem vorübergehen.

Aber Pustekuchen – ehe man sich's versieht, steckt man voll drin im Aging und muss versuchen, ein Well-Aging daraus zu machen. In der Theorie hört sich das irgendwie schön und ganz leicht an … und wer mich kennt, weiß, dass ich ein großer Fan der Theorie bin, aber eben ein noch größerer Fan der Praxis. Deshalb bleibt es in diesem Buch nicht bei der schnöden Theorie, hier werden auf Worte auch Taten folgen, und zwar jede Menge – also lassen Sie uns die Ärmel hochkrempeln und gemeinsam die Sache mit dem Altern in Angriff nehmen. Sie wissen ja: Geteiltes Leid ist halbes Leid.

WAS BIETET IHNEN DIESES BUCH?

Es erwartet Sie ein großer Theorieteil, denn ich bin der Meinung – wie ich es in all meinen Büchern und in all meinen Videos immer wieder sage –, dass wir nur wirklich mit und an uns arbeiten können, wenn wir unser Leben und unsere Existenz als Teil von etwas Großem sehen und komplett ganzheitlich betrachten. Will heißen: Wenn wir nicht wissen, wie unser Körper von innen funktioniert, vom Innersten der Zelle bis zur letzten Hautschuppe, vom Darm bis zum Gehirn, mit allen Stoffwechselprozessen, dann fällt es uns auch schwer, die richtigen Entscheidungen für uns, unseren Körper und das Well-Aging zu treffen.

Dieser Theorieteil ist spannend, und glauben Sie mir, Sie werden sich ganz anders wahrnehmen, wenn Sie die Sache mal aus der Sicht Ihrer Zellen betrachten.

Und dann kommt der große Praxisteil – und nach typischer OH LALA & SO LALA-Manier ist alles am eigenen Leibe ausprobiert und wird hier ganz genau erklärt, Step by Step.

Übrigens: Ja, in mancherlei Hinsicht kann das Well-Aging schon auch arbeitsintensiv werden, aber in anderer Hinsicht sind die Maßnahmen wirklich sehr einfach. Wie hat Einstein mal so passend gesagt: Man sollte alles so einfach wie möglich machen, aber nicht einfacher. Also keine Sorge, manchmal sind es eben auch die banalen Dinge im Leben, die den Unterschied machen. Zum Beispiel wie wir gehen: Meine Oma – der Sie im Buch noch öfter begegnen werden – war immer sehr schnell unterwegs und bis ins hohe Alter gut zu Fuß. Wenn ich sie fragte: »Oma, warum rennst du denn so?«, meinte sie: »Das hält jung!« Und sie hatte recht, denn Bewegung hält fit und ist ein wichtiger Baustein unserer Gesundheit. Die Ganggeschwindigkeit ist ein gutes Indiz dafür, wie gesund jemand altert. Lassen Sie uns also nicht nur die Ärmel hochkrempeln, sondern legen wir beim Gehen einfach mal einen Zahn zu!

Ein Füllhorn an Erkenntnissen

Zugegeben, mit dem Titel »Well-Aging – Jung sein kannst du immer« nehme ich den Mund ganz schön voll. Geht das eigentlich wirklich, oder ist das nur eine Floskel?

Well-Aging bedeutet gutes Altern! Ich beschreibe hier alles Wissenswerte dazu sehr ausführlich, lang und breit, rauf und runter, von vorn bis hinten und, das ist sehr wichtig, von früher bis heute, ganzheitlich, mit neuesten wissenschaftlichen Erkenntnissen, aber auch altem empirischem Wissen von meiner Oma – mit jeder Menge Tipps, Tricks, Rezepten und Anleitungen, mit den bestmöglichen Erklärungen. Außerdem habe ich noch lustige Anekdoten und präzise Erfahrungswerte zu bieten. Ich schreibe dieses Buch als jemand, der sich seit Jahrzehnten selbst sehr bewusst im Alterungsprozess befindet – immer neugierig und bemüht zu verstehen, was in meinem Körper passiert und in welcher Form Well-Aging für mich und vielleicht auch für Sie möglich ist.

Von der Zelle bis zum Schlaf

Ich fange im Kern der Sache an, nämlich mit der Zelle. Was ist die Zelle, was passiert in ihr, was für Zellen gibt es, wieso altern sie, wie werden sie geschädigt und wie erneuern sie sich? Und ich erkläre Ihnen die Zellreinigung (Autophagie) mit einer solchen Begeisterung für diesen unglaublich tollen Vorgang in unserem Körper, dass ich mir nicht vorstellen kann, Sie nicht auch dafür begeistern zu können.

Es geht um die körperliche und geistige Fitness und darum, zu verstehen und zu fühlen, wie beides Hand in Hand geht. Wie wichtig ist der Schlaf für unsere Fitness bis ins hohe Alter, und was passiert dabei im Gehirn? Was hat das alles mit Essen und Fasten zu tun und was ist diese Autophagie wirklich, ab wann tritt sie ein und was bewirkt sie? Welche Rolle spielt eigentlich der Darm in unserem Alterungsprozess, woher bekommen wir wichtige Nährstoffe und welche sollten wir auf jeden Fall supplementieren, also ergänzen? Wie wirken sich Bewegung und Stress, aber auch Wärme und Kälte auf unsere Zellen und den Alterungsprozess aus? So viele

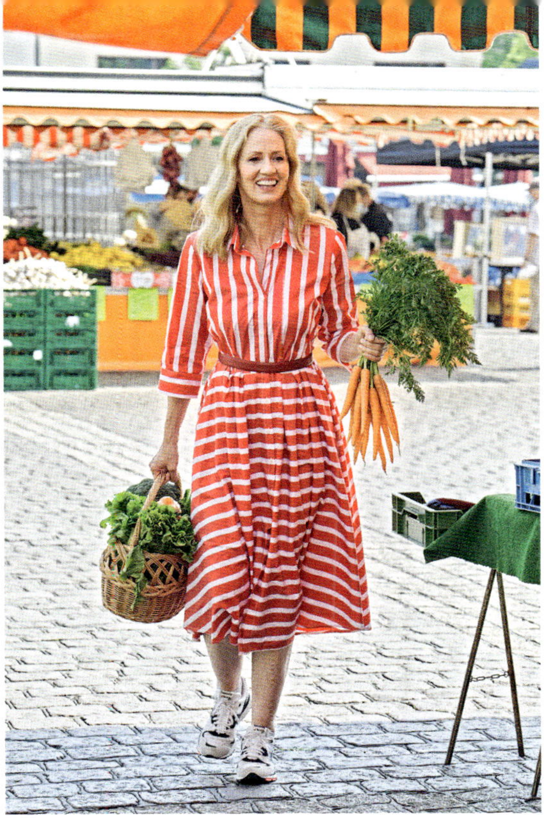

Sooft ich kann, kaufe ich auf dem Wochenmarkt oder direkt beim Bauern. Da weiß ich, woher die Produkte kommen, sie sind unverpackt – und Spaß macht es außerdem!

Fragen ... Aber zu Ihrer Beruhigung: Sie werden auf alle eine Antwort finden.

»Du bist, was du isst!«

Selbstverständlich bekommt auch die Ernährung und speziell die Zellernährung viel Raum in diesem Buch. Ich habe dazu eine Challenge gemacht und über drei Wochen eine spezielle Ernährungsweise getestet, die den Stoffwechsel und die Zellreinigung anregt. Eine tolle Erfahrung! Alle bewährten Cellfood-Rezepte habe ich natürlich für Sie zusammengestellt.

Die Ernährung spielt eine wichtige Rolle beim Well-Aging, und das ist wirklich keine Nebenrolle, sondern eine absolute Hauptrolle! Denn das weiß man heute: Unsere sogenannten Zivilisationskrankheiten (wie Diabetes Typ 2, Herz-Kreislauf-Erkrankungen und Adipositas) stehen in direktem Zusammenhang mit der Ernährung – genauso wie das gesunde Altern!

Und hier die gute Nachricht: In diesem Theaterstück können Sie selbst Regie führen. Zum Beispiel können Sie mit Lebensmitteln, die einen hohen Anteil an Antioxidantien mitbringen, sehr gut vorbeugen, ausgleichen, reparieren und erneuern, und das in jedem Alter. Altersspezifische Krankheiten wie neurodegenerative Veränderungen (dazu gehört auch die Demenz) werden heute nach Studienlage in direkten Zusammenhang mit der Ernährung und dem Zustand des Darms gebracht. Deshalb gehe ich auf all diese Zusammenhänge ein – vom Gehirn über die Verdauung und Verwertung im Darm bis zum Entzündungsgeschehen im Körper.

Vorbildlich: die Blue Zones

Sicher haben Sie schon von den »Blue Zones« gehört, oder? Falls nicht: Das sind Regionen auf der Welt, in denen Menschen eine besonders hohe Lebenserwartung haben und es überdurchschnittlich viele Hundertjährige gibt. Der Begriff wurde von Dan Buettner geprägt, einem amerikanischen Journalisten und Autor der Zeitschrift *National Geographic*. In Zusammenarbeit mit Wissenschaftlern und Forschern untersuchte er die Gemeinsamkeiten dieser Regionen. Die ursprünglichen Blue Zones sind:

- Ikaria, Griechenland
- Okinawa, Japan
- Ogliastra auf Sardinien, Italien
- Nicoya, Costa Rica
- Loma Linda in Kalifornien, USA

Ein herausragendes Merkmal sind die Essgewohnheiten in diesen Zonen. Die Ernährung besteht zu 90 bis 95 Prozent aus pflanzlicher Kost. Anhand der Tagesabläufe der Menschen sieht man, dass sie nicht ständig snacken, sondern ausgiebige Mahlzeiten essen und dazwischen die Essenspausen einhalten. Es gibt so gut wie keine hochverarbeiteten Nahrungsmittel, also kein Convenience-Food. Eine große Rolle spielen frische Kräuter als Tee oder im Salat. Auf das Kraut der Unsterblichkeit, das in Okinawa entdeckt wurde, komme ich natürlich noch ausführlich zu sprechen.

Die Blue Zones haben eine Reihe weiterer Gemeinsamkeiten, die zur Langlebigkeit der Einwohner beitragen. Dazu gehören regelmäßige körperliche Aktivität, soziale Verbundenheit, ein Sinn für den Lebenszweck sowie Stressbewältigungstechniken wie Meditation oder Entspannung. Die Erforschung der Blue Zones hat dazu beigetragen, dass diese Lebensstilfaktoren weltweit bekannt wurden und als Grundlage für eine gesunde Lebensführung gelten.

Diese Erkenntnisse sollten für uns Anlass sein, unseren gesamten hyperkomplexen Lifestyle, der niemals ruht und immer mehr von uns fordert, unter die Lupe zu nehmen.

Wer altert wie und warum, schneller oder langsamer? Was können wir wirklich selbst tun und was sollten wir eindeutig verstanden haben, damit wir der kommenden Zeit der Veränderung einen Mehrwert geben und sie vielleicht ganz bewusst zur schönsten Zeit unseres Lebens machen? In diesem Sinne – mit unzähligen großen und kleinen Tipps, vielen Rezepten für Kuren und Kosmetik, aber auch mit Anleitungen zur Selbstheilung und Selbstfindung – gehe ich mit Ihnen durch die Kapitel dieses Buches.

Reales und gefühltes Alter

Kennen Sie den Spruch: Man ist so alt, wie man sich fühlt!? (Wir wissen, was wir damit zum Ausdruck bringen wollen, aber wohlgemerkt, es geht in beide Richtungen.) Es wird heute immer öfter davon gesprochen, 40 sei das neue 30 und 50 das neue 40 … Es ist absolut modern, nicht nur vom *biografischen* oder *chronologischen Alter* zu sprechen, also dem Alter, das sich vom Geburtsdatum her errechnet; vielmehr wird das *biologische Alter* immer mehr zum Objekt der Begierde. Abgesehen vom Geburtsdatum ist hier der Zustand des Körpers im Visier.

Das biologische Alter bezieht sich auf die Verfassung des Körpers und seine Funktionen im Vergleich zum chronologischen, also biografischen Alter. Dabei geht es nicht nur um das Aussehen einer Person, sondern um die Abnutzungs- und Verbrauchsspuren, die das Leben in und an den Zellen hinterlassen hat. Viel Stress, körperlich oder emotional, und eine schlechte Ernährung können ihre Zeichen hinterlassen. Das Ergebnis muss dann aber nicht unbedingt in Stein gemeißelt sein, denn man kann mithilfe verschiedener Maßnahmen die Uhr durchaus zurückstellen.

Der Alterungsprozess ist komplex und wird noch nicht in allen Einzelheiten verstanden. Es gibt viele Theorien und Ansätze zur Erforschung des Alterns, aber bisher keine Methode, um den Alterungsprozess vollständig aufzuhalten oder umzukehren. Bei unserem heutigen Lifestyle sollten wir aufpassen, dass sich der Spruch von eben nicht ins Minus umwandelt und wir uns so alt fühlen, wie wir sind – oder älter. Dass wir also nicht plötzlich Merkmale an uns erkennen, die darauf schließen lassen, dass 50 das neue 60 ist …

WIE FÜHLEN SIE SICH?

Wir Menschen altern aufgrund einer Vielzahl von biologischen und genetischen Faktoren. Der Alterungsprozess ist ein natürlicher und unvermeidbarer Teil des menschlichen Lebens. Das ist alles jedoch sehr individuell – und daher meine Frage: »Und wie alt fühlen Sie sich?« Was mich selbst betrifft: mal so, mal so. Von blutjung bis uralt ist alles dabei. Ich finde die Frage »Wie *gut* fühlen Sie sich?« viel wichtiger – und die Antwort: Gut! Sehr gut! Oder auch mal nicht so gut. Sich gut fühlen sollte altersunabhängig sein.

Und weil ich zum Thema Schönheit des Alters und Schönheit des Alterns vieles, was ich selbst erlebt habe und was mich geprägt hat, mit in dieses Buch einfließen lasse, erzähle ich auch ein bisschen von meiner Oma.

Meine Oma und das Altern

Wer mein Buch *Kann ich selbst, mach ich selbst* kennt, der weiß, dass ich als Kind und Jugendliche sehr viel Zeit mit meiner Oma verbracht habe. Ich habe es geliebt, ihren Geschichten zu lauschen und alles, was sie gemacht hat, genau zu beobachten. Meine Oma wurde 1903 geboren und ist 1993 durch einen sehr unglücklichen Unfall verstorben. Wie sich nun wieder einmal herausstellt, war sie mit ihrem Wissen und ihrem Lifestyle – ohne jemals eine wissenschaftliche Studie gelesen zu haben – so modern, wie die neuste Longevity- oder Langlebigkeitsforschung es heute nur sein kann. Und trotzdem ist auch an ihr, wie an jedem von uns, der Alterungsprozess nicht spurlos vorbeigegangen.

Wenn meine Oma mich von der Schule abholte, freute ich mich immer, weil wir dann viel Spaß zusammen hatten – und es waren viele Tage, doch an einen bestimmten Tag erinnere ich mich besonders gut. Da stand sie vor der Schule, wartete auf mich und hatte mein absolutes Sommer-Lieblingskleid an. Es war ein Hemdkleid mit Knopfleiste und Kragen, der Rock aus Plissee, und Kleid und Gürtel waren aus demselben Stoff in Hellblau, Türkis und Mintgrün, übersät mit verschiedenen Stiefmütterchen. Dazu hatte sie ihre schneeweißen Haare in fluffige Wasserwellen gelegt. Sie sah wirklich bezaubernd aus, und das sagte ich ihr als begeisterte Enkeltochter auch gleich: »Oma, du siehst so hübsch aus!« Darauf sie: »Ach herrje, so ein Blödsinn.« Das konnte ich nicht so stehen lassen und betonte erneut, wie hübsch sie sei – doch das glaubte sie mir offensichtlich nicht.

Aber warum? Als ich nachfragte, erzählte sie mir, was passiert war. Sie hatte sich zu Hause fertig gemacht, ihre Lieblingsmusik gehört und gesungen und getanzt – meine Oma hat so gerne getanzt und gesungen –, sie fühlte sich gut, und dann: »Kindchen, dann bin ich am Spiegel vorbeigetanzt, hab hineingeschaut, und ich denk, mich tritt ein Pferd! Ich hab mich so erschreckt, denn da habe ich gemerkt: Ich bin ja eine alte Frau!«

Diese Szene ist mir so in Erinnerung geblieben, als wäre es gestern gewesen. Ich erinnere mich auch so genau daran, weil ich gemerkt habe, wie nachdenklich dieses Erlebnis meine Oma gestimmt hat. Damals habe ich das nicht wirklich

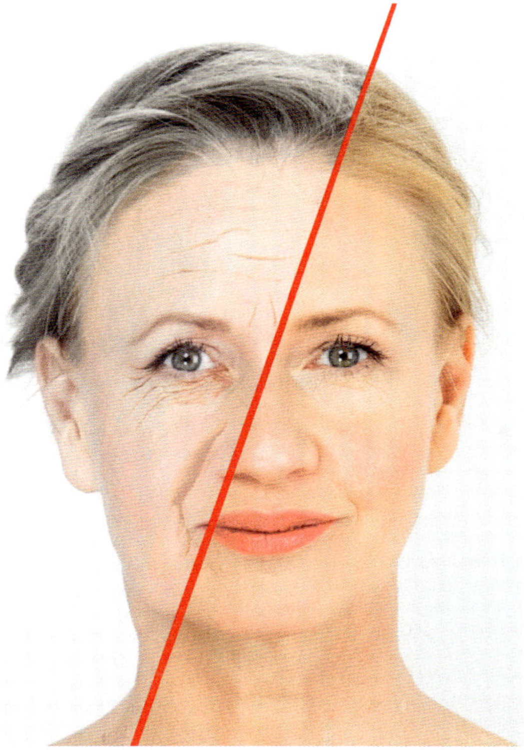

Wir alle wissen, dass wir altern. Doch egal in welchem Alter: Ich bleibe derselbe Mensch – und das ist auch gut so.

nachvollziehen können, heute schon etwas besser. Also: Man ist so alt, wie man sich fühlt? Oder man fühlt sich so gut, dass man sein Alter vergisst! Und genau diese Diskrepanz von Fühlen und Aussehen, die meine Oma damals so erwischt hat, ist eine der Herausforderungen des Älterwerdens!

»Altwerden ist nichts für Feiglinge«, soll die 30er-Jahre-Hollywooddiva Mae West mal gesagt haben. Ein gern zitierter Satz, und ja, da ist was Wahres dran: Alle wollen lange leben und alt werden – aber keiner will alt sein und schon gar nicht so aussehen! Aber die einzige Möglichkeit, lange zu leben, ist die, alt zu werden.

WARUM ALTERN WIR?

Alles, was auf der Erde existiert, unterliegt einem Alterungsprozess. Dies gilt sowohl für lebende Organismen, also für Sie und mich, als auch für das Haus gegenüber oder das Auto vor der Tür und den Schrank in Ihrem Zimmer, denn auch an nicht lebender Materie geht die Zeit nicht spurlos vorüber.

Lebende Organismen wie Pflanzen, Tiere und Menschen altern aufgrund verschiedener biologischer und genetischer Faktoren. Das beinhaltet in der Regel den Verlust von Zellfunktionen, die Ansammlung von Schäden an der DNA und den Proteinen sowie die Verschlechterung von Geweben und Organen.

Auch nicht lebende Materie unterliegt wie gesagt einem Alterungsprozess. Materialien wie Metalle, Kunststoffe, Holz und Gestein können mit der Zeit oxidieren, korrodieren, erodieren oder sich auf andere Weise zersetzen. Die Umwelt, chemische Reaktionen und physikalische Einflüsse wie Hitze, Feuchtigkeit und Sonnenlicht tragen zur Alterung nicht lebender Materialien bei.

Der Grad und die Geschwindigkeit der Alterung können je nach Material und Umweltbedingungen variieren. Einige Substanzen sind widerstandsfähiger gegenüber Alterungsprozessen als andere, und bestimmte Umweltfaktoren können den Alterungsprozess beschleunigen oder verlangsamen.

Die wichtigsten Gründe

Im Folgenden liste ich mal einige der Hauptgründe auf, warum Menschen altern. Vieles davon werde ich dann im Verlauf des Buches näher erläutern.

- Verkürzung der Telomere: Auf den Enden unserer Chromosomen sitzen als schützende Kappen die Telomere. Bei jeder Zellteilung werden sie ein Stückchen kürzer. Wenn die Telomere eine bestimmte Länge erreicht haben, können sich die Zellen nicht mehr richtig replizieren, also keine identische Kopie von sich erstellen. Dies trägt zum Alterungsprozess bei.

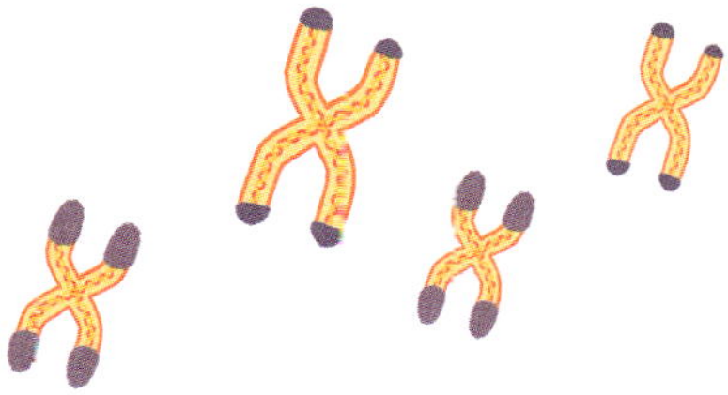

- Genetische Faktoren: Die Gene, die wir von unseren Eltern erben, beeinflussen auch unseren Alterungsprozess. Einige Menschen haben genetische Varianten, die sie anfälliger für altersbedingte Krankheiten machen oder ihren Körper weniger effizient bei der Reparatur von Zellschäden.
- Zelluläre Schäden: Im Laufe der Zeit können Zellen durch verschiedene Faktoren wie oxidativen Stress, DNA-Schäden oder die Ansammlung von schädlichen Proteinen beeinträchtigt werden. Dies kann die Zellfunktion einschränken und den Alterungsprozess beschleunigen.
- Hormonelle Veränderungen: Mit den Jahren kommt es zu Veränderungen im Hormonhaushalt, insbesondere bei Sexualhormonen wie Östrogen und Testosteron. Dies wirkt sich auf den Stoffwechsel, die Körperzusammensetzung (also die Anteile von Fett, Muskeln, Knochen, Wasser etc.) und andere Aspekte der Gesundheit aus.
- Umwelt- und Lebensstilfaktoren: Die sogenannten externen Faktoren wie ungesunde Ernährung, Rauchen, Alkohol, Bewegungsmangel, intensives Sonnenbaden und chronischer Stress können den Alterungsprozess beschleunigen und das Risiko altersbedingter Krankheiten erhöhen.

Jetzt etwas ändern, um die Zukunft genießen können

Wie gesagt, ist das Altern ein natürlicher, unausweichlicher Teil des Lebens und betrifft alles und alle. Das muss auch nichts Schlimmes sein, ist also nicht automatisch schlecht! In unserer Gesellschaft herrscht eine wirklich total überalterte Einstellung dazu. Wir haben heute die Chance, viel fitter alt zu werden als frühere Generationen. Altsein ist an sich keine Krankheit, und wenn wir gesund und leistungsfähig bleiben, dann können wir diese Zeit genießen und sie zu etwas sehr Wertvollem machen. Wir sehen und verstehen mehr, wir wissen viel und können es weitergeben – genau das ist es, was unsere Gesellschaft braucht.

Wir sollten also versuchen, durch unsere Art zu leben den altersbedingten Krankheiten vorzubeugen. Da gibt es einige interessante und wichtige Maßnahmen, die wir ein-, zweimal im Jahr und auch in den Alltag einbauen können, ohne im Jetzt an Lebensqualität zu verlieren, um dafür genau diese Lebensqualität zu behalten.

Eine kluge Frau namens Nanea Hoffman hat mal geschrieben:

»Keiner von uns kommt lebend hier raus! Also hört auf, euch wie etwas Nebensächliches zu behandeln. Esst leckeres Essen. Spaziert in der Sonne. Springt ins Meer. Sagt die Wahrheit, die ihr wie einen verborgenen Schatz in eurem

Herzen tragt. Seid albern. Seid freundlich. Seid komisch. Für nichts anderes ist Zeit!«

Da ist viel Wahres dran. Wir sollten das Leben genießen, und genau deshalb ist es ja so wichtig, gesund zu bleiben! Wenn ich etwas tiefer in den Spruch reinsummen darf ... Esst leckeres Essen – ja, unbedingt! Aber bitte leckeres Essen, das uns Vitalstoffe liefert und uns nicht schlapp und krank macht!

Es kommt darauf an, *wie* wir altern, bewusst oder unbewusst, schneller oder langsamer. Wir haben die Möglichkeit, mit unseren Fähigkeiten einiges zu beeinflussen. Und es geht nicht in erster Linie um Falten und schon gar nicht um faltenfreie Gesichter.

Es geht um die Beweglichkeit von Körper und Geist. Genau hier spielt alles, was ich in diesem Buch zusammengetragen habe, eine wichtige Rolle – gerade auch das, was wir essen, wann wir essen und wie wir essen. Lecker, ja, aber bitte auch gesund.

Dies ist nicht nur wichtig, weil unser Organismus auf die richtige Nährstoffzufuhr angewiesen ist. Es dient auch dem Schutz vor den sogenannten stillen Entzündungen, die zu vielerlei Beschwerden führen können. Das ist ein Gegner, den wir nicht sehen, sondern erst spüren, wenn er schon eine starke Position eingenommen hat. So einer ist ein verdammt starker Gegner. Deshalb müssen wir wieder ein Empfinden für unseren Körper entwickeln und ihn hegen und pflegen.

Ich vergleiche das immer mit einem Möbelstück, das zu einer Antiquität werden soll und deshalb rechtzeitig gepflegt und poliert wird, oder mit einem bewunderten Oldtimer, der regelmäßig gewartet und repariert wird, damit die Restaurierung nicht zu aufwendig wird.

Was ist Well-Aging?

Um uns das Unvermeidliche etwas schmackhafter zu machen, prägt unsere Gesellschaft Trends wie das »Well-Aging«, das es immerhin auf den Titel dieses Buches geschafft hat. Schließlich braucht das Kind einen Namen, und vermutlich weiß jeder irgendwie, was damit gemeint ist. Trotzdem würde ich den Begriff hier gern kurz definieren, denn es ist ähnlich wie bei Antioxidantien und freien Radikalen: Hat jeder schon x-mal gehört, und doch ist die Bedeutung nicht wirklich klar.

GESUND UND GLÜCKLICH ALTERN

Well-Aging bezeichnet den Prozess des gesunden Alterns. Es geht darum, einen Lebensstil zu pflegen, der zu einem fitten und erfüllten Altern führt. Well-Aging beinhaltet eine ganzheitliche Herangehensweise an das Altern, die physische, mentale und emotionale Aspekte berücksichtigt.

Im Gegensatz zum traditionellen Konzept des »Anti-Agings«, das darauf abzielt, den Alterungsprozess zu bekämpfen oder rückgängig zu machen, konzentriert sich Well-Aging darauf, die bestmögliche Gesundheit und Lebensqualität während des gesamten Lebens zu fördern. Es geht darum, die natürlichen Veränderungen des Körpers zu akzeptieren, während man gleichzeitig diverse Maßnahmen ergreift, um gesund zu bleiben und das Wohlbefinden zu steigern.

Well-Aging umfasst verschiedene Aspekte wie eine ausgewogene Ernährung, regelmäßige körperliche Aktivität, ausreichend Schlaf, Stressmanagement, soziale Kontakte, geistige Stimulation und emotionales Wohlbefinden. Es beinhaltet auch präventive Maßnahmen wie regelmäßige Gesundheitsuntersuchungen sowie den Schutz vor schädlichen Umweltfaktoren.

Der Begriff Well-Aging soll den Fokus weg von einem negativen Bild des Alterns lenken und eine positive Einstellung zum Älterwerden fördern. Es geht darum, das Beste aus jedem Lebensabschnitt herauszuholen und ein erfülltes, gesundes Leben zu führen, unabhängig vom chronologischen, also biografischen Alter.

Und was werden wir im Alter machen? Wir sollten versuchen, die Chancen des Alters zu erkennen. Denn letztendlich ist es ein Großteil unseres Lebens. Das geht aber nur, wenn wir gesund bleiben und nicht den altersspezifischen und mittlerweile als normal angesehenen Zivilisationskrankheiten zum Opfer fallen.

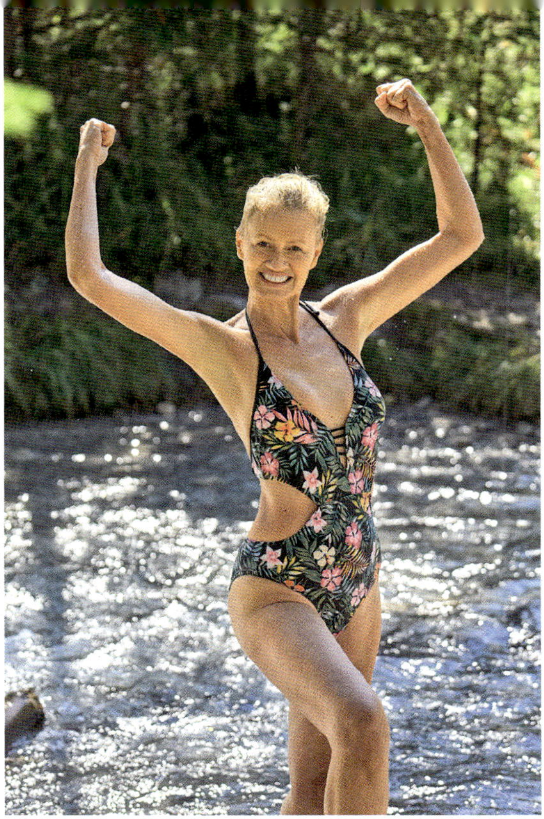

Die Elemente geben uns Power!

Die Herausforderung annehmen

Wie gesagt bin ich jetzt 55 Jahre alt und mache mir so meine Gedanken zum Thema. Und ich bin absolut der Meinung, dass wir zwar in der heutigen Zeit aus verschiedenen Gründen eine echte Chance haben, gut zu altern, dass es aber nicht unbedingt einfach ist.

Wir haben zwar mehr Möglichkeiten, aber es gibt auch mehr Herausforderungen als früher. Unser multifunktionales Leben, in dem wir gar nicht mehr zur Ruhe kommen, produziert viel zu viel oxidativen Stress für unsere Zellen. Deshalb müssen wir heute mehr denn je unserem Körper und unserer Psyche die Möglichkeit zur Regeneration geben. Denn die Gesundheit ist unser höchstes Gut! Dieser Herausforderung sollten wir uns also unbedingt stellen, und dabei geht es auch um Selbstakzeptanz und Selbstliebe: Wir sollten uns das wert sein!

DER TRAUM VOM JUNGBRUNNEN

Zwar sucht die Altersforschung nach Verjüngungungsmitteln, doch wir wissen ja jetzt, dass das Altern und das Wie-wir-Altern ein Zusammenspiel von vielen unterschiedlichen Faktoren ist. Und obwohl es ein wunderbarer Traum ist – es gibt keinen Jungbrunnen.

Der Jungbrunnen ist ein uralter Mythos, denn seit Langem träumen die Menschen von ewiger Jugend. Es gibt dazu ein Gemälde von Lucas Cranach dem Älteren aus dem Jahr 1546, das ältere Frauen zeigt, die baden, dadurch verjüngt werden und sich dann wieder bei Musik, Tanz und gutem Essen vergnügen. Die Badekultur des Mittelalters beruhte auch auf dem Glauben, dass bestimmte Bäder heilen und verjüngen können. Und ich zeige Ihnen in diesem Buch Badevarianten mit ähnlichem Anspruch.

Altes Wissen neu entdeckt

Apropos: Über die Generationen ist wertvolles Wissen über heilsame Methoden und Anwendungen in Vergessenheit geraten. Dass Fasten heilende Wirkungen hat, ist zum Beispiel seit Jahrtausenden bekannt. Aber wir haben es jahrzehntelang zumeist nur zur Gewichtsreduzierung angewandt, obwohl man es schon zu Hippokrates' Zeiten Heilfasten genannt hat.

Hippokrates, der von etwa 460 bis 370 v. Chr. lebte und als einer der bedeutendsten Ärzte der Antike gilt, wusste schon damals, wie wichtig eine ausgewogene Ernährung und ein gesunder Lebensstil sind, um gesund zu bleiben. Ein berühmtes Zitat von ihm lautet: »Lasst Nahrung eure Heilmittel sein und Heilmittel eure Nahrung.« Seiner Ansicht nach unterstützen eine gute Ernährung und ein gesunder Lebensstil die natürlichen Selbstheilungskräfte des Körpers. Hippokrates betonte die Bedeutung von frischer Luft, Bewegung, mäßigem Essen und Trinken sowie einem ausgewogenen Verhältnis von Ruhe und Aktivität. Diese von ihm vor über zwei Jahrtausenden aufgestellten Thesen werden heute durch die neusten wissenschaftlichen Studien bestätigt.

Für alle, die durch das Wort Heilmittel irritiert sind: Es geht hier um die Selbstheilungs- und Reinigungskräfte, die in unserem Körper in Gang gesetzt werden sollten. Heute wissen wir zum Beispiel, dass verschiedene Methoden des Fastens die Autophagie ankurbeln, durch die sich unsere Zellen selbst reinigen und regenerieren – was fürs Well-Aging unabdingbar ist.

Perspektiven der Wissenschaft

Forscher sind dabei, Versuche zur Zellumprogrammierung durchzuführen, um das Altern zu stoppen. Diese Art der Forschung und die bisherigen Ergebnisse eröffnen völlig neue Perspektiven in der regenerativen Medizin, aber sie werfen auch ethische Fragen auf. Die Reprogrammierung von Zellen, die Verlängerung der Telomere, die Regeneration durch zugeführtes junges Blut, die Kontrolle der Zellalterung und der sogenannten Zombiezellen – all das kann uns verjüngen. Doch wo Licht ist, ist auch Schatten: Gesunden Menschen Medikamente zu geben, nur weil sie den natürlichsten Prozess der Welt durchlaufen, kann doch nicht im Sinne des Erfinders sein?! Und ganz bestimmt ist es auch nicht nebenwirkungsfrei.

Fasten als Jungbrunnen

Womit wir wieder an dem Punkt angelangt sind, wo das alte empirische Wissen durch neue Studien im Prinzip nur belegt wird. Der Italiener Valter Longo ist einer der führenden Altersforscher auf der Welt und lehrt an der University of California, Los Angeles.

Er setzt bei seinen Forschungen voll auf das Fasten! Und auf die Reduzierung von Kalorien. Er hat dazu zahlreiche Studien gemacht und veröffentlicht. Durchs Fasten regenerieren wir uns! Laboruntersuchungen zeigen ganz klar, dass Organe und Zellen durch und beim Fasten schrumpfen, und das Tolle: Danach kommt es wieder zu einer Expansion. Die Aktivierung der Stammzellenproduktion setzt ein, und die Regeneration beginnt. Es ist eigentlich ein ganz einfaches Konzept und eine im Prinzip nachvollziehbare Rechnung, die Valter Longo da aufstellt. Die Hypothese: Hört jemand zum Beispiel für zwei Monate auf zu essen, wiegt er danach nur noch die Hälfte. Fängt er dann wieder an zu essen, muss der Körper alles wieder aufbauen, das heißt also, die Hälfte ist anschließend brandneu. Klar, das Beispiel ist unrealistisch, weil zu radikal, aber runtergebrochen auf mehrere kleinere Fastenphasen scheint das Prinzip zu funktionieren.

Hierzu hat Valter Longo eine klinische Studie über fünf Monate durchgeführt. In diesen fünf Monaten mussten die Probanden drei Fastenphasen von je fünf Tagen mit einer zucker- und eiweißarmen Ernährung einhalten. Das biologische Alter der Probanden wurde vor Beginn und danach getestet, und siehe da: Im Durchschnitt hatte es sich um rund zweieinhalb Jahre verringert, obwohl das Experiment nur fünf Monate dauerte. Was für ein Wow-Ergebnis! Die Stammzellenproduktion wurde angeregt, das Immunsystem wurde gestärkt, und seneszente (vergreiste) Zellen wurden abgebaut. Fazit: Fasten ist offensichtlich genauso wirkungsvoll wie neueste Anti-Aging-Techniken.

Ich habe Ihnen in diesem Buch mein Wissen und meine Tipps zum Intervallfasten, zu einer Zellputz- und -erneuerungsdiät mitsamt Rezepten sowie Bewegungs-, Motivations- und Pflegetipps zusammengestellt. Denn ich finde, Wissen wirkt, und mithilfe aktueller und empirischer Erkenntnisse in Kombination mit praktischem Know-how können wir die Sache mit dem Alter und seinen Erscheinungsformen gut über die Bühne bekommen.

Männer & Frauen altern anders

Auch beim Well-Aging gibt es individuelle Unterschiede, denn das Älterwerden kann ja bei jedem Menschen anders verlaufen. Eines fällt sofort ins Auge: Männer und Frauen altern unterschiedlich – und damit meine ich nicht nur die körperlichen Veränderungen, sondern auch die gesellschaftliche Akzeptanz und den Umgang mit dem Altern.

Ich wünsche mir, dass wir als Gesellschaft ein Bewusstsein dafür schaffen und uns bemühen, sowohl allgemeine Altersdiskriminierung zu bekämpfen als auch die Vielfalt des Alterns bei Männern und Frauen anzuerkennen. Jeder Mensch, unabhängig vom Geschlecht, sollte respektiert, geschätzt und mit Würde behandelt werden, unabhängig von seinem Alter.

Allerdings finde ich auch, jede und jeder Einzelne von uns sollte etwas dazu beitragen und sich selbst gegenüber, aber auch der Gesellschaft gegenüber, die Verantwortung dafür übernehmen, auf eine gute Weise zu altern, um so lange wie möglich ein selbstbestimmtes, erfülltes Leben zu führen und anderen Menschen aufgrund von Erfahrung und Wissen etwas Positives weitergeben zu können.

Wenn Sie mich nach Personen fragen würden, die meinem Empfinden nach schön, stil- und würdevoll gealtert sind (jetzt mal außer meiner Oma, die kann ja nicht für alles herhalten), dann würde ich Jane Goodall nennen und Sean Connery. Die Verhaltensforscherin und Umweltschützerin Goodall ist für mich eine der wunderschönsten Frauen, und zwar in jungen wie in älteren Jahren. Die fast 90-Jährige antwortete auf die Frage, was sie sich vom Alter erwarte: Sie habe keine Zeit, um alt zu sein! Das ist die beste Antwort überhaupt, finde ich. Genau so möchte ich das auch handhaben!

Und der Schauspieler Sean Connery antwortete auf die gleiche Frage: »Ich möchte vor allem ein alter Mann mit einem guten Gesicht sein, so wie Hitchcock oder Picasso.« Na ja, man kann darüber diskutieren, ob das auf Hitchcock und Picasso zutrifft, aber bei Sean Connery hat es, würde ich sagen, geklappt. Ich finde sogar, dass er erst in späteren Jahren wirklich gut aussehend geworden ist. Nicht umsonst kürte ihn das *People Magazine* 1989 im Alter von 59 Jahren zum »Sexiest Man Alive«.

Männer und Frauen altern anders, und die Gesellschaft stellt andere Anforderungen an sie. Falten machen Männer attraktiver und verleihen ihnen Charakter, bei Frauen ist man da nicht so freundlich, aber was nicht ist, kann ja noch werden. Wir dürfen gespannt sein und werden es wahrscheinlich noch erleben, wer als 60-jährige Frau »Sexiest Woman Alive« wird. Bisher hat das noch keine geschafft.

BIOLOGISCHE UNTERSCHIEDE

Der Zahn der Zeit nagt an jedem und allem, an allen Lebewesen und auch an der unbelebten Materie. Aber wirklich gerecht geht es dabei nicht zu, zumal wenn wir uns den Alterungsprozess bei Männern und Frauen anschauen.

Natürlich gibt es grundsätzliche körperliche Unterschiede – Männer und Frauen sind nun mal anders, das hat schon Loriot gewusst. Statur, Muskelmasse, Fettanteil, Haut, Hormone – vieles ist biologisch anders angelegt. Auch bei Verhaltens- und Persönlichkeitsmerkmalen gibt es Unterschiede, zum Beispiel zeigen einige Studien, dass Männer im Durchschnitt besser in räumlicher Wahrnehmung und Mathematik abschneiden, während Frauen im Durchschnitt besser in verbalen Fähigkeiten und sozialer Interaktion sind. Aber unklar ist, ob das nicht eher an Tradition und Sozialisation liegt als an den Genen. Und ich sollte hier vielleicht noch anmerken, dass es natürlich unter Männern wie unter Frauen große individuelle Unterschiede gibt. Ich versuche, nicht in Stereotypen zu denken, zu leben und zu schreiben – und sollte es mir mal nicht gelingen, dann entschuldige ich mich hier einfach schon mal im Voraus.

Gene und Lifestyle

Um auf das unterschiedliche Altern zurückzukommen: Es gibt genetische und lifestylebedingte Unterschiede, die den Alterungsprozess beeinflussen. Frauen haben zum Beispiel eine längere durchschnittliche Lebenserwartung als Männer und ein höheres Risiko für bestimmte altersbedingte Erkrankungen wie Osteoporose und Schlaganfall. Männer hingegen können eher von Herz-Kreislauf-Erkrankungen und bestimmten Krebsarten betroffen sein.

Und dann wäre da zum Beispiel die Sache mit den Haaren. Wie gesagt, will ich ja eigentlich nicht in Stereotypen denken, aber wie soll ich es anders beschreiben: Männer bekommen eine Glatze – und sie können diese tragen und polieren. Das ist bei einer Frau im Alter nicht wirklich vorstellbar – starker Haarverlust, der gar nicht so selten auftritt, wird dann schamhaft unter einem Hut oder einer Perücke verborgen. Apropos ungerecht: Männer entwickeln auch

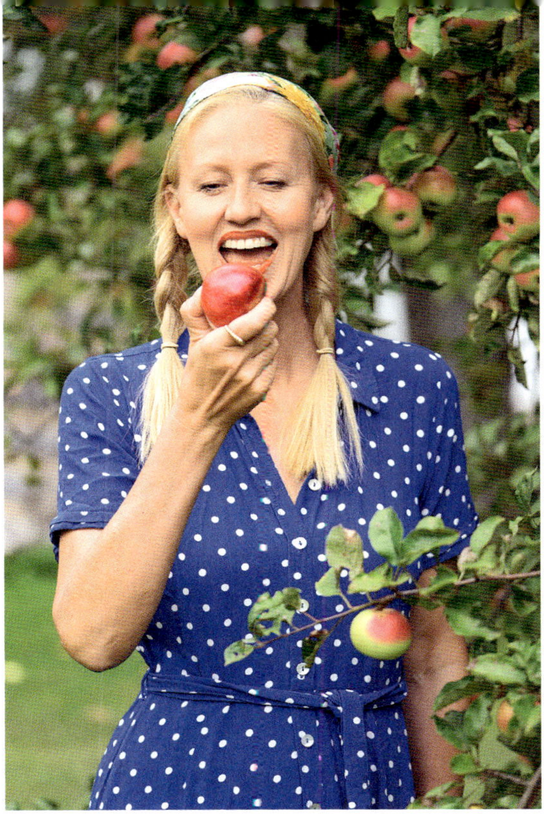

Der Apfel ist ein Symbol für die Suche nach Erkenntnis. Ich möchte – wie Eva damals im Paradies – mit Ihnen zusammen in den Apfel der Erkenntnis beißen, damit wir gemeinsam mehr über unseren Körper und das Altern erfahren und verstehen, wie wir auf weise Art mit dem Altern umgehen können.

oft eine stärkere Gesichtsbehaarung und können dadurch die eine oder andere Falte und die hängende Jawline hinter einem sexy grauen Bart verstecken. Dieses Glück ist uns Frauen nicht gegeben. Wir bekommen höchstens einen Damenbart …

Zudem verändert sich bei Frauen das Erscheinungsbild ihrer Haut stärker: Sie verliert ihre Elastizität, und es bilden sich immer mehr feine und weniger feine Falten. Das hängt auch mit den Hormonen zusammen. Womit wir beim Thema Wechseljahre wären, um das wir, wenn wir über Well-Aging sprechen, selbstverständlich nicht herumkommen. Den Hormonen und den Wechseljahren bei Mann und Frau, den daraus resultierenden Symptomen und was die Gesellschaft damit so anzufangen weiß, widme ich ein eigenes Kapitel. Hier will ich jetzt noch auf etwas anderes hinaus.

SOZIALE UNTERSCHIEDE

Wie gut eine ältere Person akzeptiert wird, hängt von vielen Faktoren ab, nicht nur von körperlicher Attraktivität, sondern auch von Herkunft, Beruf, sozialem Umfeld, finanziellen Möglichkeiten … Aber da herrscht oft eine gewisse Doppelmoral: Was bei älteren Männern als charismatisch und attraktiv gilt, wenn sie erfolgreich sind und Geld haben, wird bei älteren Frauen keineswegs als begehrenswert erachtet, bei ihnen zählt vor allem die Optik.

Das Ausmaß, in dem das Alter bei Männern und bei Frauen als akzeptabel oder schlimm wahrgenommen wird, hängt von kulturellen Normen, individuellen Einstellungen und stereotypen Vorstellungen ab.

Nur wenn wir an all diesen Faktoren arbeiten – als Menschen, die alle alt werden –, haben wir eine wirkliche Chance auf ein schönes Altern, auf die Kür, »The Art of Aging«: die Kunst, gesund, würdevoll und entspannt, weise und friedlich zu altern!

Männer haben's auch nicht leicht

Es gibt meiner Meinung nach einige allgemeine soziale Dynamiken, die Einfluss darauf nehmen, wie das Altern bei Männern wahrgenommen wird. Vor allem Leistungserwartungen üben einen ziemlichen Druck auf Männer aus. Immer noch sollen sie bestimmte Standards erfüllen: Zum Beispiel kann der Druck, beruflich erfolgreich und finanziell abgesichert zu sein, auch im Alter bestehen bleiben. Sie sind mit Altersdiskriminierung am Arbeitsplatz oder Erwartungen an ihre Rolle in Familie und Gesellschaft konfrontiert. Und es gibt auch immer mehr Erwartungen an das Aussehen und die Fitness älterer Männer.

Von der alten Vettel zur Best Agerin

Frauen begegnen ihrerseits spezifischen Herausforderungen und Dynamiken im Zusammenhang mit dem Älterwerden.

In vielen Gesellschaften wird Weiblichkeit mit Jugend und Schönheit assoziiert. Es gibt einen starken Fokus auf das Aussehen von Frauen, und der soziale Druck, altersbedingte Veränderungen vertuschen und jünger aussehen zu müssen, kann für viele Frauen belastend sein. Unrealistische Schönheitsideale führen dann zu ästhetischen Verjüngungsmaßnahmen wie Botox, Füllstoffe und ähnliche Verfahren. In den letzten Jahren haben diese Eingriffe zunehmend an Beliebtheit gewonnen – wohlgemerkt bei Frauen ebenso wie bei Männern. Viele Menschen suchen nach Möglichkeiten, das Aussehen ihrer Haut zu verbessern oder altersbedingte Zeichen zu minimieren.

Frauen können schon ab dem Alter von etwa 50 Jahren in vieler Hinsicht mit Altersdiskriminierung konfrontiert sein, insbesondere am Arbeitsplatz. Oft haben sie Schwierigkeiten, eingestellt oder befördert zu werden, da ihnen Stereotype wie »weniger produktiv« oder »weniger technisch versiert« zugeschrieben werden. Dies kann zu finanzieller Unsicherheit, geringerem beruflichem Selbstwertgefühl und anderen negativen Auswirkungen führen. Hier setzt ein Teufelskreis ein – genau diese Art von Stress fördert nämlich den schon erwähnten oxidativen Stress, der unsere Zellen angreift und den Alterungsprozess vorantreibt. Im Sinne des Well-Agings sollten wir solchen Stress also möglichst vermeiden.

In einigen Kulturen greifen auch traditionelle Geschlechterrollen und Erwartungen verstärkt, wenn Frauen älter werden. Ihnen wird zum Beispiel das Gefühl vermittelt, »unsichtbar« oder »nicht mehr relevant« zu sein, wenn sie bestimmte Rollen in Familie und Gesellschaft nicht mehr erfüllen. Das sind veraltete Stereotype, die völlig ignorieren, welches Potenzial ältere Frauen haben.

Frauen bringen eine Fülle von Erfahrung, Weisheit und Kompetenz in die Gesellschaft ein. Die Beiträge von Frauen jeden Alters anzuerkennen und wertzuschätzen ist von entscheidender Bedeutung, wenn es darum geht, Altersdiskriminierung zu bekämpfen und eine gerechte, inklusive Gesellschaft zu schaffen.

Es gibt zum Glück immer mehr Bemühungen, das Bewusstsein für die Vielfalt des Alterns bei Frauen zu stärken und eine größere Akzeptanz von Frauen in unterschiedlichen Lebensphasen zu fördern. Dabei geht es um Widerstand gegen unrealistische Schönheitsideale, Förderung der beruflichen Chancengleichheit und Stärkung der Stimmen und Sichtbarkeit älterer Frauen in der Gesellschaft. Hier sind wir, meine Damen, meiner Meinung nach auf einem guten Weg – man kommt an uns Best Agerinnen nicht mehr vorbei. Warum auch sollten Menschen, egal welchen Geschlechts, im letzten Drittel ihres Lebens nicht mehr sichtbar sein?

The Art of Aging

Kennen Sie die Redewendung »jemanden alt aussehen lassen«? Es bedeutet umgangssprachlich, jemand hat das Nachsehen, befindet sich in einer schwierigen Lage, wird übertroffen, abgehängt, andere ziehen an ihm vorbei … Irgendwie ein sehr fragwürdiger Spruch. Zum sprichwörtlichen alten Eisen zu gehören, unnütz und abgehängt zu sein, das sollte auf uns nicht zutreffen! Ich will deshalb hier Lust aufs Alter wecken, die Chancen des Alters demonstrieren. Aber was erwartet uns in unserer heutigen Zeit und unserer Gesellschaft?

DIE ALTERNDE GESELLSCHAFT

Laut demografischen Daten werden immer mehr Menschen immer älter und das nicht immer bei bester Gesundheit. Die Kosten für die Pflege von Menschen im Alter steigen, und die Rentenkassen sind nicht prall gefüllt.

Auch Well-Aging hat seinen Preis: Auf sich achten, sich pflegen, am Leben teilhaben und sich gut ernähren – das ist nicht ganz billig. Deshalb: Je eher wir mit einer bewussten Pflege beginnen, desto besser sind die Aussichten, dass die Reparatur- und Restaurierungsarbeiten später nicht zu aufwendig werden.

Letztlich kommt es auf die Qualität, nicht auf die Quantität des Lebens an – es geht nicht darum, Jahre abzusitzen, sondern darum, sie aktiv zu gestalten und in vollen Zügen zu leben.

Über solche Ideen und die Probleme der alternden Gesellschaft hätten die Menschen vor 200 Jahren nur verständnislos die Köpfe geschüttelt. Schließlich betrug die durchschnittliche Lebenserwartung der Männer 35,6 Jahre und die der Frauen 38,5 Jahre. Noch vor 100 Jahren waren es 44,8 Jahre bei Männern und 48,3 bei Frauen. Die Lebenserwartungskurve steigt allerdings nun sehr steil an.

Laut den Ergebnissen der aktuellen Sterbetafel 2019/2021 liegen diese Werte bei 78,5 Jahren (Männer) beziehungsweise 83,4 (Frauen). Seit Jahrzehnten steigt die durchschnittliche Lebenserwartung, und 2020 wurden in Deutschland mehr als 20 000 Menschen über 100 Jahre alt. Mittlerweile wird davon ausgegangen, dass der menschliche Körper sogar die Möglichkeit hätte, 120 bis 150 Jahre alt zu werden.

Bedingungen für ein hohes Alter

Forscherinnen und Forscher stellen sich immer intensiver der Frage, wie lange der Mensch leben kann, und sie haben herausgefunden, dass für ein hohes Alter einige wenige, aber sehr wichtige Faktoren aufeinandertreffen müssen.

Wir haben ja schon bei den Blue Zones gesehen, wie wichtig Ernährung, Lebensstil und Beziehungen sind. Die Forscher betonen, dass wir darüber hinaus Glück brauchen, das sich in verschiedenen Facetten zeigen kann. Hiermit ist sicherlich das Glück gemeint, nicht in jungen Jahren vom Bus überfahren zu werden, aber natürlich auch das Glück im Spiel – nein, Scherz beiseite, natürlich ist das Glück der Liebe damit gemeint. Menschen, die in einem starken, stabilen und liebevollen sozialen Umfeld leben, haben die besseren Voraussetzungen, ein hohes Alter zu erreichen.

Selbstverständlich spielt auch die Genetik eine Rolle, aber die ist nicht maßgeblich, wie früher angenommen wurde. Heute geht man, wie bereits gesagt, davon aus, dass man sein biologisches Alter – im Gegensatz zum chronologischen Alter – beeinflussen kann: 30 Prozent sind genetisch vorgegeben, 70 Prozent bestimmt der Lebensstil. Ich kann es also nur wiederholen: Wie wir leben, hat einen großen Einfluss auf unser Altern. Deshalb ist es ganz gut, wenn wir den allgegenwärtigen Verjüngungswahn mal gründlich durchleuchten. Nach diesem momentanen Superhype wird sich wahrscheinlich alles wieder etwas relativieren.

Beliebte Zielgruppe: die »Best Ager«

Um die Sache mit den Begriffen noch kurz zu Ende zu führen: Es gibt eine Bewegung weg vom »alten Eisen« hin zum »Best Ager«. Der Begriff Best Ager bezeichnet Menschen mittleren Alters oder älter, die in guter körperlicher und geistiger Verfassung sind, ein aktives, erfülltes Leben führen – Menschen im sogenannten »besten Alter«, die ihre Lebenserfahrung, ihr Wissen und ihre Ressourcen nutzen, um neue Herausforderungen anzugehen und ihr Leben in vollen Zügen zu genießen. Best Ager ist aber ein Begriff, der nicht allgemein akzeptiert ist und den einige Menschen als abwertend oder klischeehaft empfinden. Er wird vor allem in Marketing- und Werbekampagnen häufig verwendet, um Produkte oder Dienstleistungen gezielt dieser anspruchsvollen, konsumfreudigen Zielgruppe anzubieten.

Da die Bevölkerung in vielen Ländern weltweit immer älter wird, gewinnt die Gruppe der Best Ager und Agerinnen auch in Bezug auf Konsumverhalten, Reisen, Freizeitaktivitäten, Gesundheitsdienstleistungen und andere Branchen an Bedeutung. Gesellschaftlich und von der Industrie und Werbung werden uns spezielle »Wehwehchen« in einem bestimmten Alter zugeordnet – klar, damit lässt sich gutes Geld verdienen … Aber vieles können wir durch die richtige Prophylaxe und ein gutes Körperbewusstsein rechtzeitig abwenden.

In den meisten Fällen wird uns nichts geschenkt. Um wiederum nichts zu verschenken (an Lebensqualität, Freude und Zeit), sollten wir das Well-Aging früh ins Auge fassen und nicht erst damit anfangen, wenn es »zu spät« ist. Ich glaube, dann fällt es uns leichter, diese Phase bewusst zu durchleben. Dazu gehört für mich, die Zusammenhänge des Großen und Ganzen zu verstehen und dann zur rechten Zeit die entsprechenden Maßnahmen einzuleiten. Womit wir bei der Weisheit wären, die mit dem Alter einhergehen soll.

Weisheit des Alters

Weisheit ist die Fähigkeit, aufgrund von Erfahrungen und daraus erlangten Einsichten vernünftige Urteile und Entscheidungen zu treffen. Weisheit geht über bloßes Wissen hinaus und basiert auf einem tieferen Verständnis der Dinge und der Lebenserfahrung. Wir können sie im Laufe des Lebens erlangen, indem wir aktiv nach Wissen und Erfahrungen suchen, uns geistig und emotional weiterentwickeln und uns um Einsicht und Selbstreflexion bemühen. Zur Weisheit gehört auch ein großes Verständnis für die menschliche Natur, Erkenntnisse über das Leben an sich sowie die Fähigkeit, die Dinge aus verschiedenen Perspektiven zu betrachten und die zugrunde liegenden Zusammenhänge zu verstehen. Wahre Weisheit zeigt sich oft in sehr viel Empathie und Mitgefühl für andere. Das alles wäre doch ein schönes Ziel für unser Alter, oder?

DIE KOMFORTZONE VERLASSEN

Am Anfang dieses ersten Kapitels habe ich darüber gesprochen, wie wichtig es für das Well-Aging ist, Neues auszuprobieren, sich neu zu erfinden, auch Wissen weiterzugeben. Ja, das ist manchmal anstrengend, aber soweit ich es beurteilen kann, hält es irgendwie jung!

Im Folgenden will ich das etwas vertiefen. Es geht hier darum, seine Komfortzone zu verlassen. Das ist etwas, das wir im Allgemeinen nicht so gern machen. Aber was sein muss, muss sein. Manchmal zwingt uns das Leben dazu, weil alte sichere Brücken einstürzen, oder einfach, weil uns die Hutschnur reißt und wir endlich an dem Punkt angekommen sind, wo wir das machen wollen, was wir schon immer vorhatten. Endlich gehen wir es an, uns dahin weiterzuentwickeln, wo wir schon immer hinwollten, aber bisher nicht konnten – ob aus Zeit- oder Energiegründen oder weil uns das Selbstbewusstsein und der Mut gefehlt haben.

Well-Aging heißt eben auch, mutig zu sein. Lassen Sie also den Löwen in sich raus! Brüllen Sie zum Appell, spitzen Sie Ihren Bleistift und legen Sie los – die nächsten Jahre gehören Ihnen, Ihren Ideen, Ihren Leidenschaften und Ihrem Können! Und wenn die Gesellschaft Ihnen sagt, Sie seien zu alt, dann legen Sie erst recht los. So jedenfalls war es bei mir.

Zu alt für etwas Neues?

Ich habe in meinem Leben schon viele Ausbildungen gemacht und diverse Berufe ausgeübt – angefangen von der zahnmedizinischen Assistentin über die Visagistin, Schauspielerin und Moderatorin bis zur Drehbuchautorin, dann ein Studium der Politikwissenschaften, Gastronomin mit eigenem Restaurant, Produzentin und Regisseurin für Werbe- und Imagefilme, eine weitere Ausbildung zur ganzheitlich zertifizierten Ernährungsberaterin und ein Fernstudium zur Phytotherapeutin und zum Coach. Als ich dann 2015 die Idee hatte, einen YouTube-Kanal aufzubauen mit all meinem Knowhow und komprimierten Wissen, rieten mir allerdings fast alle in meinem Umfeld: Hör auf, dafür bist du zu alt!

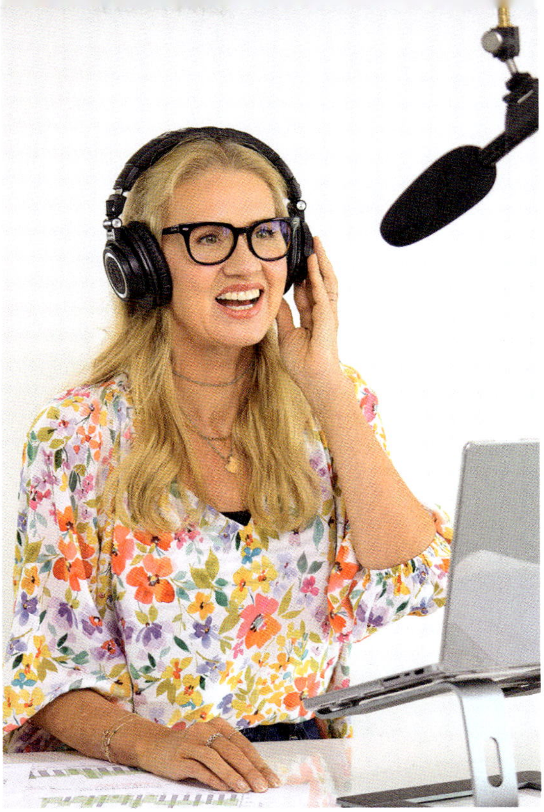

Hätte ich auf all jene gehört, die gesagt haben: »Hör auf, Andrea, dafür bist du zu alt!«, wäre dieses Bild nie entstanden. Und das wäre doch schade, oder?

Ups, zu alt, um mein wirklich wertvolles Wissen weiterzugeben? Oder zu alt, um mich vor die Kamera zu stellen? Zu alt, um Social Media zu lernen? Zu alt, um etwas Neues aufzubauen? Mitnichtchen! Zugegeben, erst hat mich

das schon ein wenig ausgebremst, aber dann habe ich gedacht: Außer dass es sich niemand anschaut oder ich einen schlechten Kommentar bekomme, kann mir fast nichts passieren.
Zu dieser Zeit hatte ich noch mein Restaurant in München, und in meinem, zugegeben, euphorischen Überschwang habe ich damals, ich weiß es noch wie heute, eine Mitarbeiterin gefragt, ob sie OH LALA & SO LALA schaut und wenn, dann auch abonnieren würde – woraufhin sie mir sagte: Nein, das würde nicht gehen, denn sie fände es peinlich, dass ich YouTube mache. Schon wieder ups … Peinlich ist ein hartes Wort. Also habe ich OH LALA & SO LALA erst einmal unter Ausschluss der Öffentlichkeit ausprobiert und zwei Jahre lang nicht wirklich propagiert. Aber alle, die es sahen, fanden es toll und waren begeistert von den Tipps, Erklärungen und Hintergrundinfos in Kombination mit den Rezepten. Ein amerikanisches TV-Programm hat mir gleich 20 Videos abgekauft!
Daraufhin bin ich aus der Unsichtbarkeit in die Sichtbarkeit gegangen und habe ab 2018 richtig losgelegt. Schnell kamen meine ersten Buchverträge und Werbepartner. Und es gab und gibt viele Anfragen von Firmen, die Beratung suchen und Konzepte für ihre Werbestrategien, um auch ihre Social-Media-Plattformen fundiert und technisch gekonnt umzusetzen. So vereine ich nun alles, was ich in meinem Leben gelernt habe, alle Erfahrungen aus den verschiedensten Berufen.
Demnächst werde ich noch mal einen Schritt weitergehen und einen Podcast beginnen und Masterclass-Video-Coachings.
Warum erzähle ich Ihnen diese Geschichte? Na, weil sie so typisch ist. Zu alt soll ich also mit 50 Jahren gewesen sein? Für die nächsten 30 bis 35 Jahre für alles Neue zu alt? Das Einzige, was unsereinem zugesprochen wird, ist das Altwerden? Lassen Sie sich das nicht erzählen! Lassen Sie sich nicht verunsichern – gehen Sie nicht in die Unsichtbarkeit! Jetzt fängt es erst an!
Glücklicherweise hat sich viel in den letzten Jahren getan – wir, die Well-Ager, werden immer mehr akzeptiert und unsere Arbeit als Berater*innen geschätzt und gebraucht. Vorausgesetzt, wir bleiben gesund – und das körperlich und auch geistig!

NEUGIERIG BLEIBEN

Sich die Neugierde bis ins hohe Alter zu bewahren ist eine wunderbare Eigenschaft, die viel zu einem erfüllten Leben beitragen kann. Hier kommen einige Vorschläge:

- Versuchen Sie, kontinuierlich zu lernen: Bleiben Sie offen für neues Wissen und lernen Sie ständig dazu. Nehmen Sie an Weiterbildungen, Onlinekursen, Workshops teil, lesen Sie Bücher, hören Sie Podcasts oder schauen Sie YouTube-Videos. Ich kann Ihnen zum Beispiel die von OH LALA & SO LALA empfehlen, aber es gibt natürlich auch noch andere gute … Spaß muss sein!
- Bleiben Sie albern, lachen Sie viel über sich und andere. Ja, in manchen Lebensphasen kann einem das Lachen schon mal vergehen, aber wenn man sich daran erinnert, wie toll es war, zu lachen und zu kichern, dann kann man es wieder lernen. Ich spreche hier aus eigener Erfahrung.
- Bleiben Sie neugierig: Stellen Sie Fragen und hinterfragen Sie Dinge. Versuchen Sie, andere Standpunkte zu verstehen, seien Sie offen

für neue Perspektiven. Wie, weshalb, warum: Das sind Fragen, die ich mir immer stelle.

- Probieren Sie neue Hobbys oder Aktivitäten aus. Die müssen nicht immer teuer sein, zum Beispiel können Sie mit einer App eine neue Sprache lernen. So etwas kann Ihnen helfen, neue Leidenschaften zu entdecken und Ihren Horizont zu erweitern.
- Bleiben Sie sozial aktiv: Pflegen Sie Kontakte und tauschen Sie sich regelmäßig mit unterschiedlichen Menschen aus. Solche Begegnungen können zu interessanten Gesprächen führen, andere Perspektiven eröffnen und zu neuen Ideen inspirieren.
- Achten Sie auf Ihre Ernährung: Weniger Masse, mehr Klasse – gesunde, grüne, frische, nährstoffreiche Ernährung in Kombination mit Essenspausen. Genießen Sie und achten Sie auf sich. Das Leben ist zu kurz, um schlechten Wein zu trinken, sagt der Vater meiner Freundin immer.
- Tanzen Sie, so oft es geht! Das ist etwas, das ich wirklich vermisse, denn leider habe ich kaum noch Gelegenheit dazu. Deshalb tanze ich auch ab und zu an der Supermarktkasse, denn in meinem Supermarkt läuft oft gute Musik, und das hebt meine Stimmung. Man muss die Feste eben feiern, wie sie fallen.
- Reisen Sie, erkunden Sie neue Orte und Kulturen – oder vielleicht auch nur das Nachbarviertel in Ihrer Stadt. So können Sie neue Erfahrungen sammeln, andere Menschen kennenlernen, Ihren Blickwinkel erweitern und Neues entdecken.
- Fordern Sie Ihren Geist regelmäßig heraus, indem Sie vielleicht Kreuzworträtsel oder Sudokus lösen. Letzteres hat meine Oma immer gemacht und in Windeseile jedes gelöst. Ich glaube, sie kannte irgendwann jede Kombination, die es gibt, auswendig. Ich muss allerdings zugeben, für mich ist das nichts.
- Informieren Sie sich über aktuelle Ereignisse und Trends. Lesen Sie Zeitungen, schauen Sie Nachrichten oder nutzen Sie Onlinequellen, um auf dem neuesten Stand zu bleiben. Bleiben Sie neugierig, stellen Sie Fragen und hinterfragen Sie Dinge. Seien Sie offen für neue Perspektiven und versuchen Sie, verschiedene Standpunkte zu verstehen.
- Geben Sie Nachhilfekurse, vielleicht für die Kinder und Jugendlichen in Ihrem Umfeld.
- Bleiben Sie körperlich aktiv, denn eine gute körperliche Gesundheit trägt dazu bei, geistig vital zu bleiben. Halten Sie sich fit mit intensiven Spaziergängen in der Natur, mit Waldbaden, Stretching, Yoga oder Sport.
- Seien Sie offen für Veränderungen, akzeptieren Sie, dass sich die Welt ständig weiterentwickelt, und seien Sie bereit, sich anzupassen und neue Dinge auszuprobieren. Oder setzen Sie neue Businessideen um.
- Genießen Sie den Moment: Seien Sie achtsam und konzentrieren Sie sich auf das Hier und Jetzt. Nehmen Sie sich Zeit, die kleinen Freuden des Lebens zu schätzen und neue Erfahrungen bewusst wahrzunehmen.

Indem Sie diese Ansätze in Ihr Leben integrieren, können Sie Ihre Neugierde und Begeisterungsfähigkeit auch im hohen Alter bewahren. Es ist nie zu spät, um neugierig zu sein und weiter zu lernen!

Dr. Jens Foell, Neuropsychologe und Wissenschaftskommunikator, hat mal gesagt: »Es ist nicht schlimm, etwas nicht zu wissen, denn dann habe ich ja die Möglichkeit, etwas zu lernen.« Das ist genau mein Motto.

WISSEN WEITERGEBEN

In unserer heutigen Gesellschaft geht viel altes Wissen verloren, und dafür gibt es meiner Meinung nach verschiedene Gründe. Einer könnte der technologische »Fortschritt« sein – die rasante Entwicklung neuer Technologien hat dazu geführt, dass viele traditionelle Kenntnisse und Fertigkeiten überflüssig geworden sind. Das gilt für das Wissen über Pflanzen und ihre Wirkung, über den Umgang mit Lebensmitteln und das Kochen genauso wie für handwerkliche Fähigkeiten – so ist es zum Beispiel in der Wegwerfgesellschaft nicht mehr gefragt, etwas selbst zu reparieren. Und durch technische Errungenschaften wie SMS & Co gehen immer mehr gute Umgangsformen und zwischenmenschliche Freundlichkeit verloren.

Offenbar fehlt uns auch entscheidendes Wissen über unseren Körper und seine Bedürfnisse. Anders kann ich mir nicht erklären, warum wir heute trotz aller technischen Fortschritte vor so vielen gesundheitlichen Problemen wie nie stehen. Wir nennen sie Zivilisationskrankheiten, aber eigentlich entstehen sie duch Überzivilisation. Ob uns hier KI, also künstliche Intelligenz, weiterhelfen kann, wage ich zu bezweifeln.

In einigen Fällen wurde das Wissen früherer Generationen nicht ausreichend dokumentiert oder nicht an zukünftige Generationen weitergegeben. Mündliche Überlieferung und traditionelle Praktiken können verloren gehen, wenn sie nicht aktiv gepflegt und vermittelt werden. In einer sich schnell verändernden Welt werden viele solcher Kenntnisse und Fertigkeiten als irrelevant und überholt angesehen. Und wenn sie nicht mehr gelehrt oder gefördert werden, geht auch das Wissen verloren, das in diesen traditionellen Praktiken enthalten ist. Wie groß der Verlust ist, sollte nicht unterschätzt werden.

Natürlich gibt es auch Bemühungen, altes Wissen zu bewahren und wiederzubeleben. Organisationen, Gemeinschaften und Bildungseinrichtungen setzen sich weltweit dafür ein, traditionelles Wissen zu erforschen, zu bewahren und weiterzugeben, um sicherzustellen, dass es nicht vollständig verloren geht.

Fragen Sie doch mal Ihre Oma oder Mutter, die Nachbarin oder den Nachbarn. Und dieser Austausch sollte genauso andersherum funktionieren, Wissen sollte von Alt nach Jung und von Jung nach Alt vermittelt werden. Fragen Sie also auch Ihre Enkelkinder oder Teenager aus der Nachbarschaft nach dem Wissen der Jetztzeit, nach Social Media und neuen Apps, die in manchen Situationen sehr nützlich sein können. Wenn alles vereint wird, ist das Wissen 2.0.

Ein Schmankerl zum Schluss

Und nun, bevor Sie damit fortfahren, das Buch Kapitel um Kapitel durchzugehen, möchte ich Ihnen noch eine kleine Anekdote zu meinem eigenen Alter mitgeben und zu dem Spruch: Man ist so alt, wie man sich fühlt – oder besser gesagt, so alt, wie Wikipedia es vorgibt.

In meinem Wikipedia-Eintrag stand über viele Jahre, dass ich 1973 geboren wurde. Wer auch immer das dort hineingeschrieben hatte, hat mich fünf Jahre jünger gemacht, denn ich bin in Wirklichkeit 1968 geboren. In jedem Interview, das ich gab, habe ich darauf hingewiesen, dass, falls sie etwas aus Wikipedia übernähmen, mein Geburtsdatum dort falsch sei – aber das hat niemanden interessiert, und es wurde immer das Geburtsdatum von Wikipedia in den Artikeln genannt. Obwohl ich mich doch durch diese In-

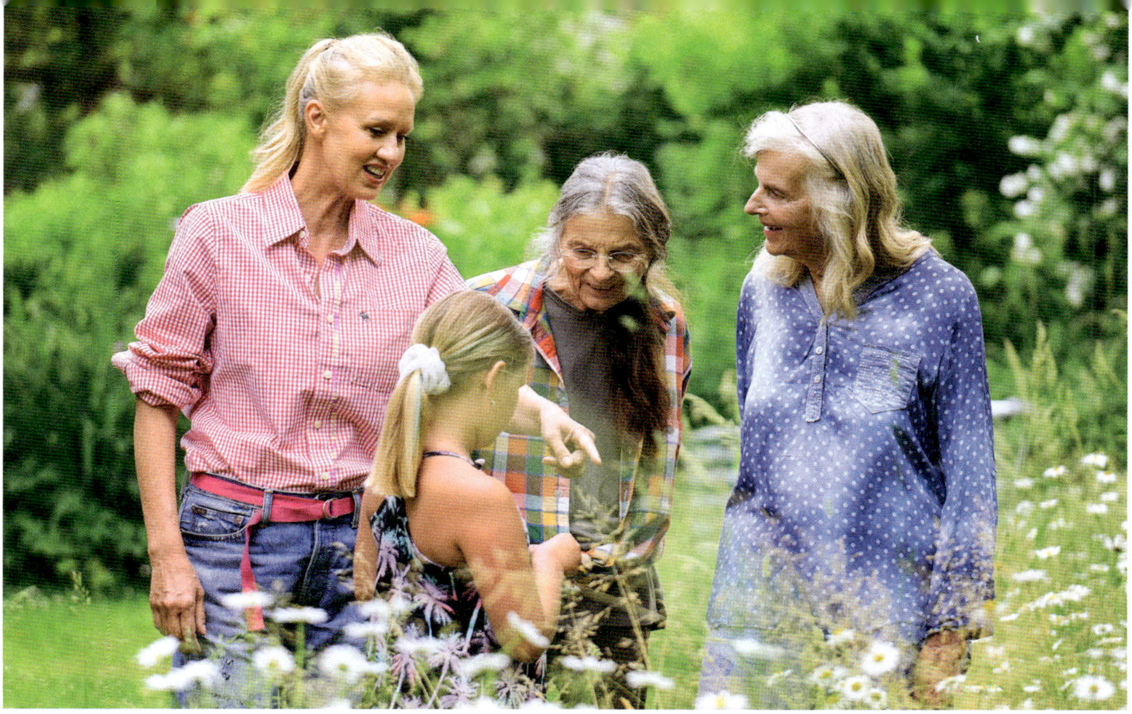

Mir ist es nicht nur wichtig, das Wissen der früheren Generationen aufzusaugen, sondern auch, dieses Wissen und all die Dinge, die ich selbst ausprobiert habe, an jüngere Generationen weiterzugeben.

formation älter gemacht und nicht wie so viele versucht habe, mich jünger zu machen. Wie auch immer, es war dann schon ein Running Gag. Aber als ich in einem meiner YouTube-Videos mein wirkliches Alter gesagt habe, wurde ich auch noch von einer Zuschauerin der Lüge bezichtigt. (Ich habe das per Foto dokumentiert.) Sie schrieb: »Sie lügt mit ihrem Alter, in Wikipedia steht, sie ist fünf Jahre jünger. Sie macht sich mit Absicht älter, damit wir denken, sie sieht jünger aus.« Ein anderer schrieb dann dazu: »Ja, das kann ich mir gut vorstellen, das macht sie bestimmt, um uns zu suggerieren, dass eine pflanzenbasierte Ernährung uns jünger wirken lässt.« Auch dazu habe ich dann zur Richtigstellung ein Video gemacht.

Natürlich bin ich überzeugt davon, dass eine pflanzenbasierte, grüne, frische Ernährung mit vielen fantastischen antioxidativen Inhaltsstoffen wie Flavonoiden und Polyphenolen uns tatsächlich verjüngt, aber deshalb würde ich mich nicht älter machen, um jünger zu wirken.

Um die Geschichte mit Wikipedia zu Ende zu bringen: Es ist nicht so leicht, wie man vielleicht denkt, dort etwas in einem Eintrag zu ändern, wenn man kein Wikipedia-Autor ist. Bei Wikipedia ist das die Wahrheit, was dort und in diversen Veröffentlichungen geschrieben steht. Ich konnte aber mit meinem gültigen Pass beweisen, dass mein Wikipedia-Geburtsdatum nicht richtig war … Dann wurde es endlich geändert. Fazit: Man ist so alt, wie man sich fühlt – oder wie es in Wikipedia steht.

Nun wünsche ich Ihnen ganz viel Spaß mit diesem Buch, mit den ganzen Informationen und Tipps. Möge die Macht und die Freude am Älterwerden mit Ihnen sein!

Ihre Andrea Sokol

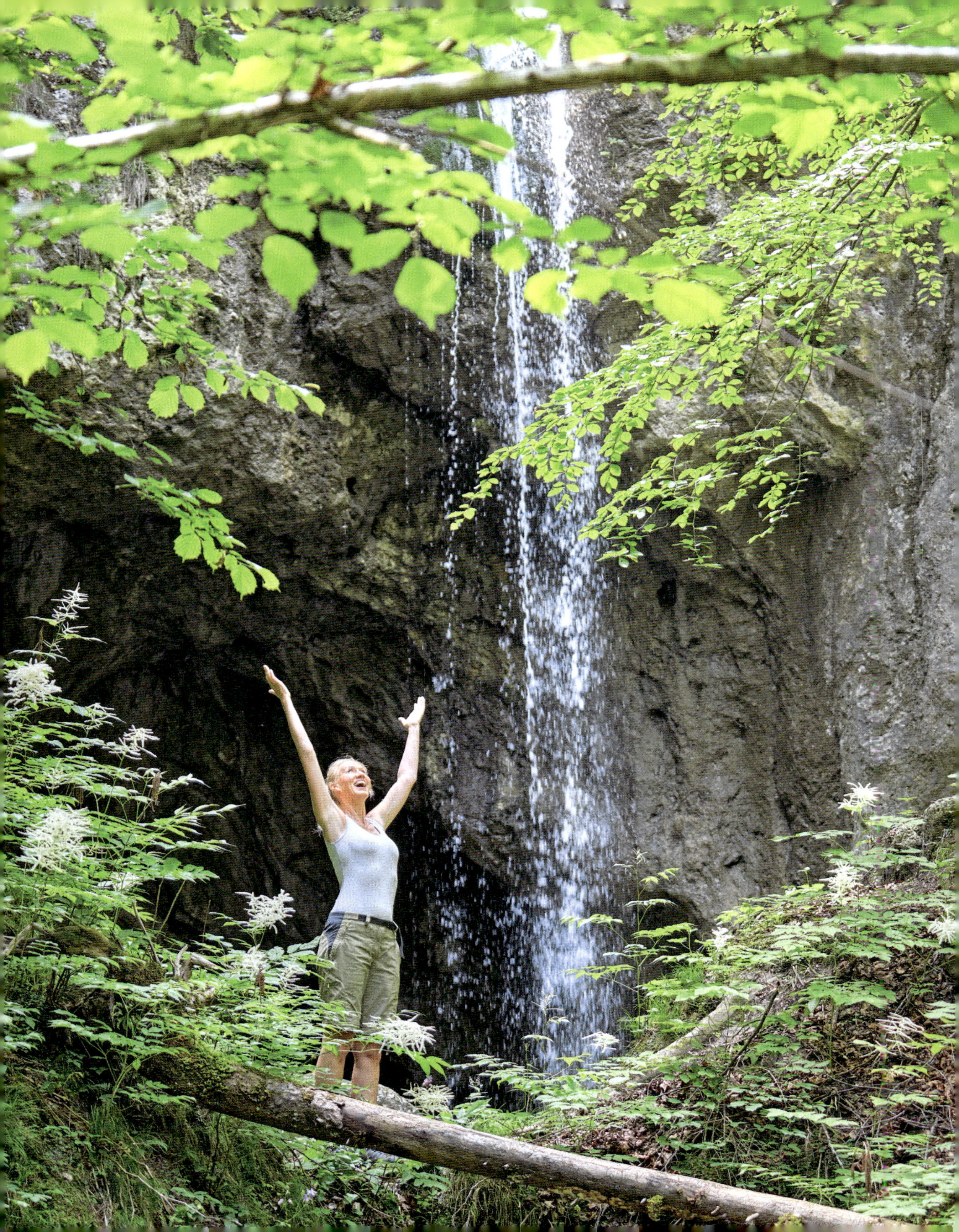

Was auf Zellebene passiert

Ich möchte jetzt mit Ihnen puzzeln. Das Motiv ist unser Körper. Dieses Puzzle des Lebens hat mehr Teile als jedes andere, ist also eine echte Herausforderung! Schließlich besteht der menschliche Körper aus unzählig vielen Komponenten, aus Molekülen, Stoffen, Zellen, Geweben, Organen … Beim Puzzle wie im Leben müssen die Teile interagieren, um ein Gesamtbild zu ergeben. Jedes Körperteil erfüllt eine spezielle Funktion, und gemeinsam steuern sie alle lebenswichtigen Prozesse, ermöglichen unsere Regeneration und Heilung. Schauen wir uns nun mal einige Puzzleteile genauer an. Ich hoffe, Sie finden das genauso spannend wie ich!

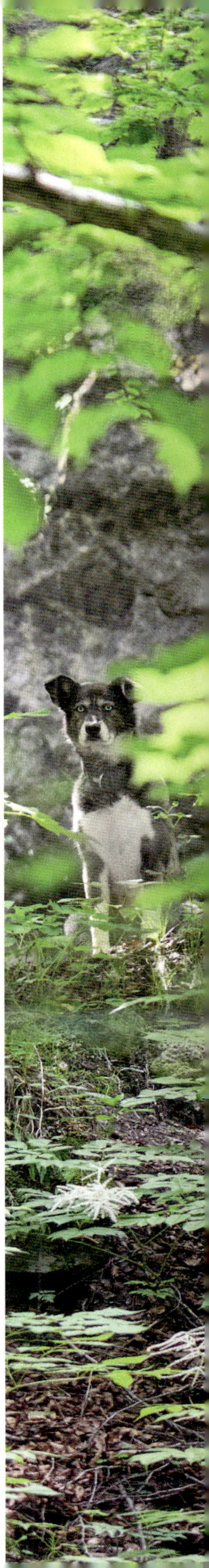

Kleiner Einblick in die Zelle

Dann fangen wir mal an, den Kern der Sache aufzuspüren. Wir beginnen bei der Zelle an sich und im Allgemeinen, denn was dort geschieht, entscheidet über das Wohl und Wehe aller Prozesse in unserem Körper. Ich bin der Meinung: Je besser wir verstehen, was in unserem Inneren vorgeht, desto leichter fällt es uns, gute Entscheidungen für unseren Lifestyle, unser dauerhaftes Wohlbefinden und unsere Gesundheit zu treffen. Und zwar jeden Tag aufs Neue.

Die Zellen sind die kleinsten selbstständig lebensfähigen Einheiten unseres Körpers und die Basis eines jeden Organismus. Im menschlichen Körper gibt es nach heutigem Stand der Forschung mehr als 200 verschiedene Arten von Zellen, zum Beispiel Nervenzellen, Muskelzellen, Blutzellen, Gehirnzellen, Stammzellen und viele weitere. Insgesamt sind es wohl an die 70 bis 100 Billionen, also eine Zahl mit 12 Nullen: 000 000 000 000. Ist das nicht faszinierend? So viele Einzelbausteine.

Diese Zellen schließen sich wiederum zu Geweben zusammen, aus denen die Organe und unser gesamter Körper gebildet wird.

Die unterschiedlichen Zelltypen gehen aus unspezifischen Stammzellen hervor. Indem bestimmte Gene in der Stammzelle inaktiviert und andere aktiviert werden, können sich die Proteine bilden, die ein bestimmter Zelltyp benötigt. So ist beispielsweise eine Fettzelle chemisch und strukturell ganz anders aufgebaut als eine Nervenzelle, obwohl beide die gleiche Erbinformation in sich tragen.

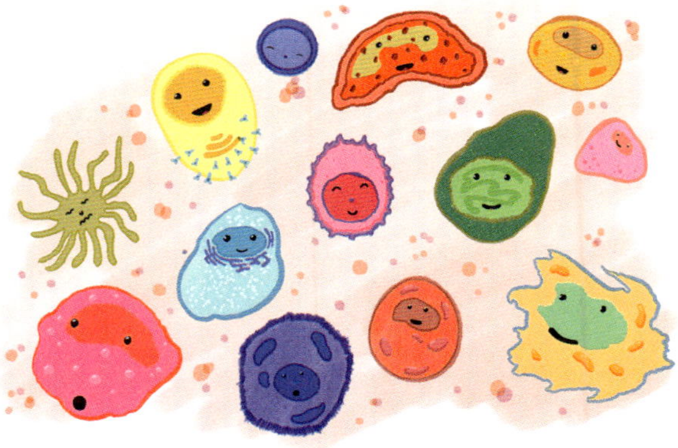

Hier möchte ich Ihnen ein Gefühl dafür vermitteln, dass es ganz unterschiedliche Zellen gibt. Manche sehen unterm Mikroskop tatsächlich so aus, zumindest ungefähr so …

UNTERM MIKROSKOP

Jede Zelle unseres Körpers ist eine winzig kleine Welt für sich. Verschiedene Teilbereiche darin, Zellorganellen genannt, haben jeweils spezifische Aufgaben. Sie sind von **Zytoplasma** umgeben, einer Flüssigkeit, in der sich Proteine, Nährstoffe, Enzyme und alles findet, was die Zelle zum Funktionieren braucht. Für Stabilität und Beweglichkeit sorgt das aus Proteinen gebaute, feinfädige **Zytoskelett.** Das Ganze ist umhüllt von einer schützenden **Zellmembran,** die reguliert, was hinein und hinaus darf. Sie ist semipermeabel, also nur für ausgewählte Substanzen durchlässig. Und sie kann mit den Zellnachbarn kommunizieren.

Die Aufgaben der Organellen

Jede Zelle kann Nährstoffe aufnehmen, durch Stoffwechsel Energie gewinnen und nutzen, außerdem Abfallstoffe recyceln oder entsorgen. Sie kann sich durch Teilung vermehren, und sie altert und stirbt nach einer gewissen Zeit. Für all das und mehr sind die Organellen in ihr zuständig. Was diese Miniorgane leisten, ist unglaublich komplex, und ich kann es hier nur stark verkürzt und vereinfacht darstellen.

Das größte Organell ist der **Zellkern** (Nukleus), der unsere 46 **Chromosomen** mit der Erbinformation DNS (Desoxyribonukleinsäure, englisch DNA) enthält. In ihm steckt das **Kernkörperchen** (Nukleolus), das Ribosomen produziert. Der Zellkern ist die Steuerzentrale der Zelle.

Mit der Kernhülle verbunden ist das **Endoplasmatische Retikulum** (ER), ein verzweigtes Kanalsystem. Es ist für den Transport von Stoffen zuständig, aber mischt auch beim Stoffwechsel und bei der Zellteilung mit.

Der **Golgi-Apparat** bildet verschiedene Sekrete, ist am Stoffwechsel beteiligt und modifiziert Proteine. Als »Poststation« der Zelle schickt er die Proteine zu ihrem Bestimmungsort.

Ribosomen stellen Proteine aus Aminosäuren her. Weil dies enorm wichtig ist, gibt es pro Zelle sehr viele Ribosomen.

Peroxisomen dienen dem Entgiftungsprozess. Sie verwerten Sauerstoff, binden freie Radikale und bauen Stoffwechselprodukte ab.

Lysosomen sind das Verdauungssystem der Zelle und entsorgen mithilfe von Enzymen fremde Stoffe und zelleigenen Müll.

Das **Zentrosom** oder Zentralkörperchen, das aus einem Paar Zentriolen besteht, spielt eine wichtige Rolle bei der Zellteilung.

Und dann gibt es noch die **Mitochondrien,** die auch die Kraftwerke der Zelle genannt werden. Hier verbinden sich organische Stoffe (aus unserer Nahrung) mit Sauerstoff und setzen dabei Energie frei, die als ATP (Adenosintriphosphat) gespeichert wird. Das nennt man Zellatmung, und so produziert die Zelle einen schnell verfügbaren Energieträger, der aber innerhalb von

Die Zelle mit ihren Organellen

Wenn man einen Blick auf diese Zeichnung wirft, wird einem bewusst, wie komplex das Innere unserer Zellen und die Abläufe darin sind. Das ist für mich immer wieder absolut faszinierend!
Die Funktionen der abgebildeten Organellen (und das ist nur eine Auswahl!) habe ich oben im Text erläutert.

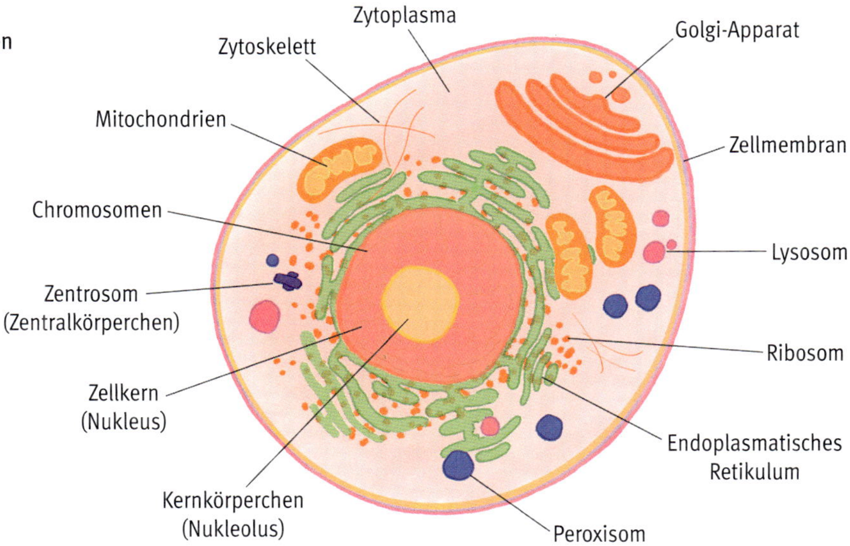

Sekunden wieder verbraucht wird. Denn der Energiebedarf für sämtliche Körperfunktionen ist enorm hoch, und entsprechend gewaltig ist die Menge an ATP, die ständig umgesetzt wird: Ein 80-Kilo-Mann verbraucht sage und schreibe rund 40 Kilogramm ATP pro Tag. Die Mitochondrien haben also viel zu tun, um den Brennstoffspeicher laufend nachzufüllen.

Regeneration durch Zellteilung

Damit unser Körper wachsen und heilen kann, damit sich Haut und Gewebe ständig regenerieren können, müssen sich unsere Zellen teilen. Wenn wir uns nun deren Gesamtmenge vorstellen und wie viele Zellteilungen daher pro Tag stattfinden, können wir ein Gespür für das Ausmaß der Prozesse entwickeln, die ständig unbemerkt in unserem Körper ablaufen. In jeder Sekunde gehen Millionen Zellen unter, und gleichzeitig werden ebenso viele Zellen durch die Zellteilung neu generiert. So sterben täglich 50 bis 70 Milliarden Zellen in unserem Organismus und werden durch neue ersetzt.

Um sich zu teilen, schnürt sich die Außenwand einer Zelle immer mehr ein und trennt zwei neu entstehende Zellen voneinander ab. Wenn alles gut verläuft, entstehen aus einer Mutterzelle zwei Tochterzellen. Wie oft sich eine Zelle teilt, hängt von ihrem Typ ab. Manche teilen sich alle paar Stunden, bei anderen dauert es Tage, Monate oder sogar Jahre. Dieser Prozess findet fortlaufend und lebenslänglich statt.

Ist unser Körper nicht ein Wunderwerk? Ich vergleiche ihn immer mit einer perfekt konstruierten Maschine, in der diverse Systeme, Organe, Zellen & Co zusammenarbeiten. Dabei ist so ein Körper aber unendlich komplexer, anpassungsfähiger und selbstregulierender als jegliche von Menschen geschaffene Maschine.

Worauf ich hinauswill: Für jede Maschine wird eine Gebrauchsanweisung mitgeliefert. Und die befolgen wir, damit uns der Apparat möglichst lange erhalten bleibt. Doch für unseren Körper haben wir keine Bedienungsanleitung, obwohl wir die dringend brauchen würden, um respektvoll mit ihm umzugehen. Nur wenn wir diese sensationelle »Maschine« sorgsam hegen und pflegen, können wir jeden Tag Hochleistungen von ihr erwarten. Deshalb ist es so wichtig, dass wir ihre Funktionsweise verstehen und uns ihre Bedürfnisse klarmachen, dass wir uns mehr um unseren Körper kümmern und be-

Zellteilung (Mitose)

Aus eins mach zwei, aus zwei mach eins – Trennung und Vereinigung finden ohne Pause statt. Stark verkürzt: Jedes Chromosom wird kopiert, und die Kernhülle löst sich auf. Der Spindelapparat zieht die Chromosomen zu den Polen der Zelle. Zwei Zellkerne bilden sich, und die Zellmitte schnürt sich ein, sodass zwei neue Zellen entstehen.

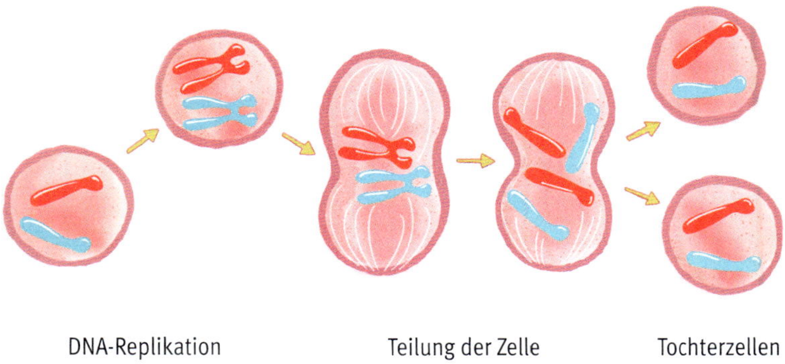

wusster leben. Wenn wir später zur Ernährung und zu den Rezepten kommen, werden Sie feststellen, dass es durchaus Spaß machen kann, unsere Zellen mit wertvollen Nährstoffen zu füttern, um sie bei ihren Aufgaben und der Zellteilung zu unterstützen. Und Sie werden es sehen und spüren, wenn Sie meine Tipps in die Praxis umsetzen, denn Sie bekommen ein klares Feedback von Ihrem Körper.

WARUM ZELLEN ALTERN

So wunderbar dieser Vorgang der Zellteilung ist und so nötig für unsere Regeneration, hört es sich doch einfacher an, als es ist. Zellen können sich nicht unendlich teilen, denn sie haben ein Verfallsdatum. Bei jeder Teilung kopieren sie ihre Chromosomen, und deren Endabschnitte, die Telomere, werden jedes Mal etwas kürzer. Es kann auch ein kleines Stück DNA verloren gehen. Wenn die Telomere mit zunehmendem Alter zu kurz werden, können sich Zellen nicht mehr teilen und erneuern.

Solche alten Zellen sterben in der Regel ab, werden automatisch abgebaut und entsorgt. Das ist Teil der normalen Funktion des Körpers. Es gibt aber teilungsunfähige Zellen, die sich dem Abbau entziehen können, weil ihnen eine gewisses Protein fehlt – diese seneszenten, »vergreisten« Zellen werden dann zu Zellmüll in unserem Körper. Dazu gleich mehr.

Nicht alle Zellen altern gleich, Stammzellen zum Beispiel sind die ultimative Quelle für neue Zellen, da sie sich theoretisch unbegrenzt teilen und so neue Zellen produzieren können. Stammzellen müssen in der Lage sein, sich zu teilen, wenn ein bestimmtes Gewebe neue Zellen benötigt. Sie produzieren zum Beispiel Leberzellen oder Herzmuskelzellen. Anders als gewöhnliche Körperzellen kennen Stammzellen einen Trick gegen die fortschreitende Verkürzung der Chromosomen-Enden: die Telomerase. Mit diesem Enzym können sie die Telomere immer wieder verlängern.

Aber auch Stammzellen können altern, und so wird der Vorrat an gesunden, leistungsfähigen Stammzellen immer kleiner. Das hat zur Folge, dass auch sie keine frischen Zellen mehr nachliefern. Ein kaputtes Herz- oder Lebergewebe kann sich also ab einem gewissen »Verbrauchsalter« nicht mehr so einfach regenerieren.

Wenn Sie nun wissen möchten, ob man die Aktivität der Telomerase unterstützen kann, dann verrate ich Ihnen gleich mal: Faktoren wie zelleffektive Ernährung, guter Schlaf, Bewegung und richtiges Atmen wirken sich positiv aus.

OXIDATIVER STRESS

Was treibt die Zellalterung voran? Neben der normalen Abnutzung und den Stoffwechselprozessen ist es oxidativer Stress durch freie Radikale. Diese aggressiven Moleküle entstehen beispielsweise durch UV-Strahlung oder die zunehmende Umwelt- und Luftverschmutzung, aber auch durch Medikamente oder zu viel Zucker in den Zellen. Sie beeinträchtigen wichtige Stoffwechselprozesse und Zellfunktionen. Abhilfe schaffen Antioxidantien aus Obst und Gemüse. Um beschädigte Zellen kümmert sich die Autophagie (Seite 39). Weil oxidativer Stress ein fürs Well-Aging sehr wichtiges Thema ist, habe ich ihm ein eigenes Kapitel gewidmet (Seite 56).

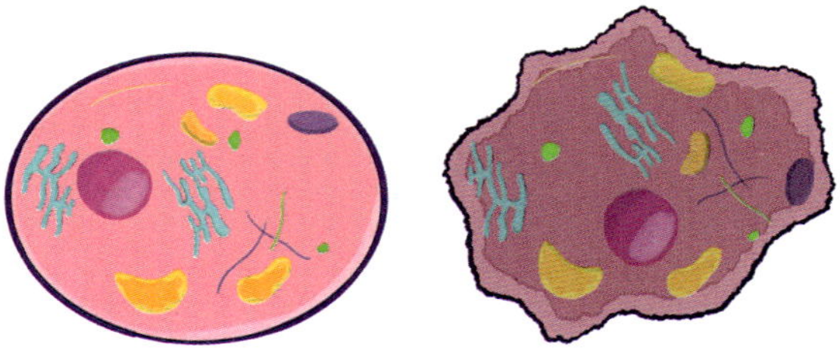

Links eine gesunde Zelle und rechts eine Zombiezelle, die defekt ist, aber immer noch Unheil anrichten kann.

All das schützt die Telomere und führt somit zu einer biologischen Verjüngung.
Und trotzdem ist bei einigen Zellen nach etwa 40 Verdopplungen Schluss – die Telomere sind dann so verkürzt, dass die Chromosomen instabil werden und eine korrekte Zellteilung kaum noch möglich ist. Danach ist die Zellteilungsaktivität eingestellt.

Seneszente Zellen: Zombies im Gewebe

Zurück zu unseren überalterten, nicht mehr teilungsfähigen Zellen, die nicht abgebaut werden: Was passiert mit denen? Hier haben wir ein wirkliches Problem – diese Zellen werden nämlich zu Zombiezellen.
Was sind denn bitte Zombiezellen? Das sind die eben erwähnten seneszenten Zellen, ein ganz typisches Kennzeichen der Alterung. Je älter wir werden, desto mehr davon sammeln sich in unserem Körper an, auch als Folge von oxidativem Stress. Diese »Untoten« weisen zwar altersbedingte Defekte auf und sind nicht mehr teilungsfähig, aber dabei keineswegs untätig.
Auch wenn sie nicht mehr ihrer eigentlichen Bestimmung nachkommen, sind sie weiterhin stoffwechselaktiv, setzen entzündungsfördernde Stoffe ab und beschädigen das Gewebe. Deshalb werden sie mit vielen altersbedingten Erkrankungen wie Diabetes Typ 2, Arthrose oder Herzkrankheiten in Verbindung gebracht, und sie beschleunigen generell unsere Alterung.
Was können wir dagegen tun? Die Altersforschung ist auf Hochtouren dabei, etwas zu finden – diverse Medikamente und Verfahren werden gerade erprobt. Aber für mich spielt immer eine Rolle, was ich von alldem verstanden habe und was ich daher selbst im Alltag machen kann. Denn klar ist: Was jetzt an Forschung betrieben wird, muss sich ja später für die Industrie auszahlen. Mit dem Wunsch nach ewiger Jugend lässt sich schließlich viel Geld verdienen. Um davon unabhängig zu sein, ist hier auch wieder die Eigeninitiative gefragt.

Verjüngung durch Stammzellen?

Natürlich werden viele Studien und Versuche durchgeführt, gerade mit Stammzellen. Diese könnte man auch als Blankozellen beschreiben: Sie sitzen an verschiedenen Stellen im menschlichen Körper, um je nach Bedarf neue passende Zellen zu produzieren. Wenn die Stammzellen im Alter weniger werden, können vermehrt Krankheiten auftreten. Hier versucht die Forschung nun, Abhilfe zu schaffen.
Im Rahmen meiner Recherchen für dieses Buch habe ich von Versuchen gelesen, bei denen man Stammzellen von Mäusebabys oder -embryonen in Organe von erwachsenen Mäusen injiziert hat und sich die Organfunktion etwas verbessert haben soll. Ich hoffe, bei solchen Versuchen wird nicht zu viel Schindluder getrieben. Ob sie auch bei Menschen stattfinden werden und dann die gewünschte Wirkung zeigen, ist noch völlig offen. Und mal ganz ehrlich: Altern

gehört doch zum Leben dazu. Wir sollten nicht auch hier wie bei so vielem versuchen, es einfach mit einer Spritze oder Pille »wegzumachen«. Wir sollten eigenverantwortlich mit uns und unserer Umwelt umgehen, die Zusammenhänge verstehen – und nicht zu spät mit Anti-Aging oder Well-Aging oder eben Happy-Aging beginnen: damit wir das Alter nicht als eine Zeit von Qual und Schmerz erleben.

Es ist nebenbei bemerkt nicht meine Absicht, alle wissenschaftlichen Studien durchzugehen und vorzustellen. Vielmehr will ich Ihnen mit diesem Buch helfen, die biologischen Vorgänge besser zu verstehen, und einfache alltagstaugliche Verhaltensweisen aufzeigen, mit denen Sie Ihren Körper, diese wunderbare Maschine, selbst pflegen und für mehr Lebensqualität bis ins hohe Alter sorgen können. Es soll eine Motivation sein, bewusster und ambitionierter mit dem eigenen Leben umzugehen.

Im Folgenden möchte ich Ihnen vorstellen, wie die Zellen sich selbst per Autophagie reparieren und recyceln, wie freie Radikale und oxidativer Stress die Zellen altern lassen und wie Antioxidantien dem entgegenwirken.

Wohin mit dem Müll? Per Autophagie recycelt die Zelle ihre eigenen Abfälle einfach selbst.

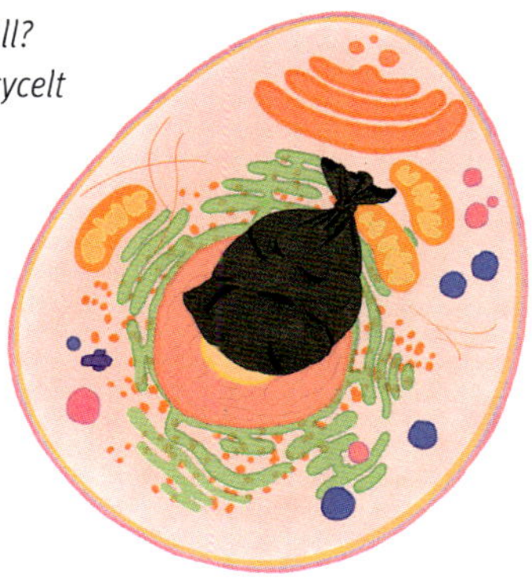

Autophagie: Recycling in der Zelle

Jetzt komme ich zu einem meiner liebsten Themen: der Autophagie. Mit diesem faszinierenden Vorgang beschäftige ich mich schon seit einigen Jahren intensiv und habe bereits 2021 ein OH LALA & SO LALA-Video darüber gemacht.

Autophagie ist ein natürlicher Anti-Aging-Prozess unserer Zellen. Das Wort kommt aus dem Altgriechischen: *auto* heißt »selbst« und *phagein* »essen, fressen«. Der Körper nährt sich aus sich selbst, indem die Zellen Bestandteile, die ihre Aufgabe nicht mehr erfüllen oder ihr schaden, in neue Nähr- und Baustoffe umwandeln. So reinigt, regeneriert und verjüngt sich der Körper. Ganz schön genial. Je älter wir werden, desto schlechter funktioniert dieser Prozess jedoch – es sei denn, wir unterstützen ihn aktiv.

Ich kann Ihnen nur aus dem tiefsten Inneren meiner Zellen empfehlen, sich mit diesem spannenden Thema zu befassen. Je früher Sie damit anfangen, desto besser. Ich bin mir sicher, Sie werden den Erfolg im ganzen Körper spüren. Außerdem werden Sie feststellen, wie einfach und kostengünstig es sein kann, sich selbst zu verjüngen! Denn hier gilt, wie so oft: Weniger ist mehr! Warum, werden Sie gleich sehen.

AUS ALT WIRD NEU

Wenn Sie sich das Phänomen der Autophagie gezielt zunutze machen möchten, ist es sehr von Vorteil, diesen Umwandlungsprozess generell verstanden zu haben. Die Autophagie ist Teil der Müllabfuhr der Zellen, mit einer sehr effizienten Recyclingabteilung. Und die brauchen wir auch dringend. Durch die alltäglichen Stoffwechselvorgänge sammelt sich in unseren Zellen mit der Zeit molekularer Zellmüll an. Das ist ganz normal, und Sie kennen es aus Ihrem Keller: Oft weiß man gar nicht mehr, wie der ganze Krempel da hingekommen ist, aber er ist nun mal da und verschwindet nicht von allein.

In den Zellen lagern zum Beispiel unbrauchbar gewordene Eiweiße und Fette, aber auch unerwünschte Eindringlinge wie Viren und Bakterien, und es sammelt sich immer mehr an! Die Zelle hält zwar im Normalbetrieb die Wohnung sauber – um im Bild zu bleiben –, ein gewisses Maß an Autophagie läuft also ständig ab, aber den Müll im Keller räumt sie erst weg, wenn sie unter Druck gerät.

Das ist für uns hochinteressant und der Part, den wir absolut verstehen müssen: Dieser Abfall bleibt nämlich im Zellplasma, solange die Zelle genug Nährstoffe zur Verfügung hat und wir mit dem Essen ständig Nachschub liefern. Erst wenn die Zelle in Stress gerät, weil ihr die Nährstoffe ausgehen, legt sie sich richtig ins Zeug, um zu überleben.

Die Zelle fährt also den Recyclingprozess hoch, um autark neue Stoffe bilden zu können, mit denen sie ihre Aufgaben weiter erfüllen, sich regenerieren und Energie gewinnen kann. Und in einem Aufwasch wird sie alles los, was sie gefährdet und schwächt.

Für uns ist das Ganze ein Geschenk: Die Zelle verwandelt tatsächlich den angesammelten molekularen Müll in Gesundheit und Fitness. Ist das nicht unglaublich?

SCHUTZ VOR KRANKHEIT

Der Abfall in den Zellen wird immer häufiger mit Krankheiten wie Parkinson, Demenz oder Diabetes Typ 2 in Verbindung gebracht. Was wäre, wenn wir uns vor diesen Krankheiten schützen könnten, indem wir einfach die Autophagie unterstützen? Herausfinden können wir das nur, indem wir es selbst ausprobieren. Ich bin dabei! Und wie schon gesagt: Nicht zu spät damit anfangen! Schließlich ist unsere Gesundheit unser höchstes Gut. Das merken wir nur immer erst, wenn wir sie verloren haben – leider. Lassen Sie uns unsere Gesundheit pflegen und versuchen, sie so lange wie möglich zu erhalten.

Weniger ist mehr

Diesen Recyclingprozess können wir aktiv fördern, denn der nötige Nährstoffmangel entsteht entweder durch intensiven Sport, weil dabei viel verbraucht wird, oder durch längere Essenspausen. Sehr wirksam ist nachweislich das nicht umsonst so gepriesene Intervallfasten.

Und damit komme ich zurück zum »Weniger ist mehr«: Fasten hört sich für einige von Ihnen wahrscheinlich nach freudlosem Verzicht an, aber letztlich ist es alles andere als das. Glauben Sie mir: Sie bekommen dadurch viel mehr als durch üppiges Essen – mehr an Gesundheit und Lebensqualität! Denn je fitter Ihre Zellen sind, desto gesünder altern Sie.

Ich komme mir gerade vor wie die Schlange Kaa aus dem Dschungelbuch: »Hör auf mich, glaube mir, Augen zu, vertraue mir! Schlafe sanft, süß und fein, will dein Autophagieengel sein!« … Aber eigentlich möchte ich Sie ja gar nicht hypnotisieren, sondern Sie vielmehr dazu bringen, aus eigener Motivation etwas in Ihrem Leben zu verändern! Manchmal brauchen wir einfach einen kleinen Stups, und dann kommt etwas ins Rollen. Und hinterher fragen wir uns, warum wir das nicht schon viel früher ausprobiert haben.

Well-Aging auf nachhaltige Art

Noch einmal zurück zu den Abläufen der Autophagie, einfach weil ich es sehr wichtig finde zu verstehen, was in unseren Zellen vorgeht.
Dieser wahnsinnig schlaue und – um es mit einem aktuellen Schlagwort zu sagen – total nachhaltige Wiederverwertungsprozess funktioniert so: Defekte oder nicht mehr benötigte Zellbestandteile werden zunächst von einer Membran umhüllt, die ich mir wie einen Müllbeutel vorstelle. Anschließend werden sie von Enzymen in ihre Grundbausteine zerlegt, die die Zelle nun wieder für den Auf- und Umbau von Stoffen verwenden kann. Aus etwas Altem und Kaputtem entsteht etwas Neues.
Die Autophagie wirkt so der frühzeitigen Alterung entgegen und beugt vermutlich der Entstehung vieler unserer Zivilisationskrankheiten vor – wenn sie gut funktioniert.
Die Erkenntnis, dass es ein Recyclingprogramm in unseren Zellen gibt, passt so gut in unsere Zeit wie nur irgendetwas. Wenn wir schon über Nachhaltigkeit sprechen, dann ist dies die nachhaltigste Möglichkeit von Anti-, Well- und Happy-Aging: Sie reinigt und stärkt unseren Körper, spart Ressourcen und Geld, und wir können die nötige Maßnahme, das Intervallfasten, ganz einfach und ohne großen Aufwand in unseren Alltag einbauen. Darum sollten wir alle ein Ziel haben: die Autophagie im Körper anzukurbeln!

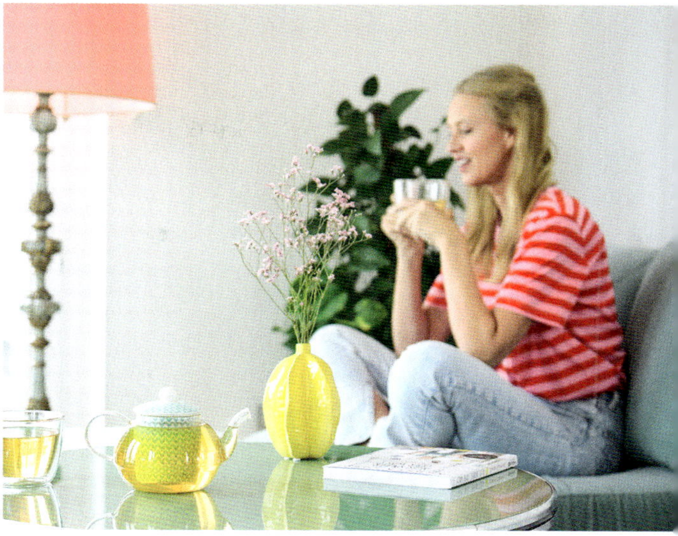

Ich bin dafür, öfter mal abzuwarten und Tee zu trinken! Soll heißen: lieber eine Essenspause machen, dafür viel trinken – und derweil die Autophagie für sich arbeiten lassen.

Gleich zwei Nobelpreise

Seit Jahrzehnten wird zu diesem Recyclingprogramm der Zellen geforscht, doch erst in den letzten Jahren erkannte man, wie wichtig es für unsere Gesundheit ist.
Der Zellbiologe Yoshinori Ohsumi bekam 2016 für seine Erkenntnisse über den Mechanismus der Autophagie einen Nobelpreis, aber das Phänomen wurde bereits 1962 von Keith R. Porter beobachtet. Der Belgier Christian de Duve prägte den Begriff der Autophagie und erhielt 1974 den Nobelpreis für seine Forschung über die Abbauprozesse.
Und schon der berühmte griechische Arzt Hippokrates sagte vor rund 2500 Jahren: »Wer stark, gesund und jung bleiben und seine Lebenszeit verlängern will, heile ein kleines Weh eher durch Fasten als durch Arznei.«

FASTEN FÖRDERT DIE AUTOPHAGIE

Am besten lässt sich die Selbstreinigung durch Fasten unterstützen. Aber auch damit können Sie die Autophagie anregen: genügend Bewegung, ausreichend Flüssigkeit (stilles Wasser, auch Tee oder Kaffee, aber bitte schwarz), außerdem Hitze- und Kältereize. Mehr dazu, wie Sie die Stoffwechselprozesse im Körper befeuern können, finden Sie ab Seite 44 und 50.

Die moderate Version: Intervallfasten

Es ist nicht nötig, wochenlang streng zu fasten. Die Autophagie lässt sich prima ankurbeln, indem Sie einfach stunden- oder tageweise mit dem Essen pausieren. Das nennt sich Intervall- oder intermittierendes Fasten. Der Organismus kommt ab etwa 12 Stunden ohne Nahrungsaufnahme in eine Authopagie. Es gibt mehrere Varianten – Sie haben also die Wahl.

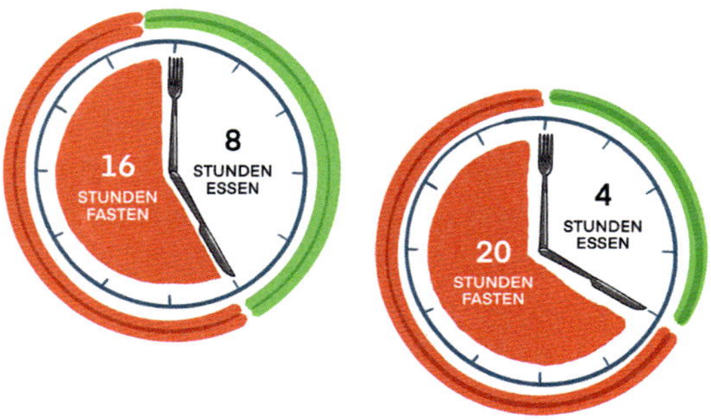

- **Die 16:8-Diät:** Bei dieser Methode liegen zwischen der letzten Mahlzeit des Vortags und der ersten Mahlzeit des neuen Tages 16 Stunden. In den verbleibenden acht Stunden isst man zweimal, lässt also das Frühstück oder das Abendessen ausfallen. Für viele Menschen ist das die einfachste Form des Fastens. Wer das Frühstück weglässt, sollte nicht zu spät zu Abend essen. Empfehlenswert ist, die erste Mahlzeit zwischen 12 und 13 Uhr zu sich zu nehmen und die zweite und letzte für diesen Tag zwischen 18 und 19 Uhr. Sollten Sie es hinbekommen, Ihre zweite Mahlzeit bereits um 17 Uhr zu essen, wäre es noch besser. Mal etwas hungrig ins Bett zu gehen, ist der Regeneration in der Nacht nur förderlich.
- **Die 20:4-Diät:** Sie ist extremer und nur für kurze Zeit empfehlenswert. Hier dürfen Sie in einem Fenster von vier Stunden am Tag essen, die restlichen 20 Stunden ist Fasten angesagt. Das passt zu neuesten Erkenntnissen und Empfehlungen mancher Altersforscher, nur einmal am Tag zu essen.

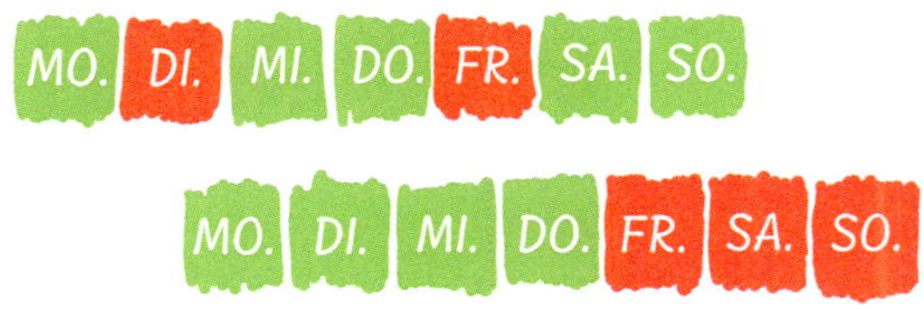

- **Die 5:2-Diät:** Auch das ist eine beliebte Variante. An fünf Tagen in der Woche isst man wie gewohnt, ohne die Kalorien zu zählen. An zwei Tagen wird die Nahrungszufuhr bei Frauen auf 500 bis 800, bei Männern auf 600 bis 850 Kalorien reduziert.
- **Die 4:3-Diät:** Hier wird zum Beispiel von Montag bis Donnerstag normal gegessen und von Freitag bis Sonntag auf feste Nahrung verzichtet. Man trinkt in diesen drei Tagen naturbelassene Biogemüsesäfte und frisch zubereitete klare Gemüsebrühe. Diese Methode berücksichtigt, dass der Höhepunkt der Autophagie nach 72 Stunden erreicht ist.

Abnehmen mit Intervallfasten

Wenn Sie mit dem Intervallfasten auch unliebsame Pfunde verlieren wollen, muss natürlich das Verhältnis von Kalorienzufuhr und -verbrauch stimmen. Das heißt, es wäre kontraproduktiv, wenn Sie pro Mahlzeit mehr essen als sonst, um die Fastenintervalle leichter zu überstehen. Viele Menschen nehmen übrigens leichter ab, wenn sie nicht das Frühstück, sondern das Abendessen weglassen – was auf Neudeutsch Dinnercanceling heißt. Das ist natürlich nicht ganz einfach, wenn man einen Partner oder eine Familie hat, da muss man schon sehr diszipliniert sein.

Ich kenne diese Herausforderungen und weiß, dass man sich manchmal zu viel vornimmt und dann mit sich selbst unzufrieden ist. Ich praktiziere das Intervallfasten im Alltag, so gut es geht, und manchmal geht es eben nicht! Alternativ versuche ich, Kuren einzuplanen, also regelmäßig für eine begrenzte Zeit zu fasten.

Probieren Sie eine der Fastenvarianten über einen längeren Zeitraum aus. Dann werden Sie sehr stolz auf sich sein! Vertrauen Sie mir …

Zu Anfang mag es eine Umstellung sein, aber bald werden Sie diesen neuen Lebensstil sehr feiern. »Etwas total feiern« ist Jugendsprache, und ich finde, das ist ein toller Ausdruck für die große Freude über eine gelingende Maßnahme. Also wenn Sie das tun, dann haben Sie sich schon etwas verjüngt.

Doppelter Benefit bei Kalorienreduktion

Es gibt zum Intervallfasten noch keine ausgewerteten Langzeitstudien an Menschen, und Sie können sich bestimmt denken, dass ich auch keine Freundin von Tierversuchen bin, aber die folgende Studie finde ich doch sehr interessant: Eine in der Zeitschrift *Nature Metabolism* veröffentlichte US-Studie an Mäusen stellte die These auf, dass Intervallfasten bei gleichzeitig reduzierter Energiezufuhr mehr für die Gesundheit bringt, als einfach nur weniger Kalorien zu sich zu nehmen. Nicht nur die Menge der Kalorien, sondern auch die Zeitspanne zwischen den Mahlzeiten ist demnach bei Diäten entscheidend – zumindest bei Nagetieren.

Zwei Gruppen von Mäusen bekamen über denselben Zeitraum die gleiche Menge an Futter. Die eine Gruppe konnte essen, wann sie wollte, und machte keine langen Essenspausen, aß also immer zwischendurch. Die andere Gruppe von Mäusen bekam erst jeweils 21 Stunden nach der letzten Fütterung wieder Essen. Diese letzte Gruppe lebte im Schnitt rund ein halbes Jahr länger, nahm nicht an Gewicht zu, hatte keinen Diabetes und war psychisch stabil.

»Die auferlegte Fastendauer ist entscheidend für die Vorteile einer kalorienreduzierten Ernährung«, schlussfolgerten die Forscher.

SO PROFITIEREN SIE VOM FASTEN

- Sie erreichen schnell Ihr Wohlfühlgewicht.
- Sie bekommen ein klareres, strafferes Hautbild.
- Sie schlafen besser und wachen erfrischt und erholt auf.
- Sie verspüren mehr Energie – physisch und psychisch.
- Sie verlangsamen Ihren Alterungsprozess.
- Sie beugen Krankheiten vor.

Multitalent Stoffwechsel

Ich finde es unglaublich faszinierend, wie unser Körper das, was wir essen, in all die Stoffe umwandelt, die er fürs Funktionieren braucht. Diesen Vorgang nennt man Stoffwechsel. Das Ganze ist ziemlich komplex – und hochinteressant fürs Well-Aging!

Je mehr wir über unseren Körper und die spannenden Vorgänge wissen, desto eher können wir selbst eine Gebrauchsanweisung erstellen. Zum Älterwerden gehört auch, dass wir immer mehr Zusammenhänge verstehen und dadurch selbst die Initiative ergreifen können. Gerade wenn es um unseren Körper geht!

Ich gebe zu, ich habe erst viel zu spät damit begonnen, nämlich vor knapp 20 Jahren, als bei mir die ersten Probleme auftauchten: eine Stoffwechselkrankheit, und zwar die Schilddrüsenunterfunktion. Darüber werde ich Ihnen hier auch gleich berichten, aber lassen Sie mich vorher noch kurz sagen: Wenn ich nur einen Hauch von einer Ahnung gehabt hätte, wie spannend Biologie in jeder Beziehung ist, wenn nur ein bisschen Anregung aus der Schule oder der Familie da gewesen wäre, hätte ich mit Sicherheit Biologie studiert.

Biologie ist laut Duden die »Wissenschaft von der belebten Natur und den Gesetzmäßigkeiten im Ablauf des Lebens von Pflanze, Tier und Mensch«, außerdem die »biologische Beschaffenheit im Ganzen«. Ich versuche jetzt seit ein paar Jahren, mir möglichst viel biologisches Wissen anzueignen, und möchte auch Sie dazu motivieren, sich damit zu befassen. Zum Well-Aging gehört eben auch, immer neugierig zu bleiben und Neues zu lernen.

ÜBER DEN ZELLSTOFFWECHSEL

Was Stoffwechsel ist, wie er funktioniert und wie wir ihn in Gang setzen, werde ich Ihnen hier kurz verraten – und dabei nur an der Oberfläche dieser hochkomplexen biochemischen Vorgänge in uns kratzen.

Wenn wir zum Beispiel ein- und ausatmen, wird Sauerstoff zu Kohlendioxid umgewandelt – das ist einer der diversen Stoffwechselvorgänge in unserem Organismus. Übrigens ist das richtige und tiefe Atmen sehr wichtig fürs Well-Aging – einer der Gründe, warum ich Waldbaden so empfehle (siehe Seite 73).

Metabolismus – Biowerkstatt im Körper

Kommen wir zur Theorie: Als Stoffwechsel oder Metabolismus bezeichnet man alle biochemischen Prozesse im Organismus, bei denen Stoffe umgewandelt werden. Vereinfacht gesagt, bastelt sich der Körper dabei aus unserer Nahrung all die Stoffe, die seine Zellen und Organe brauchen, um ihre Jobs gut zu machen und möglichst viel positive Energie und Gesundheit zu generieren.

Ehe der Körper unsere Nahrung für seine Zwecke nutzen kann, muss er sie erst einmal im Verdauungstrakt in ihre Bestandteile zerlegen, in Makronährstoffe (Kohlenhydrate, Eiweiße, Fette) und Mikronährstoffe (Mineralien, Vitamine & Co). Die Makronährstoffe werden dann in ihre Grundbausteine wie Einfachzucker, Aminosäuren und Fettsäuren zerlegt. Nun können sie die Wand des Dünndarms passieren, und das Blut kann sie zu den Zielzellen transportieren. Die warten nur darauf, sie zu verstoffwechseln, also in weiterverwertbare Stoffe oder in Energie umzuwandeln. Mit dieser in den Mitochondrien gewonnenen Energie bleiben all unsere Körperfunktionen in Betrieb.

Entscheidende Helfer beim Stoffwechsel sind Enzyme und Hormone. Für jeden kleinen Stoffwechselschritt ist ein bestimmtes Enzym zuständig. Enzyme sind Eiweißstoffe, die biochemische Vorgänge in der Zelle steuern und häufig von Hormonen reguliert werden. Zur Unterstützung ihrer Arbeit brauchen sie Vitamine und Mineralstoffe. Die richtige Ernährung ist also sehr wichtig für einen funktionierenden Stoffwechsel, wie wir auch am Beispiel meiner Schilddrüse noch sehen werden.

FETTSTOFFWECHSEL & BITTERSTOFFE

Wichtig für die Fettverdauung und das Abschmelzen von Fettdepots sind Lipasen. Diese Enzyme werden vorwiegend in der Bauchspeicheldrüse, aber auch in den Mundspeicheldrüsen produziert. Je mehr Speichel, desto besser also die Fettverdauung. Und wie regen wir den Speichelfluss an? Zum Beispiel durch Bitterstoffe in der Nahrung, die im Übrigen den gesamten Fettstoffwechsel ankurbeln. Viel trinken und Bitterstoffe essen – das sage ich seit Jahren, und Sie sehen, dass ich für meine alte Leier gute Gründe habe.

Leider stecken in unseren Lebensmitteln nicht mehr so viele Bitterstoffe wie noch vor 20, 30 Jahren. Also müssen wir die Art, wie wir uns ernähren, anpassen, um gesund zu bleiben.

Damit unsere 70 bis 100 Billionen Zellen zufrieden sind, brauchen sie – stark vereinfacht – zwei Dinge: Zum einen die Zufuhr bestimmter Nährstoffe, zum anderen muss auch die Entsorgung von Giftstoffen und Abbauprodukten des Stoffwechsels gewährleistet sein. Das Gute soll nämlich zur Zelle hin- und das Schlechte von der Zelle wegtransportiert werden. Das ist in allen Stoffwechselprozessen gleich. Die biochemischen Vorgänge im Stoffwechsel dienen also sowohl dem Aufbau als auch dem Abbau von Stoffen.

Funktioniert das alles gut, laufen also die Stoffwechselprozesse reibungslos ab, merken wir gar nichts davon. Andernfalls schon …

DIE MITSPIELER IM STOFFWECHSEL

Wenn wir über Stoffwechsel sprechen, meinen wir meistens den Fettstoffwechsel. Aber der ist nur ein Teilaspekt. Schauen wir uns also mal an, was alles am Stoffwechsel beteiligt ist.

Makronährstoffe

- **Kohlenhydrate:** Sie stecken in allen pflanzlichen Lebensmitteln sowie in Milch, Milchprodukten und Honig. Im Darm werden sie in Einfachzucker wie Glukose und Fruktose zerlegt. Die Mitochondrien wandeln die Zuckermoleküle dann in Energie um. Den Zucker, der akut nicht gebraucht wird, speichern Zellen in der Leber und Muskulatur, oder er wird in Fettmoleküle umgewandelt.
- **Fette:** Der Fettstoffwechsel interessiert uns ja besonders. Fett dient wie Zucker der Energiegewinnung. In den Zellen werden Fette (Lipide) außerdem zu wichtigen Baustoffen

und Signalmolekülen umgewandelt. Aus diesem Grund wird Fett nicht nur im Fettgewebe selbst, sondern in nahezu allen Körperzellen gespeichert. Fett wieder zu mobilisieren, das als Überschuss in den Depots lagert, ist bekanntermaßen schwer.

- **Eiweiß:** Proteine nehmen wir vor allem über Fleisch, Fisch, Eier, Milch und Milchprodukte, Hülsenfrüchte und Nüsse auf. Im Dünndarm werden sie in Aminosäuren aufgespaltet, die der Zellstoffwechsel dann in einem mehrstufigen biochemischen Prozess in körpereigenes Protein umwandelt. Das wird überall im Körper gebraucht, zum Beispiel für Muskelaufbau und Zellerneuerung, zur Energiegewinnung oder für die Produktion von Enzymen und Hormonen.

Wichtig für den Stoffwechsel

- **Mikronährstoffe:** Mineralstoffe und Vitamine spielen eine wichtige Rolle im gesamten Stoffwechselgeschehen. Beispielsweise sind sie für die Bildung anderer Wirkstoffe notwendig, aktivieren bestimmte Enzyme, regulieren den Wasserhaushalt, sind am Aufbau von Körpergeweben wie Muskeln und Knochen beteiligt oder wirken an der Erregungsübertragung im Nervensystem mit.
- **Zellatmung:** Der Sauerstoff, den wir einatmen, gelangt über das Blut in die Zellen und dient hier der Energiegewinnung: Mit seiner Hilfe werden in den Mitochondrien energiereiche Stoffe (Kohlenhydrate, Eiweiße und Fette) in energieärmere Stoffe (Wasser und Kohlendioxid) umgewandelt, wobei Energie frei wird. Das Abfallprodukt Kohlendioxid schicken die Zellen über den Blutkreislauf zur Lunge – und wir atmen es aus.

Die zwei Seiten der Medaille: Aufbau und Abbau

- **Anabolismus:** Als Baustoffwechsel oder Anabolismus bezeichnet man alle Vorgänge, bei denen aus einfachen Grundbausteinen körpereigene komplexere Stoffe aufgebaut werden. Dabei wird Energie verbraucht.
- **Katabolismus:** So nennt man den Abbau von chemisch komplexen Stoffen, das heißt, sie werden in ihre Bausteine zerlegt. Dabei wird Energie gewonnen. Die Einzelbausteine können entweder entsorgt werden oder wieder dem Anabolismus dienen.

Fassen wir noch mal zusammen: Was der Körper aufnimmt, muss verarbeitet, verwertet und schließlich abgebaut werden. Der Stoffwechsel dient dazu, Energie zu gewinnen sowie Bausteine und Stoffe für alle Zellen und Funktionen unseres Körpers zur Verfügung zu stellen. Doch wo gehobelt wird, da fallen Späne: Wie die Zellen die Abbauprodukte, die beim Stoffwechsel entstehen, entsorgen oder recyceln, haben Sie schon im Kapitel »Autophagie« gelesen (ab Seite 39).

Stoffwechselstörungen

Was für ein perfekt ineinandergreifendes System, oder?! Gerät es aber aus dem Gleichgewicht – und diese Gefahr besteht –, dann kann es zu Stoffwechselstörungen kommen. Das passiert, wenn die Nährstoffverwertung nicht richtig funktioniert oder Substanzen nicht dort ankommen, wo sie gebraucht werden. Stoffwechselerkrankungen zeichnen sich zudem meist durch einen Enzym- oder Hormonmangel aus. Zu den häufigsten Stoffwechselerkrankungen unserer Zeit zählen Diabetes mellitus, Schilddrüsenunter- oder -überfunktion und Gicht.

IMMER IM SPIEL: DIE SCHILDDRÜSE

Ein zentrales Organ des Stoffwechsels ist die Schilddrüse. Viele Menschen leiden an einer Stoffwechselerkrankung der Schilddrüse, einer Überfunktion (Hyperthyreose) oder Unterfunktion (Hypothyreose). Bei der Überfunktion wird der Stoffwechsel zu stark angekurbelt, bei einer Unterfunktion läuft er auf Sparflamme. Die Unterfunktion, bei der zu wenig Schilddrüsenhormone gebildet werden, betrifft Frauen fünfmal häufiger als Männer. Auch mich hat es vor vielen Jahren erwischt.

Motor des Stoffwechsels

Wo liegt die Schilddrüse? Vorn im Hals auf Höhe des Kehlkopfs. Die Schilddrüse eines Erwachsenen wiegt durchschnittlich nur 20 bis 30 Gramm. Sie besteht aus zwei kleinen Drüsenlappen, die rechts und links neben der Luftröhre liegen. Ich stelle sie mir immer wie einen ganz zarten Schmetterling vor.
Was macht die Schilddrüse? Vor allem hat sie großen Einfluss auf unseren Stoffwechsel. Sie ist für Prozesse rund um die Mitochondrien, also die Kraftwerke der Zellen, zuständig, außerdem reguliert sie unter anderem die Kerntemperatur und das Kälteempfinden in unserem Körper. Falls Sie sich antriebs- und energielos fühlen oder aber ständig nervös sind und Herzrasen haben, kann das an einer Störung der Schilddrüsenfunktion liegen. Um diese beeinflussen zu können, sollten wir erst einmal wissen, wie die Schilddrüse funktioniert.

Der Regelkreis der Hormonproduktion

Die Schilddrüse produziert in mehreren Stoffwechselschritten das Hormon Thyroxin (T4) und daraus das schneller und stärker wirksame Trijodthyronin (T3). Über das Blut gelangen diese Hormone in den ganzen Körper, wo sie den Zellstoffwechsel anfeuern. Taktgeber für die Hormonproduktion ist der Hypothalamus, die »Schaltzentrale« unseres Körpers, ein Teil des Zwischenhirns. Hier wird der Botenstoff TRH *(Thyreotropin Releasing Hormone)* produziert, wenn zu wenig Schilddrüsenhormone im Blutkreislauf verfügbar sind. TRH signalisiert der Hypophyse (Hirnanhangsdrüse), sie soll das Hormon TSH *(Thyroid Stimulating Hormone)* produzieren, das wiederum die Schilddrüse stimuliert. Hat sie dann genug T3 und T4 ins Blut geschickt, geht das Signal an die Hypophyse, jetzt bitte weniger TSH zu produzieren.
Funktioniert dieser Regelkreis nicht mehr, wie er soll, dann können verschiedene Krankheiten

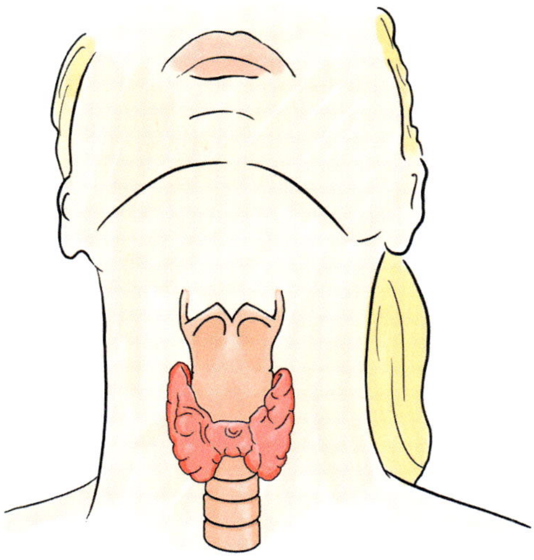

Dieses zarte Organ namens Schilddrüse ist einer der zentralen Schaltorte für den Hormonhaushalt.

entstehen. Auf alle einzugehen würde hier zu weit führen. Ich beschränke mich auf die Hypothyreose, die Schilddrüsenunterfunktion, und die Erfahrungen, die ich bei der Behandlung gemacht habe.

Hypothyreose: ein Mangel an Schilddrüsenhormonen

Die Schilddrüsenhormone aktivieren unseren gesamten Stoffwechsel und die Funktionen fast aller Organe. Sie beeinflussen nicht nur Vorgänge wie Blutkreislauf, Verdauung, Energieherstellung und Gewebeaufbau, sondern haben auch einen großen Einfluss auf das seelische Gleichgewicht. All diese Faktoren sind sowohl fürs Well-Aging als auch für unser Well- und Happy-Living wichtig.

Deshalb möchte ich Ihnen zeigen, auf welche Ursachen einer Hypothyreose Sie selbst Einfluss haben und wie ich meine Unterfunktion in den Griff bekam. Meine Werte sind seit vielen Jahren komplett stabil, ohne dass ich Schilddrüsenhormone nehme.

Wenn Sie ständig erschöpft sind, an Gewicht zunehmen trotz gleicher oder weniger Kalorienaufnahme, vielleicht unter Stimmungsschwankungen leiden, schneller frieren, trockene Haut und Haarausfall haben, dann sollten Sie Ihre Schilddrüse und Blutwerte untersuchen lassen. Nicht immer kommen solche Symptome durch die Wechseljahre.

Das erste Anzeichen für eine beginnende Unterfunktion sind häufig erhöhte TSH-Werte im Blut. Durch die vermehrte Bildung von TSH soll die Schilddrüse angeregt werden, mehr Hormone zu bilden. Schafft sie das nicht, sinkt die Stoffwechselleistung im Körper. Dadurch kommt es zu den genannten Symptomen.

Je früher Sie eine Stoffwechselerkrankung bemerken, desto größer sind die Chancen, Symptome abzumildern. Wie beispielsweise auch beim Diabetes Typ 2 kann man in einem frühen Stadium das Steuer noch herumreißen, und zwar durch eine gezielte Ernährungs- und Lebensstilumstellung.

Standardbehandlung mit L-Thyroxin

Ich habe damals eine Zeit lang von meinem Arzt das synthetische Schilddrüsenhormon L-Thyroxin bekommen – bis er mich immer höher einstellte und ich von anfänglich 25 schließlich bei 75 Mikrogramm pro Tag landete. Erst dann habe ich die Frage gestellt, wie lange ich diese

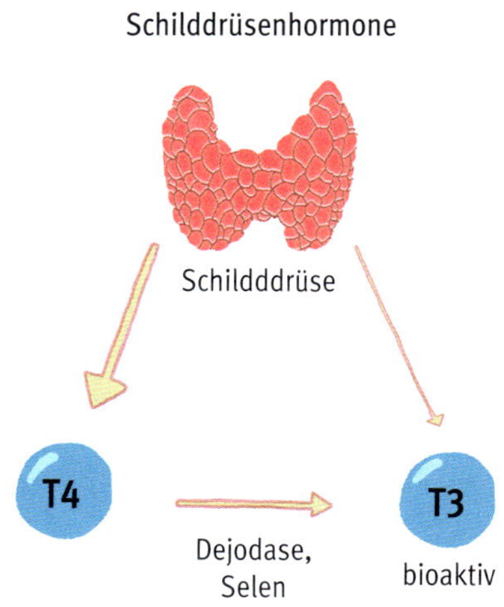

Beide Hormone werden in der Schilddrüse gebildet, T3 aber zum größeren Teil in anderen Körperzellen. T4 hat 4 Jod-Atome, T3 nur 3. Das Depot- und Prohormon T4 kann in das aktivere T3 umgewandelt werden, indem ein Jod-Atom abgespaltet wird. Für diese Deiodierung ist das Enzym Dejodase nötig. Zusätzlich braucht dieser Stoffwechselprozess Mikronährstoffe, zum Beispiel Selen.

Tabletten denn überhaupt noch nehmen müsse? Er sagte: Für immer! Da wurde mir klar, dass ich mehr über meinen Körper wissen muss, denn das konnte doch nicht die Lösung sein. Ich fragte also meinen Arzt nach alternativen Behandlungsmöglichkeiten. Er hatte bis dahin keine Erfahrung damit, aber wir haben dann gemeinsam einen Weg gefunden, mithilfe einer Ernährungs- und Verhaltensänderung meine Schilddrüse zu regulieren und die Hormontabletten langsam auszuschleichen, also die Dosierung nach und nach zu verringern. Denn es ist nie empfehlenswert, so ein Medikament von heute auf morgen abzusetzen.
Für mich ist das ein wichtiger Punkt des Well-Agings: sich zu informieren, erwachsene Entscheidungen zu treffen, Verantwortung zu übernehmen, sich nicht mit allem abzufinden, sondern zu verändern, was möglich ist!

Die häufigsten Gründe

... für die Entstehung einer Schilddrüsenunterfunktion:

- zu viel Stress und dadurch eine übermäßige Cortisolausschüttung, was die Produktion von Schilddrüsenhormonen reduziert
- eine einseitige Ernährung
- Mangel an Mikronährstoffen
- Selenmangel – diesen Mineralstoff brauchen wir zur Umwandlung von T4 in T3
- Jodmangel
- Einnahme von Medikamenten
- eine Autoimmunerkrankung der Schilddrüse (Hashimoto)
- Darm- oder Leberstörungen
- Umweltgifte

Bei vielen dieser Ursachen können wir selbst aktiv gegensteuern.

Wieso spielt Stress eine Rolle?

Der Körper verändert bei massivem Stress innere Abläufe. So hat er unter anderem den Mechanismus entwickelt, dass T4 bei Stress nicht in aktives T3 umgewandelt wird, sondern in das reverse T3 (rT3), das inaktiv ist. Ziel ist es, den Stoffwechsel herunterzufahren, um lebenswichtige Reserven zu schonen. Im Akutfall ist das sinnvoll, bei Dauerstress jedoch läuft der Stoffwechsel dann permanent auf Sparflamme.
Merke: Anhaltender Stress ist ein wirklicher Krank-, Alt- und auch Dickmacher!
Ich wünschte, mir hätte das damals jemand so erklärt – dann hätte ich schon früher verstanden, wie wichtig stressfreie Phasen im Leben sind, und vor allem, wie sich negativer Stress auf unsere Gesundheit und aufs Well-Living auswirkt – und damit auch aufs Well-Aging!

Hilfe durch Jod & Co

Ein wichtiger Punkt ist die Ernährung, insbesondere die Versorgung mit Mikronährstoffen, die wir uns später noch genauer ansehen werden. So gilt heute ein Jodmangel in vielen Fällen als mitursächlich für die Entstehung einer Unterfunktion. Tatsächlich braucht die Schilddrüse neben der Aminosäure Thyronin das chemische Element Jod, um Thyroxin aufbauen zu können. Auch ich hatte einen Jodmangel, und deshalb achte ich sehr auf eine jodhaltige Ernährung und integriere Algen.
Außerdem nehme ich jetzt in kleinen Mengen elementares Jod, die Lugol'sche Lösung, oder Kelp-Algen in Kapseln.
Wichtig: Zu viel Jod kann schädlich sein. Bevor Sie es also als Nahrungsergänzungsmittel einnehmen, klären Sie bitte Bedarf und Dosierung unbedingt mit Ihrer Ärztin oder Ihrem Arzt!

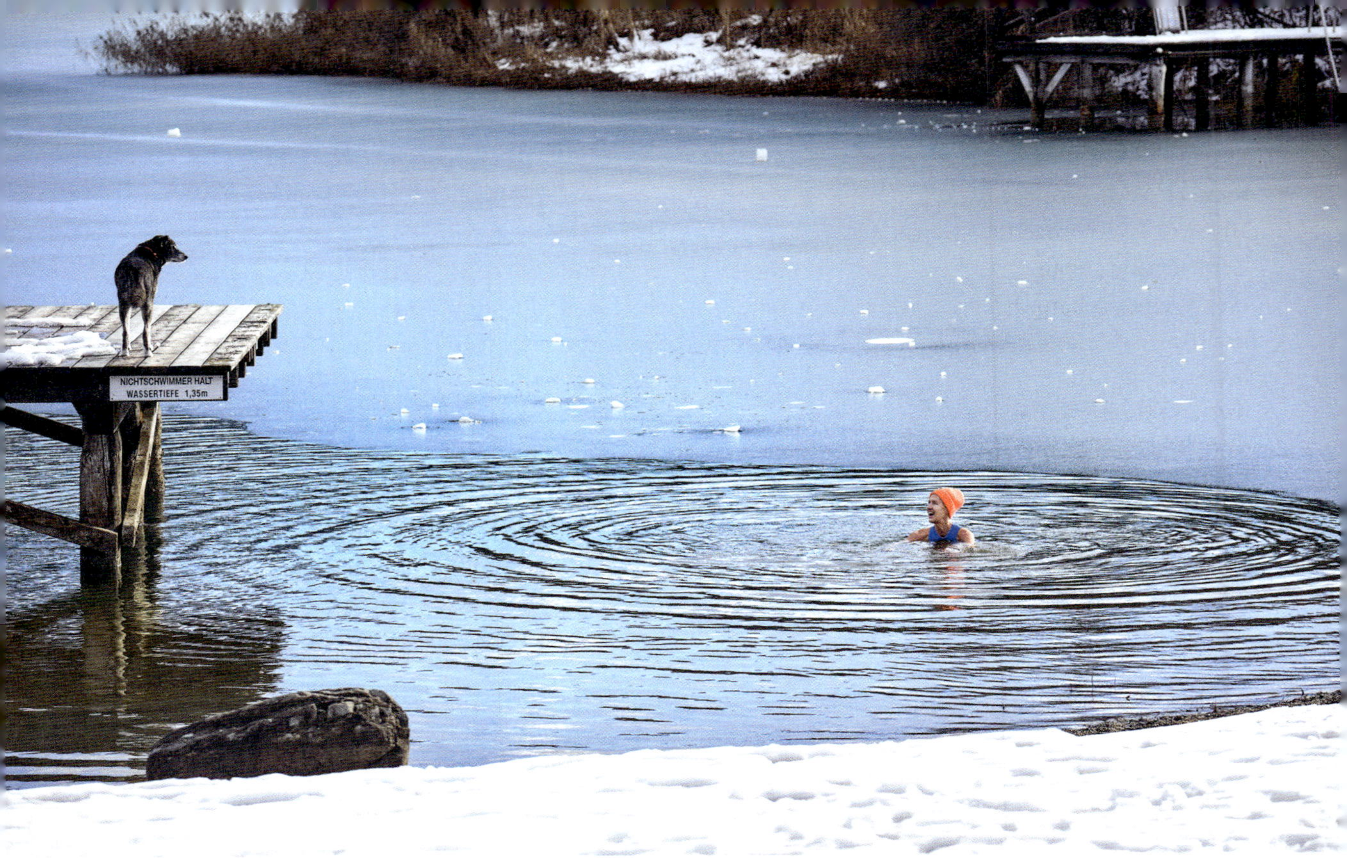

Genialer Kältekick: Eisbaden

Als kleine Verschnaufpause zwischen all der Theorie kommt hier einer meiner liebsten Praxistipps fürs Well- und Happy-Aging – und eine echte Challenge für Warmduscher …
Kaltes Wasser bringt den Stoffwechsel auf Trab, lässt Fett schmelzen und kann Fitness, Schönheit und Gesundheit fördern. Doch für die meisten klingt Kälte- oder Kryotherapie erst einmal nach einem klaren No-Go. Da schaudert es einen allein bei der Vorstellung. Aber sie ist seit Jahrhunderten erprobt – und, wie ich finde, ein total unterschätztes Lebenselixier. Außerdem liegt sie voll im Trend.

TOPTREND KRYOTHERAPIE

»Trends« entstehen meiner Meinung nach, weil wir gern etwas Neues erleben und ebenso gern *up to date* sind. Aber viele Trends präsentieren eigentlich nur etwas Altes in einem neuen Gewand. Im Gesundheitsbereich basieren sie oft auf traditionellem Wissen, das nur leider über die Jahre in Vergessenheit geraten ist. Was wir heute als Trend und neue Errungenschaft feiern, ist also oft schon vor Jahrzehnten oder Jahrhunderten – und zwar aus gutem Grund – angewendet und praktiziert worden.

Das Eisbaden zum Beispiel geht auf die Skythen zurück, ein Nomadenvolk, das von circa 700 vor bis 200 nach Christus in den Steppen Zentralasiens lebte.
Des Weiteren hatte Eisbaden eine lange Tradition bei den Germanen – sie sollen ihre neugeborenen Kinder im Eiswasser gebadet haben, um sie abzuhärten. Auch Karl der Große (748–814 n. Chr.), der mächtige König des Frankenreichs und römische Kaiser, hat es getan und ist draußen im Winter geschwommen. Und Johann Wolfgang von Goethe (1749–1832) hackte die zugefrorene Ilm auf, um mit seinen Freunden in dem Weimarer Fluss zu baden.

Von Kneippgüssen bis Kältekammern

Seit dem 18. Jahrhundert wird kaltes Wasser gezielt für medizinische Zwecke genutzt. Der bekannteste Vertreter diese Therapierichtung ist der Pfarrer Sebastian Kneipp (1821–1897). Und heute, ja heute sind wir so unglaublich fortschrittlich: Kneipps kalte Güsse sind Schnee von gestern, jetzt geht man in die Hochleistungskältekammern der Mega-Cryo-Center.
Man stelle es sich dort so spacig vor wie im Raumschiff Enterprise: Captain Kirk, Lieutenant Uhura, Dr. McCoy, auch Pille genannt, und Commander Spock könnten jeden Moment um die Ecke kommen – als hätten sie mit Leichtigkeit Jahrzehnte ohne zu altern überstanden. Dieser unglaubliche, unaufhaltsame Fortschritt der Kryotherapie ist für uns alle in vielen Städten zugänglich (wenn auch nicht für jeden Geldbeutel erschwinglich). In den Kältekammern wird der Organismus bei minus 85–110 °C mit neuester Technologie auf positive Art gereizt und dadurch der Stoffwechsel auf 2.0 gepimpt.

Ich werde es eventuell auch mal ausprobieren, aber so richtig heiß macht mich der Gedanke an künstliche, gestylte Kältekammern nicht. Warum? Weil – und das können Sie sich bestimmt vorstellen – mir natürlich jede Möglichkeit, den Stoffwechsel draußen in der Natur anzuregen, lieber ist. Spaß in der Kälte und ein prickelndes Bindegewebe bekommen wir auch für null Euro. Deshalb stelle ich Ihnen hier meine Kaltwassertherapien vor.

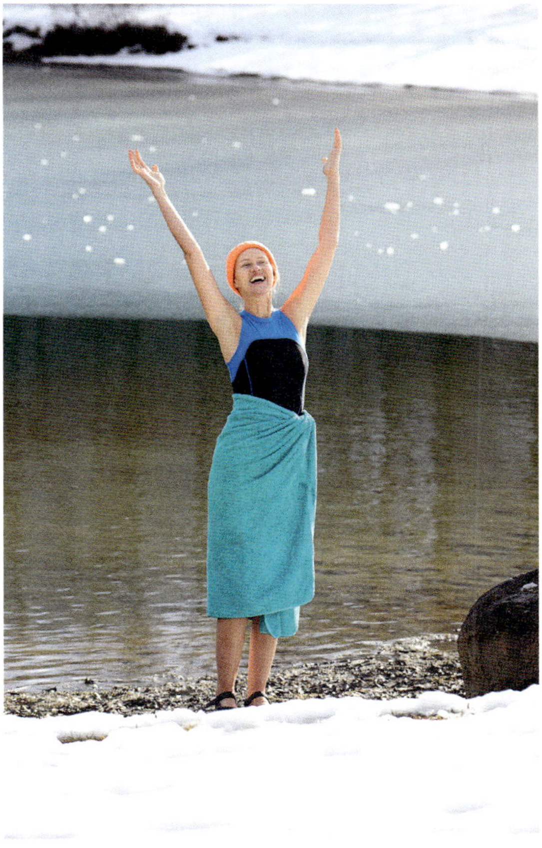

Im eiskalten See zu baden ist meine liebste Winterchallenge. Im Wasser sprudeln die Glückshormone, und hinterher fühle ich mich immer wie neugeboren.

EIN PLÄDOYER FÜR DIE KÄLTETHERAPIE

Schauen wir uns zuerst einmal an, warum Kälte fürs Well-Living und Well-Aging so empfehlenswert ist. Nach mehr als 130 Jahren Kneipp-Kuren ist allgemein bekannt und anerkannt, dass die Kaltwassertherapie bei 16 bis 17 °C (oder auch etwas kälter) eine vorbeugende und heilungsfördernde Wirkung hat. Sie regt den Stoffwechsel an, aktiviert den Kreislauf, verstärkt so die Durchblutung und pusht das Immunsystem.

Kalte Dusche: die Alltagsversion

Kaltes Abduschen gehört bei mir mittlerweile zum festen Programm. Um es Ihnen aber gleich zu beichten: Jeden Tag muss ich mich aufs Neue dazu überreden. Es ist schwerer für mich als das Eisbaden im See – das sieht zwar zugegeben viel kälter aus, ist aber für den Körper meiner Meinung nach ganz anders zu verkraften, weil das gesamt Erlebnis in der Natur so belebend ist. Unter der kalten Dusche ist es nun mal sehr einsam und rein zweckorientiert. Es soll ja Menschen geben, die in der Dusche singen (ich habe in meinem Leben noch keinen getroffen), aber beim Kaltabduschen schreie, kichere oder jodle auch ich lauthals, denn ohne geht es nicht, muss ich zugeben.

Das ist der Alltag – denn jeden Tag morgens in einem See zu baden, ist mir leider nicht möglich. Bei der Kältetherapie, wie bei allen Maßnahmen, kommt es ja auch auf die Regelmäßigkeit an. Und da ist die Dusche nun mal die zuverlässigste Kaltwasserquelle.

Nichtsdestotrotz – das Eisbaden in der Natur sollten Sie unbedingt ausprobieren!

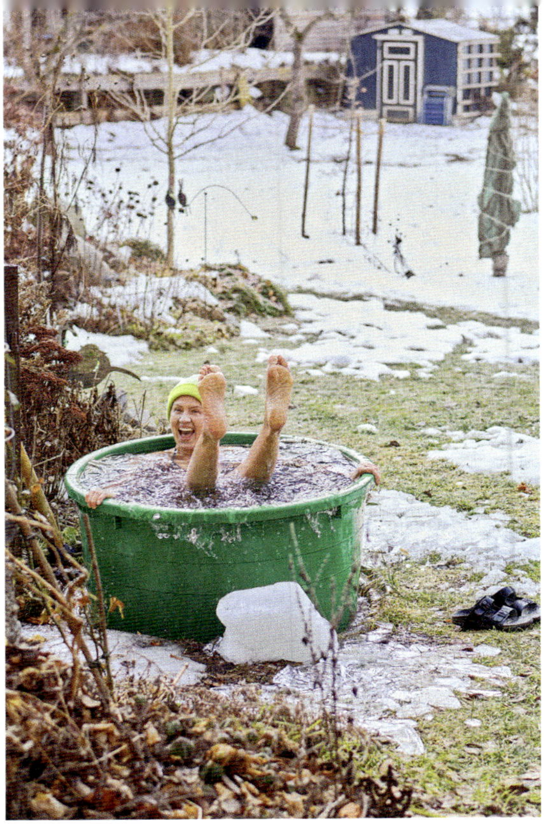

Eine alltagstaugliche Alternative zum See ist die Regenwassertonne – für alle, die einen Garten haben. Die Tonnen gibt es mit Deckel und in verschiedenen Größen.

Eisbaden: der totale Energiebooster

Ich erzähle Ihnen gleich so genau von meiner Erfahrung und meinen Empfindungen, damit Sie sich auch trauen und das Eisbaden mal ausprobieren, selbst wenn Sie sich nur schwer oder gar nicht auf das kalte Abduschen einlassen können. Eisbaden ist komplett anders: Die Glückseligkeit, mit und in der Natur zu sein, empfinde ich als totalen Energiebooster, und da spüre ich keine größere Kälte als in der Dusche – eher weniger. Im Grunde ist es wie immer im Leben eine Einstellungssache, ob wir etwas als positiv oder negativ erleben. Mich jedenfalls macht Eisbaden glücklich.

WAS KÄLTEREIZE ALLES KÖNNEN

Schlank durch Kälte

Der Stoffwechsel reagiert rasch auf die geballten Reize von extremer Kälte – und in Kombination mit Fasten noch verstärkt. Es wird mehr aktives braunes Fett gebildet (siehe Kasten), und das schwabbelige weiße Fett wird abgebaut.

Während der Nachglühphase nach dem Bad in »arktischen« Temperaturen verbrennt der Körper, um sich wieder aufzuwärmen, viele zusätzliche Kalorien, rückt also den Fettreserven zu Leibe, und die Pfunde purzeln. Um den Zellrefreshings- und Abnehmeffekt voll zu nutzen, sollte man in den zwei bis drei Stunden der Nachglühphase nichts essen.

Schon kleine Kältereize können im Übrigen die Fettverbrennung anregen: So belegten US-Forscher in einer Studie, dass die uralte Empfehlung von Pfarrer Kneipp, man solle bei offenem Fenster schlafen, durchaus sinnvoll ist. Probanden, die in einem kühleren Raum bei maximal 19 °C schliefen, hatten nach einem Monat mehr braunes Fett gebildet als solche, die bei 24 °C schliefen. Die erste Gruppe zeigte auch eine Verbesserung des Zucker- und Fettstoffwechsels. (Weitere Tipps zu einem guten und effektiven Schlaf finden Sie übrigens ab Seite 188.)

KÄLTE STIMULIERT BRAUNES FETT

Es gibt zwei Arten von Fettgewebe: **Weißes Fett** dient als Energiespeicher und sitzt unter der Haut, vor allem an Bauch und Po. **Braunes Fett** verbrennt selbst aktiv Kalorien, um Wärme zu erzeugen und vor Kälte zu schützen. Die Mitochondrien in diesen Fettzellen erzeugen kein ATP (Seite 35), sondern wandeln Zucker und Fett in Wärme um. Weil es so viele Mitochondrien sind, wirkt dieses Fett braun. Es sitzt am Hals und Schlüsselbein, an der Wirbelsäule, zwischen den Lungenflügeln und im Bauch. Braunes Fett wird durch Kälte aktiviert, aber auch durch Nahrungsaufnahme. Es ist an der Stoffwechselregulierung beteiligt, steigert durch Hormonausschüttung den Energieverbrauch der Muskeln und gilt als vollwertiges endokrines Organ, also als Hormondrüse. Viel braunes Fett soll vor Übergewicht schützen. Und: Durch regelmäßige Kältereize können wir unser braunes Fett vermehren.

Hilfe gegen Entzündungsprozesse

Extremkälte sorgt zudem für die Ausschüttung von Stresshormonen wie Adrenalin und Noradrenalin, die kurzfristig Entzündungsparameter im Körper herunterregeln. Auch deshalb ist der Frostimpuls – ob im See, in der Regentonne, in der Kältekammer oder unter der Dusche – so hilfreich fürs Immunsystem und auch gegen Schmerzen. Und wenn man berücksichtigt, dass die meisten Zivilisationskrankheiten wie Herzinfarkt, Krebs oder Rheuma mit entzündlichen Prozessen einhergehen, bringt das einen weiteren Pluspunkt für die Kälteanwendung.

Mehr Schwung für den Kreislauf

Die Atmung wird intensiver und tiefer, sodass die Sauerstoffaufnahme auf natürliche Weise erhöht wird. Die vertiefte Atmung bringt das Herz-Kreislauf-System ordentlich in Schwung. Die Herzfrequenz erhöht sich und die Durchblutung des gesamten Körpers steigt. Durch den Kältekontakt ziehen sich die Blutgefäße zunächst zusammen. Um den Wärmeverlust auszugleichen und die Haut schnell wieder zu erwärmen, weiten sich im Anschluss die Blutgefäße, und es wird nun verstärkt Blut durch die Adern gepumpt. All dies steigert das allgemeine Energieniveau für den Tag.

Booster fürs Immunsystem

Kältereize sind für den Körper in erster Linie Stress. Aber Positivstress! Da kaltes Wasser sich deutlich von unserer Körpertemperatur unterscheidet, steuert der Körper sofort dagegen, um den Wärmeverlust auszugleichen. Man weiß inzwischen, dass dadurch die Bildung der Leukozyten aktiviert wird, die für die Bekämpfung von Krankheitskeimen im Körper sorgen. Der Organismus lernt auf diese Weise, wie er sich auch in Zukunft gegen Kälte und Keime wappnen kann. Das nennt man Abhärtung, und der dient auch alles andere, was wir für das Immunsystem und die Stärkung unseres Körpers tun. Eine gute Stressbewältigung trägt ebenso dazu bei – und die üben wir zum Beispiel, wenn wir uns dem kalten Wasser aussetzen.

Ein optimales Verjüngungstraining

Kaltwasseranwendungen bremsen die Zellalterung aus, fördern die Autophagie und beschleunigen die Zellerneuerung. Kaltes Wasser verhindert den Verlust von Talg und Feuchtigkeit in der Haut, weil die Poren sich zusammenziehen. Durch den Kältereiz werden Haut und Bindegewebe gestrafft und die Venen gestärkt. Übrigens: Auch Wärmeanwendungen wie ein Dampfbad oder die Sauna unterstützen die Autophagie und die Stoffwechselprozesse. Aber vergessen Sie bitte trotzdem nicht, sich nach dem Saunagang ins Kaltwasserbecken oder unter die kalte Dusche zu begeben.

LEBENSGEISTER, AHOI!

Für alle, die jetzt total motiviert sind, die das Buch weglegen und sich ins kalte Nass stürzen wollen: Sie müssen ja nicht gleich von null auf hundert starten.

Erst mal abhärten und kalt duschen

- Am besten duschen Sie sich wie gewohnt, und erst am Ende stellen Sie das Wasser allmählich kühler. Lassen Sie den Strahl zunächst über Arme, Brust und Bauch laufen und anschließend von den Füßen die Beine hinauf. Beginnen Sie dann allmählich, sich komplett kalt abzuduschen.
- Starten Sie anfangs mit 15 bis 20 Sekunden, wobei das Wasser langsam kälter gestellt wird und die Zeitdauer allmählich auf bestenfalls 3 Minuten steigen kann. Und ja, quietschen Sie ruhig unter der Dusche! Mich macht das gleich noch wacher.

Bald wird Sie das Kaltduschen keine so große Überwindung mehr kosten. Im Gegenteil, Sie würden es sogar vermissen, weil es wunderbar belebend und energetisierend ist – ein guter Vorgeschmack aufs Eisbaden.

Was beachte ich beim Eisbaden?

- Ich gehe nie allein.
- Ich habe ein Handtuch, einen warmen Mantel, warme Socken und Schuhe, in die ich mühelos schlüpfen kann, sowie einen warmen Tee dabei.
- Ich ziehe eine Mütze an, denn 70 Prozent der Körperwärme gehen über den Kopf verloren. Und ich achte darauf, dass meine Haare nicht nass werden.
- Ich trage im Wasser feste Badeschuhe oder Neoprenschuhe. Auch Neoprenhandschuhe und -socken sind sinnvoll.
- Ich habe mich vorher durch flottes Spazierengehen aufgewärmt, damit der Kreislauf in Schwung kommt.

- Ich suche mir am Ufer eine gute Stelle zum Ein- und Aussteigen.
- Ich atme langsam und tief bis in den Bauch.
- Ich gehe langsam ins Wasser und konzentriere mich auf meine Atmung.
- Nie ins Wasser springen!
- Kopf immer über Wasser!
- Ich genieße ganz bewusst, was ich spüre, und beginne langsam zu schwimmen.
  Wer nicht schwimmt, der sollte immer nur bis zu den Schultern eintauchen.

Mir geht es im Wasser wunderbar, und ich kann es nur so beschreiben: Ich schäume über vor Glücksgefühlen. Ich spüre das volle Dasein, jede Zelle in mir ist aktiviert. Wissenschaftler fanden heraus, dass unser Körper auf die eisigen Temperaturen mit der Ausschüttung von Adrenalin und Endorphinen reagiert. Dieser Cocktail an Glücksgefühlen gibt uns einen herrlichen Kick.
Wichtig: Eisbaden ist kein Wettkampfsport. Es geht nicht darum, wie lange wir es im Eiswasser aushalten können, sondern darum, wie wir uns fühlen, und jeden Moment zu genießen. Gewöhnen Sie sich in kleinen Schritten an den Aufenthalt im kalten Nass – es soll ja keine einmalige Mutprobe bleiben, sondern der Beginn einer Winterkur sein, jedes Jahr aufs Neue. Ich versuche, es fest einzuplanen, einmal die Woche in einem See oder Fluss baden zu gehen.

WICHTIG

Wenn Sie unter chronischen Erkrankungen leiden, insbesondere unter einer Herzerkrankung oder unter hohem Blutdruck, dann lassen Sie bitte vorab erst einmal ärztlich abklären, ob Eisbaden für Sie unbedenklich ist!

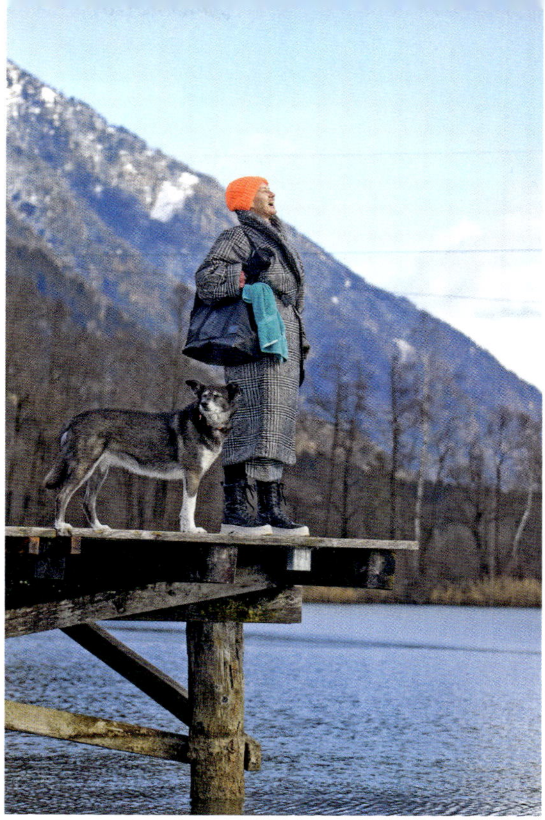

Einmal tief durchatmen! Ich liebe es, nach dem Eisbaden warm eingemummelt noch ein paar Minuten lang meinen Blick über den See schweifen zu lassen und mich dabei richtig glücklich zu fühlen.

- Wenn ich genug habe, gehe ich langsam aus dem Wasser, wickle mich kurz in mein Handtuch, akklimatisiere mich, hülle mich in meinen großen Mantel, ziehe meinen Badeanzug aus, schlüpfe in meine Kleidung und ziehe warme Socken und Schuhe an. Mein kuscheliger dicker, warmer Mantel aber ist für mich das Allerwichtigste!

Das Nachspüren in den nächsten Stunden ist pure Lebendigkeit, das Gewebe zuckt und tanzt …
Um den Stoffwechsel und die Autophagie zu unterstützen, ist es wie gesagt empfehlenswert, etwa zwei bis drei Stunden lang nichts zu essen.

Freie Radikale & Antioxidantien

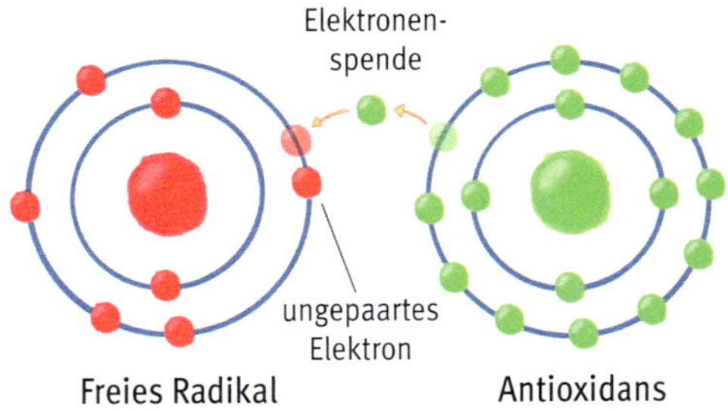

Freien Radikalen fehlt ein Elektron. Antioxidantien verfügen über reichlich Elektronen und können diese »spenden«, sodass die radikalen wieder zu normalen Molekülen werden.

Jetzt wissen wir schon einiges über den Aufbau und die Aufgaben der Zellen und kommen in diesem Kapitel nun dazu, sie zu schützen und gesund zu erhalten.
Zellen können auf verschiedene Art und durch unterschiedliche Faktoren erkranken und dysfunktional werden. Einen starken Einfluss dabei haben der oxidative Stress und der biologische Alterungsprozess. Es geht daher in diesem Kapitel um zwei Begriffe, die wir alle schon tausendmal gehört haben. Doch meiner Erfahrung nach wird zwar ständig über sie geredet und geschrieben, aber wenn ich mit anderen darüber spreche oder in Schulungen und Vorträgen nachfrage, dann kommt immer wieder die Antwort: »Ja, schon mal gehört, aber was das wirklich ist – keine Ahnung …«
Diese beiden Begriffe sind »freie Radikale« und »Antioxidantien«. Welch große Rolle sie für unsere Gesundheit und unser Well-Aging spielen, möchte ich hier aufzeigen.

OXIDATIVER STRESS DURCH FREIE RADIKALE

Ich habe vorhin schon den oxidativen Stress erwähnt. Der hat nur indirekt etwas mit dem Stress zu tun, den wir zum Beispiel in der Arbeit mit der Chefin oder den Kollegen haben. Unter oxidativem Stress leidet unser Organismus, wenn freie Radikale überhandnehmen – wozu der äußere Stress allerdings beiträgt – und der Körper sie nicht ausreichend mithilfe von Radikalfängern, den Antioxidantien, in Schach halten kann.
Freie Radikale sind, einfach gesagt, sauerstoffhaltige Moleküle, denen ein Elektron fehlt (nur 7 statt 8), was sie instabil macht. Hungrig nach diesem fehlenden Teil greifen sie andere Moleküle an, entreißen ihnen ein Elektron und machen nun sie zu freien Radikalen.
Diesen Vorgang nennt man Oxidation, und er ist eigentlich ganz normal im Stoffwechselprozess. Gefährlich wird's nur, wenn zu viele freie Radikale aktiv sind, weil sie Stoffwechselprozesse stören und die Zellfunktionen nachhaltig schädigen können. Dies nennt man dann oxidativen Stress, und der kann ein Grund für eine schlechte Regeneration und für Krankheiten sein und uns schneller altern lassen.
Freie Radikale sind also natürliche körpereigene Produkte, die sich allerdings durch äußere Einflüsse (siehe Kasten) so stark vermehren können, dass der Organismus mit ihrem Abbau überfordert ist. Deshalb müssen wir für ein Gleichgewicht zwischen freien Radikalen und Radikalfängern sorgen.

ANTIOXIDANTIEN SIND RADIKALFÄNGER

Unser Körper kann sich im Prinzip sehr gut vor oxidativem Stress schützen und entstandene Schäden selbst reparieren. Dafür setzt er körpereigene Enzyme und Hormone ein sowie Antioxidantien wie Vitamin C, die er aus unserer Nahrung gewinnt.

Antioxidantien können die Oxidation von Substanzen verhindern. Weil sie freie Radikale auf chemischem Weg neutralisieren, werden sie auch Radikalfänger genannt. Sie helfen aber auch indirekt, indem sie zum Beispiel die Zellmembranen stabilisieren, den Stoffwechsel beeinflussen oder wichtiger Bestandteil antioxidativer Enzyme sind. So können sie unter anderem den Alterungsprozess verlangsamen und die Regeneration anregen. Wir sollten also daran arbeiten, mindestens ein Gleichgewicht von Antioxidantien und freien Radikalen zu schaffen. Und noch besser wäre es, immer für eine gute Überzahl an Antioxidantien zu sorgen, auch als Alters- und Gesundheitsvorsorge.

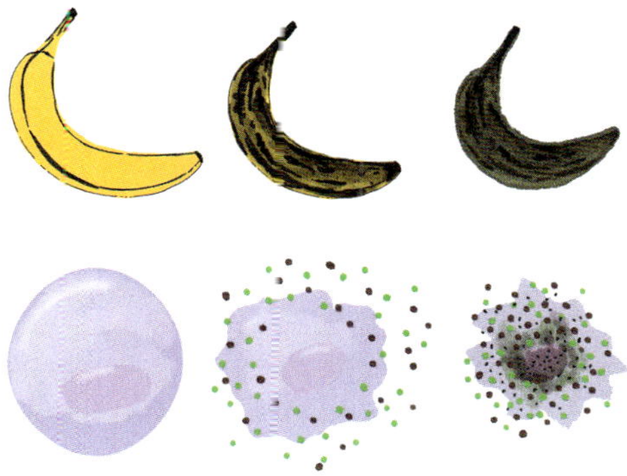

Links eine normale Zelle. Die in der Mitte wird von freien Radikalen angegriffen, die rechte hat oxidativen Stress.

AUSLÖSER FÜR OXIDATIVEN STRESS

Der heutige Lebensstil ist keinesfalls vorteilhaft für das Gleichgewicht im Körper. Folgendes kann zum Beispiel freie Radikale entstehen lassen:

- Rauchen/Nikotin (auch passiv!)
- Alkoholkonsum
- übermäßiger Konsum von Zucker
- körperlicher Stress
- Überanstrengung oder Leistungssport
- psychischer Stress, zum Beispiel durch Liebeskummer, Trauer, Leistungsdruck in der Arbeit
- Schlafmangel
- Abgase, Feinstaub
- Umweltgifte und Chemikalien
- synthetische Körperpflegeprodukte
- Medikamente
- UVA- und UVB-Strahlung
- HEV Light = High Energy Visible Light (hochenergetisches sichtbares Licht), das blaue Bildschirmlicht

Was hat das alles zur Folge?

Oxidativer Stress kann für die folgenden Alterserscheinungen und Krankheitsbilder verantwortlich sein:

- vorzeitige Hautalterung
- Stoffwechselerkrankungen wie Diabetes und Arteriosklerose
- entzündliche Erkrankungen
- Bluthochdruck
- Herzkrankheiten
- neurodegenerative Erkrankungen wie Parkinson oder Alzheimer
- Krebs

WICHTIGE ANTIOXIDANTIEN

Weil oxidativer Stress zu einer schnelleren Alterung beiträgt und wir das Altern im Gegenteil ja gern verzögern wollen, sollten wir uns gut mit Antioxidantien versorgen. In Obst und Gemüse stecken zahlreiche Mikronährstoffe und sekundäre Pflanzenstoffe (Farb- und Aromastoffe), die eine antioxidative Wirkung haben. Hier eine kleine Auswahl:

Mikronährstoffe:

- Mineralstoffe wie Zink, Selen und Magnesium
- Vitamine wie Vitamin C und E

Aminosäuren:

- Glutathion (wichtiger Radikalfänger, vorwiegend vom Körper selbst produziert, steckt aber auch in Fleisch, Obst und Gemüse)

Sekundäre Pflanzenstoffe:

- Carotinoide (Farbstoffe) wie Astaxanthin, Betacarotin und Lycopin
- Flavonoide (Farbstoffe) wie Anthocyane und OPC (Oligomere Proanthocyanidine)
- Phenolsäure (aromatische Verbindung)
- Allicin (schwefelhaltige Verbindung in Knoblauch)
- Sulforaphan (Isothiocyanat, ein Aromastoff)

SO KÖNNEN WIR DEN ZELLEN HELFEN, JUNG UND FIT ZU BLEIBEN

Generell haben wir verschiedene Möglichkeiten, unsere Zellen in ihrer Funktion und Langlebigkeit zu unterstützen – nach dem Motto: Zellen stärken, Zellen aufbauen, Zellen schützen und Zellen entspannen durch:

- Zellreinigung, indem wir die Autophagie zum Beispiel durch Intervallfasten fördern;
- Zellaufbau, indem wir ausreichend Eiweiß (Proteine) essen;
- eine gute Grundversorgung mit essenziellen Nähr- und Wirkstoffen, das heißt neben Eiweiß, Fett und Kohlenhydraten reichlich Vitamine, Mineralstoffe, Enzyme und sekundäre Pflanzenstoffe.

Obwohl wir in den westlichen Gesellschaften eigentlich im Überfluss leben und wahrlich nicht hungern müssen, fehlen uns doch oft die elementarsten Nährstoffe. An folgenden Stoffen mangelt es am häufigsten, obwohl sie für die Zellgesundheit unentbehrlich sind: Vitamin D, B_9 (Folsäure) und B_{12}, Eisen, Jod, Omega-3-Fettsäuren und essenzielle Aminosäuren.

Ich dachte viele Jahre lang, eine ausgewogene Ernährung sei im Normalfall ausreichend, um unseren Körper mit allen essenziellen Nährstoffen zu versorgen. Heute sehe ich das anders, doch dazu später mehr im Kapitel über Supplementierung, in dem ich beschreibe, was ich als Nahrungsergänzung nehme und worauf ich ernährungstechnisch total achte (ab Seite 104).

- Ausreichend trinken! Das ist ganz wichtig, damit alle Nährstoffe immer zur Zelle gelangen und alle Stoffwechselendprodukte weggefördert werden können. Mit ausreichend meine ich zwei bis drei Liter Wasser am Tag!
- Zellschutz, indem wir durch gesunden Lifestyle die Telomere schützen und so frühzeitiger Zellalterung vorbeugen.
- Stressausgleich, indem wir für mehr Entspannung sorgen und bei Bedarf Adaptogene einnehmen, also Heilpflanzenwirkstoffe, die dem Organismus helfen, sich Stresssituationen besser anzupassen (adaptieren).

Ein starkes Immunsystem

Jetzt möchte ich Ihnen Ihr Immunsystem vorstellen, denn wenn man etwas besser kennt, ist es wie bei einer gut laufenden Partnerschaft: Man kann viel leichter auf die Bedürfnisse des anderen eingehen.

Wie viele andere Vorgänge in unserem Körper unterliegt auch das Immunsystem im Laufe unseres Lebens den alterstypischen Abbauprozessen. Einige unserer Immunzellen erlahmen, und wir bilden zudem mit der Zeit immer weniger immunkompetente T-Abwehrzellen.

Aber wir müssen hier keineswegs tatenlos zusehen, sondern können das Zepter selbst in die Hand nehmen. Wir können unsere Abwehrkräfte durch einen aktiven Lebensstil stärken, und das in jedem Alter!

ALLES HÄNGT MIT ALLEM ZUSAMMEN

Im Kindesalter wird unser Immunsystem anfangs durch Antikörper, die wir von unserer Mutter mitbekommen, und anschließend durch die orale Phase, Infekte und Impfungen geprägt und gestärkt. Die orale Phase ist die Zeit, in der Babys und Kleinkinder alles in den Mund stecken, und da ist natürlich auch ziemlich viel Dreck dabei – aber Sie wissen ja: Was uns nicht umbringt, macht uns stark.

Doch schon nach der Pubertät wird die Kraft des Immunsystems geringer – es ist also nie zu früh, an einer starken Abwehr zu arbeiten. Im Laufe unseres Lebens entscheiden unsere Ernährung und unser gesamter Lebensstil darüber, wie gut unser Immunsystem auf Dauer mit den ständigen Herausforderungen klarkommt. Wie stark unsere Abwehrkräfte mit der Zeit nachlassen und wann genau, das ist von Mensch zu Mensch sehr unterschiedlich. Aus Studien weiß man, dass der Zustand unseres Immunsystems mit anderen Gesundheitsparametern in wechselseitiger Beziehung steht. Wer sich im Alter noch sehr fit fühlt und körperlich aktiv ist, besitzt oft insgesamt gute Organfunktionen – und das trifft dann meist auch auf das Immunsystem zu.

Alter ist daher nicht immer der Maßstab. Ein fitter Mensch mit 50 Jahren kann durchaus über bessere Abwehrkräfte verfügen als ein Dreißigjähriger, der nicht in seiner Kraft ist. Das hat mit der Lebensweise und eventuellen chronischen Erkrankungen zu tun. Wer raucht oder regelmäßig Alkohol trinkt, sich ohne genügend essenzielle Nährstoffe, also mit viel Convenience Food oder Kantinenessen ernährt, wer – zusammengefasst – einen wenig gesundheitsfördernden Lebensstil pflegt, der kann durchaus auch schon sehr früh ein geschwächtes Immunsystem haben.

Es gibt Menschen, die bereits in jungen Jahren »vorgealtert« sind. Starten wir mit einem geschwächten Immunsystem in den Alterungsprozess, dann wird sich der Schwund der Abwehrkräfte entsprechend früh sehr viel stärker bemerkbar machen. Deshalb müssen wir auf unser Immunsystem in jedem Alter achten!

Der ganzheitliche Blick

Ich habe den Eindruck, dass die meisten von uns das Immunsystem als separates Konstrukt betrachten. Doch möchte ich Ihnen hier ja zeigen (um es wieder zu erwähnen, damit Sie es auch ganz bestimmt nie und in keinem Kapitel dieses Buches überlesen können), dass unser Körper ein unglaubliches Gesamtkunstwerk ist und alles ineinandergreift. Ich glaube leider auch, dass der Blick aufs Ganze immer mehr verloren geht, weil es mittlerweile so viele Experten für jeden Teil unseres Körpers gibt, etwa die hoch spezialisierten Fachärzte. Die Herangehensweise, zum Beispiel die Haut unabhängig vom Immunsystem oder Darm zu betrachten, ruft bei mir Unbehagen hervor. Wir sollten alles ganzheitlich, holistisch betrachten!

Aktion – Reaktion

Alles hängt mit allem zusammen, und alles, was wir machen, hat eine Wirkung, ob in unserem Körper oder global gesehen in unserer Umwelt. Nur bekommen wir nicht immer sofort eine Rückmeldung, siehe zum Beispiel bei der Umweltverschmutzung.

Ein einfaches Beispiel: Wenn *eine* Fabrik ihre Produktionsabfälle ins Meer leitet, dann kann es das vielleicht verkraften; wenn das aber Hunderte Fabriken tun, und das über dreißig Jahre, dann merkt man, dass Biotope sich verändern. Einige der dort lebenden Arten gehen ein, und andere vermehren sich im Übermaß.

Paracelsus sagte schon, die Dosis mache das Gift: Alle Systeme auf unserer Erde einschließlich des menschlichen Organismus haben zwar enorme Selbstreinigungs- und Regenerationskräfte, aber auch diese sind irgendwann erschöpft, wenn der Dreck überhandnimmt. Das habe ich übrigens ausführlich in meinem Buch *Alles sauber … oder was?* beschrieben.

Sorgen wir also gut für unseren Organismus, damit er nicht überfordert wird.

DIE ABWEHR GEZIELT STÄRKEN

Unser Immunsystem arbeitet immer und ständig, und weil wir nie genau wissen, wem oder was wir da draußen begegnen, sollten wir es gut in Form halten, damit es wie eine starke Armee immer bereit zur Abwehr ist. Dazu gibt es verschiedene bewährte, zum Teil in Vergessenheit geratene Methoden, von denen ich Ihnen hier einige vorstellen möchte.

Methode 1: Die Thymusdrüse stimulieren

Zum Beispiel kann man das Immunsystem durch das Klopfen der Thymusdrüse stärken. Auch wenn es dafür noch keinen wissenschaftlichen Beweis gibt, bin ich überzeugt, dass die Methode wirkt. Es ist Erfahrungssache, und Sie wissen ja: Wer heilt, hat recht.

Die Thymusdrüse ist ein kleines Organ, das hinter dem Brustbein liegt. Sie gehört wie das Knochenmark zu den primärlymphatischen Organen, in denen Lymphozyten gebildet werden. Diese Blutzellen können Krankheitserreger identifizieren und kaltstellen.

Die Thymusdrüse wächst während der Kindheit und trainiert derweil die T-Zellen. Bis zur Pubertät haben diese ihren Job gelernt, und dann bildet sich die Drüse allmählich wieder zurück, produziert aber weiter T-Zellen.

Zurück zum Thymusdrüsenklopfen: Wir kennen etwas Ähnliches von männlichen Gorillas, die mit beiden Fäusten kräftig auf ihrer Brust trommeln. Damit verschaffen sie sich einen starken Auftritt und demonstrieren den anderen, wie groß und schwer, wie toll und unbesiegbar sie sind. Wenn wir nun selbst (etwas sanfter) auf unsere Thymusdrüse klopfen, dann können wir uns dabei vorstellen, wie toll und unbesiegbar

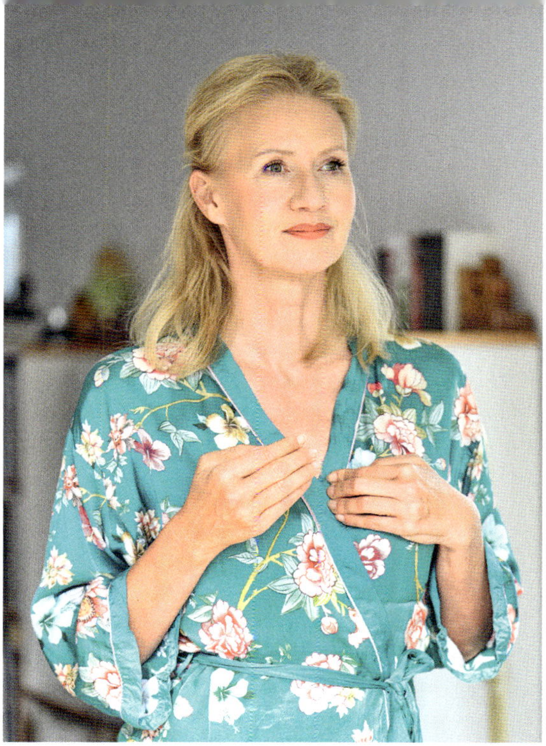

Mit leichtem Klopfen stärke ich meine Thymusdrüse.

unsere Abwehrkräfte sind, und diese so auch auf mentaler Ebene unterstützen.
Mir tut das Klopfen jedes Mal spürbar gut, ich fühle mich stark und aktiviert, und gute Gefühle stärken die Abwehr nachweislich ebenfalls. Das Klopfen wirkt also ganzheitlich aktivierend und stärkend.

Brustklopfen

- Klopfen Sie ungefähr 10- bis 20-mal mit den Fingerkuppen auf den oberen Brustkorb. Es sollte weder zu stark noch zu schwach sein. Sie können das Klopfen mit einem leichten Summen unterstützen.
  Nach kurzer Zeit schon sollten Sie spüren, wie die Energie und Kraft in Ihrem Körper erwachen und wie ein entspanntes, aber auch waches und aktives Gefühl aufkommt.

Methode 2: Megabooster Holundersaft

Unser Immunsystem bekommt von uns immer erst die Aufmerksamkeit, die es verdient, wenn schon eine Erkältung im Anflug ist oder wenn wir geschwächt und ausgelaugt sind. Doch wir sollten es unbedingt auch vorbeugend stärken. Dieses System ist schließlich lebensnotwendig.
Wenn uns aber eine Erkältung erwischt hat, dann gibt es ein sehr probates Heilmittel dagegen, das selbst die Schulmedizin anerkennt: den Schwarzen Holunder.
Meine Oma, von der ich ja schon öfter erzählt habe, hat zwei Weltkriege mitgemacht und die Spanische Grippe überstanden – und damals konnte man nicht wegen jeder Kleinigkeit mal eben zur Apotheke rennen. Bei Erkältungen und Grippe schwor sie auf die Heilkraft des Schwarzen Holunders. Heute weiß man: Die Wirkung beruht auf der speziellen, einzigartigen Kombination der darin enthaltenen sekundären Pflanzenstoffe. Den heilsamen Saft gewinnt man durch ein Dampfverfahren, bei dem die von mir so geschätzten Anthocyane (mehr dazu ab Seite 112) erhalten bleiben, denn sie sind im Vergleich zu Vitamin C nicht hitzeempfindlich. Man kann den Saft kaufen, doch ich mache ihn sehr gern selbst.

Mein Rezept für schwarzen Hollersaft

Vorab wichtig: Bitte informieren Sie sich, welche Holundersorte Sie pflücken. In Deutschland sind drei Holunderarten heimisch, besonders verbreitet ist der Schwarze Holunder *(Sambucus nigra),* aus dessen Beeren wir den Saft machen. Außerdem gibt es Roten Holunder *(Sambucus racemosa)* und Zwergholunder *(Sambucus ebulus).* Achtung: Zwergholunder ist giftig. Seine Blüten und Beeren sind nicht zum Verzehr geeignet!

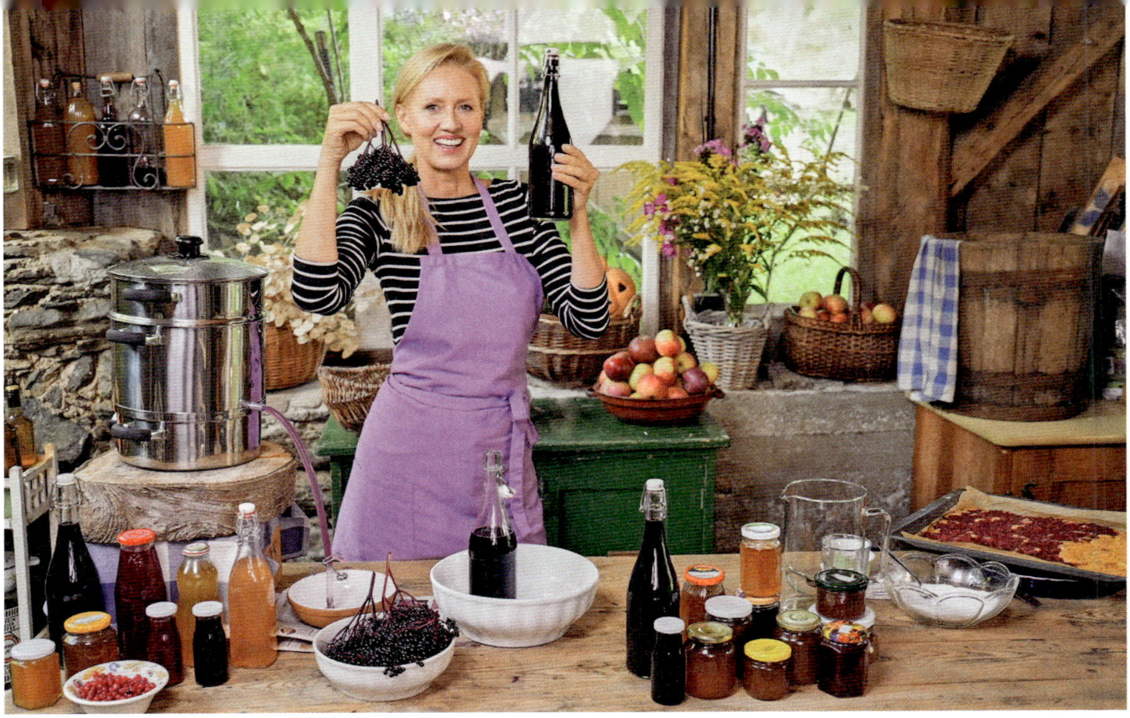

Der schwarze Hollersaft gehört zu meinen absoluten Favoriten unter den Immunboostern!

Zutaten für 800–900 ml Saft:
1 kg frische, reife Holunderbeeren (abgezupft)
Süßungsmittel nach Wunsch: 80 g Zucker oder Erythrit oder 90–100 g Xylit (Birkenzucker)
Außerdem:
Dampfentsafter
Einmachgläser oder Glasflasche(n) – Glas und Verschlüsse durch Auskochen desinfiziert

- Die Holunderdolden mitsamt Stielansatz vom Strauch schneiden. Die Beeren dann möglichst schnell verarbeiten, damit die wundervollen Inhaltsstoffe erhalten bleiben.
- Die Dolden vorsichtig, aber gründlich waschen.
- Die Beeren mit einer Gabel von den Dolden zupfen. Reife Holunderbeeren sind blau- bis violettschwarz. Noch rötliche, unreife Beeren besser entfernen.
- In den unteren Topf des Dampfentsafters gemäß Gebrauchsanleitung Wasser einfüllen. Den mittleren und oberen Topf daraufsetzen. Den Schlauch anschließen.
- Beeren und Süßungsmittel in den oberen Topf geben. Den Deckel auflegen, das Wasser zum Kochen bringen und die Beeren 30 Minuten entsaften.
- Den heißen Saft mithilfe des Schlauchs in die sauberen Gläser oder Flaschen abfüllen. Abkühlen lassen und gekühlt aufbewahren. Nach Anbruch sollte der Saft innerhalb von 10 Tagen verbraucht werden.
- Ich trinke, solange der Vorrat reicht, zur Stärkung meines Immunsystems jeden Tag ein kleinen Glas.

Mein Tipp: Der Saft gelingt mit allen drei vorgeschlagenen Süßungsmitteln sehr gut, doch ich verwende mittlerweile nur noch Erythrit. Ich versuche nämlich, meinen Ernährungsplan ausgewogen zu gestalten, und weil in vielen konventionellen Nahrungsmitteln Zucker enthalten ist, verzichte ich in meinen eigenen Rezepten möglichst auf den klassischen Industriezucker.

KLEINER EINBLICK IN EIN GENIALES NETZWERK

Und jetzt kommen wir endlich zu der Frage: Was ist das Immunsystem genau und wo befindet es sich? Wie arbeitet es, und was können und müssen wir tun, um es zu stärken, und zwar nicht nur im Kampf gegen Schnupfen, sondern gegen alle Arten von Krankheiten.

Ein komplexes System

Die körpereigene Abwehr ist ein hochkomplexes System, an dem verschiedene Organe und Gewebe, spezialisierte Zellarten wie weiße Blutkörperchen sowie Hormone und Botenstoffe beteiligt sind. Es ist darauf angelegt, den Körper vor Schadstoffen aller Art und vor Krankheitserregern wie Viren, Bakterien und Pilzen ebenso zu schützen wie vor schädlichen Zellveränderungen.

Im Folgenden gebe ich einen Überblick über wichtige Beteiligte an diesem Netzwerk.

- Die **Mandeln** sind die Vorhut des Immunsystems. Sie können schon im Rachenraum Keime eliminieren, die über Mund und Nase eindringen wollen. Zu diesem Zweck enthalten sie viele weiße Blutkörperchen. Außerdem warnen sie das Immunsystem vor Eindringlingen.
- In der **Thymusdrüse** werden die wehrhaften T-Lymphozyten (T-Zellen) gebildet.
- Die **Lymphknoten** sind überall im Körper verteilt: An Kopf, Ohr und Hals, in Nacken, Achselhöhlen, Ellbogen, Brustwand, Bauch, Leiste und Kniekehlen befinden sich 600 bis 700 von ihnen. Sie filtern die Lymphflüssigkeit und fischen so Krankheitserreger heraus. (Mehr zum Lymphsystem ab Seite 176.)

BLUTKÖRPERCHEN ROT-WEISS

Weiße Blutkörperchen (Leukozyten) haben die wichtige Aufgabe, den Körper gegen Krankheitserreger und Schadstoffe zu verteidigen. Zu ihnen gehören die Lymphozyten (B-Zellen, T-Zellen und natürliche Killerzellen).

Die **roten Blutkörperchen** (Erythrozyten) transportieren Sauerstoff aus der Lunge in die Organe und bringen im Austausch Kohlendioxid aus dem Gewebe in die Lunge.

Blutplättchen sorgen bei einer Verletzung dafür, dass das Blut gerinnt und die Wunde sich schließt.

- Die **Milz** ist eine Art Blutfilter, denn hier werden defekte Blutkörperchen und Blutplättchen, aber auch Viren und Bakterien abgebaut. Sie spielt eine sehr wichtige Rolle bei der Immunabwehr.
- Die **Leber** ist, wie Sie vielleicht schon wissen, mein Lieblingsorgan. Sie spielt eine wesentliche Rolle im Stoffwechsel und filtert schädliche Stoffe und Krankheitserreger aus dem Blut. In unserer Zeit ist sie leider sehr belastet: Nicht nur übermäßiger Alkoholkonsum, sondern auch zu viel Zucker kann zu einer Fettleber führen. Die gute Nachricht: Die Leber verzeiht – sie ist für eine Kur und für Erholungsphasen immer dankbar und kann sich sehr gut regenerieren.
- Auch das **Knochenmark** spielt eine große Rolle im Immunsystem. Es ist ein schwammartiges, sehr stark durchblutetes Gewebe in den Hohlräumen von Knochen. Hier werden die meisten Abwehrzellen gebildet und vermehrt. Sowohl rote als auch weiße Blut-

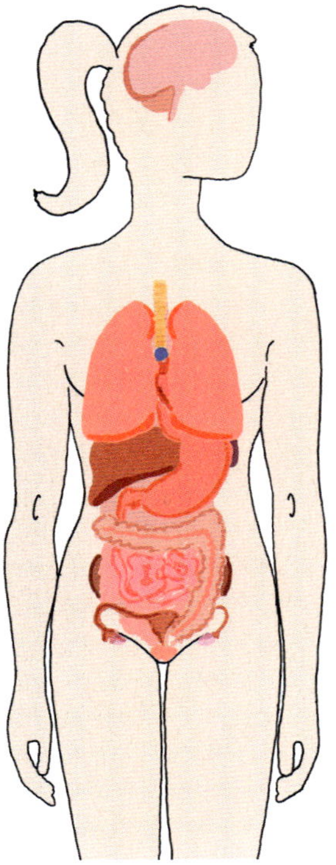

körperchen und Blutplättchen wandern vom Knochenmark ins Blut und gelangen auf diesem Weg in die weiteren Organe und ins Gewebe.

- In unserem **Darm** befindet sich ein Großteil der Immunzellen, und er sorgt für etwa 80 Prozent der Abwehrreaktionen des Körpers. Eine ausgewogene Darmflora (Mikrobiom) spielt dabei eine wichtige Rolle. Ist der Darm gesund, ist es auch der Mensch. Doch heutzutage nehmen die chronisch entzündlichen Darmerkrankungen immer mehr zu, und dabei spielt das Immunsystem eine entscheidende Rolle.
Weil der Darm so unglaublich wichtig ist, sowohl für unsere Abwehrkraft als auch für den Stoffwechsel, lassen Sie uns bitte gemeinsam versuchen, unseren Darm zu verstehen, zu lieben und zu ehren! Deshalb habe ich diesem rund acht Meter langen Superorgan ein eigenes Kapitel gewidmet (siehe ab Seite 124). Es würde mich sehr freuen, wenn Sie durch meine Ernährungspläne, Rezepte und Kuren wieder eine fantastische Verdauung bekämen.
- Auch das **Gehirn** mischt hier natürlich – wie bei allen Vorgängen im Körper – mit. Es kommuniziert über das Nervensystem mithilfe von Botenstoffen und Hormonen mit dem Immunsystem.

NAHRUNGSERGÄNZUNG ALS BOOSTER

Unser Immunsystem arbeitet so megaprofessionell, dass wir es oft gar nicht merken, wenn wir uns etwas eingefangen haben, weil unser körpereigenes Gesundheitssystem das im Verborgenen ganz von allein regelt. Dafür, dass das auf Dauer so reibungslos funktioniert, gibt es aber keine Garantie. Deshalb ist es ratsam, die Abwehrkräfte kontinuierlich zu unterstützen.
Und wie können wir unseren Immunstatus beeinflussen? So komplex, wie das Abwehrsystem ist, und so ausgetüftelt, wie es ineinandergreift, so durchdacht sollten wir es boostern:
Omega-3-Fettsäuren, Bitterstoffe, Chlorophyll, Vitamin C, Vitamin D und viele, viele Ballaststoffe sind hilfreich. Sehr wichtig und nicht unbedingt bekannt sind die bereits erwähnten Anthocyane und weitere Polyphenole, das heißt: jede Menge sekundäre Pflanzenstoffe. Welche Nahrungsergänzungsmittel warum, wie und wann ich für sinnvoll halte, habe ich für Sie im Kapitel Nahrungsergänzung (ab Seite 104) zusammengetragen. Und denken Sie bitte immer daran: Well-Aging heißt Well-Living!

Methode 3: Waldbaden

Zum Schluss noch der dritte große Tipp dazu, wie wir unser Immunsystem stärken können: Ab in die Natur! Waldbaden zum Beispiel ist ein idealer Immunbooster. Weil ich darüber einiges zu erzählen habe, folgt ab Seite 73 ein Extrakapitel zu diesem Thema.
Und zur Erinnerung: Kältereize stimulieren nicht nur den Stoffwechsel, sondern stärken auch das Immunsystem. Deshalb empfehle ich Ihnen noch einmal wärmstens das Eisbaden.

Die Welt der Hormone

Bisher haben wir uns intensiv den Körperfunktionen auf Zellebene gewidmet, um die (Alterungs-)Prozesse in unserem Inneren besser verstehen zu können. Das war zugegebenermaßen schwierig, denn was wir nicht sehen oder fühlen können, verstehen wir einfach schwerer, zumindest geht es mir so. Glücklicherweise kann die Wissenschaft heutzutage all die Dinge, die wir mit bloßem Auge nicht sehen können, dennoch erforschen und beschreiben.
Ich habe übrigens Zellen und ihre Teilung einmal unter einem Lichtmikroskop gesehen, und das ist wirklich beeindruckend. Mit speziellen Elektronenmikroskopen kann man zum Beispiel die Mitochondrien noch genauer darstellen. Hormone jedoch sind meines Wissens nicht einmal unter Spezialmikroskopen zu sehen. Das macht sie noch schwerer fassbar. Aber sie sind da – und was wir im weitesten Sinne sehen können, sind ihre Auswirkungen. Denn wenn Hormone ihre Zielzellen erreichen und dort ihre Wirkung entfalten, können sie verschiedene physiologische oder auch psychologische Veränderungen im Körper verursachen.

HORMONSPIEGEL BESTIMMEN

Ob in puncto Hormone bei Ihnen alles im Lot ist, sollten Sie von Zeit zu Zeit mittels medizinischer Tests nachweisen lassen. Durch Blut-, Urin- oder Speichelproben können die Hormonspiegel analysiert werden. Die Konzentration bestimmter Hormone kann Hinweise auf ein hormonelles Ungleichgewicht oder andere Störungen geben. Das Zusammenspiel dieser chemischen Substanzen ist allerdings höchst fragil und kann sich durch äußere Faktoren schnell wieder verändern.

WAS SIND ÜBERHAUPT HORMONE?

Keine Sorge, ich halte die Theorie so kurz und einfach wie möglich – und dann kommen wir auch schon zur Praxis: den Wechseljahren.
Hormone sind chemische Substanzen, die von spezialisierten Drüsen produziert und übers Blut gezielt an bestimmte Organe und Gewebe verschickt werden. Sie wirken als Botenstoffe und übermitteln Signale, die die Zellfunktion beeinflussen; dabei wirken sie nicht direkt, sondern indirekt, beispielsweise durch Veränderung der Enzymkonzentration.
Wie erkennen Hormone ihre Zielzellen? Die Zellen haben Rezeptoren, zu denen nur bestimmte Hormone passen – wie Schlüssel zu ihrem Schloss, weshalb man auch vom Schlüssel-Schloss-Prinzip spricht. Dockt das Hormon an den passenden Rezeptor an, löst es in der Zelle spezifische Stoffwechselvorgänge aus.
Jede Zelle hat mehrere Rezeptoren für verschiedene Hormone, also auch für verschiedenartige Informationen. Auf diesem Weg regulieren die Hormone eine Vielzahl von Körperfunktionen und -prozessen.
Über Hormone sprechen wir meist nur, wenn es um die Wechseljahre der Frau geht oder um die Menstruation und die Zeit drum herum, und selbstverständlich sind sie daran beteiligt

und von Relevanz, aber das ist bei Weitem nicht ihr einziges Wirkungsfeld.
Ich habe schon oft in meinen OH LALA & SO LALA-Videos und auch in einem speziellen Kochbuch dargestellt, wie wir einige Hormone und ihre Ausschüttung selbst beeinflussen und regulieren können – und zwar sowohl durch unsere Ernährung als auch durch Bewegung und sozial aktives Verhalten.

Zum Beispiel Oxytocin

Eines meiner allerliebsten und, wie ich finde, für die Menschheit wertvollsten Hormone ist Oxytocin, das »Love, Peace and Happiness«-Hormon, auch Kuschelhormon genannt. Oxytocin wird bei zärtlichem Körperkontakt ausgeschüttet – wenn ein Kind mit Mutter oder Vater kuschelt, bei einer liebevollen Umarmung zwischen Freunden und beim Streicheln eines Haustiers. Auch nach gutem, liebevollem Sex fließt vermehrt Oxytocin durch die Adern; kommt es zu einem Orgasmus, steigt der Spiegel von Oxytocin im Blut innerhalb von Sekunden – bei Frauen und Männern allerdings unterschiedlich. Selbst Sport oder Akupunktur können Oxytocin freisetzen. Ich finde, das ist einfach ein wunderbares und für alle und in jedem Alter wertvolles Hormon, ein Bote(nstoff) der Freude und Liebe und Geborgenheit.
Setzt unser Gehirn Oxytocin frei, beruhigt das Körper und Geist, steigert das allgemeine Wohlbefinden und kann Beziehungen festigen. Deshalb wird es auch als Hormon der Nähe oder Bindung bezeichnet. Zudem hilft es gegen oxidativen Stress, macht uns von innen schön und verleiht unserer Haut einen prallen Look und Glow. Oxytocin reduziert Stresshormone, was vor allem bei chronischem Stress auch für unsere Haut von Vorteil ist. Womit sich der Kreis schließt und wir wieder bei freien Radikalen, Antioxidantien & Co angelangt wären. So hängt alles mit allem zusammen.

Stresshormone und Haut

Stress zu haben ist derart alltäglich geworden, dass kaum noch jemand hinhört, wenn darüber gesprochen wird. Doch Stress ist nicht harmlos, und schon gar nicht über einen längeren Zeitraum. Bei negativem Stress schüttet der Körper die Stresshormone Adrenalin, Noradrenalin sowie Cortisol aus. Schwimmt dieser Hormoncocktail bei chronischem Stress ständig im Blut, verstärkt das die Entzündungsprozesse im ganzen Körper und damit auch in der Haut. Viele von uns bemerken das indirekt, wenn in solchen Anspannungsphasen Hautprobleme aufflammen, zum Beispiel Ekzeme oder Hauterkrankungen wie Neurodermitis und Akne.
Relevant für die Haut ist auch, dass ein stressbedingt ständig erhöhter Cortisolspiegel einen verstärkten Abbau von Kollagen begünstigen kann, eine Verringerung der Elastizität, eine Störung der Barrierefunktion und dadurch eine eventuell verzögerte Wundheilung.

Hormone im Überblick

Hormone sind an zahlreichen Organfunktionen beteiligt und spielen eine entscheidende Rolle beim Stoffwechsel, beim Wachstum, bei der Fortpflanzung sowie bei unserer Stimmung, der Qualität unseres Schlafs und auch bei unserem Essverhalten.
Die Produktion und Freisetzung von Hormonen wird von verschiedenen endokrinen Drüsen im Körper gesteuert, darunter die Hypophyse (Hirnanhangsdrüse), die Schilddrüse, die

Nebennieren, die Eierstöcke bei Frauen und die Hoden bei Männern. Jede dieser Drüsen produziert spezifische Hormone, die bestimmte Funktionen regulieren.

Hier einige der bekanntesten Hormone mit einem kleinen Ausschnitt ihrer Aufgaben:

- Östrogen und Progesteron sind die weiblichen Sexualhormone und spielen eine wichtige Rolle bei der Entwicklung der Fortpflanzungsorgane, beim Menstruationszyklus und in der Schwangerschaft.
- Testosteron ist das männliche Sexualhormon und für die Entwicklung der männlichen Geschlechtsorgane, der sekundären männlichen Geschlechtsmerkmale sowie die Spermienproduktion verantwortlich.

Die Sexualhormone haben noch weitere Funktionen und werden sowohl im weiblichen als auch im männlichen Körper produziert, nur jeweils in geringerem Maße.

- Insulin wird von der Bauchspeicheldrüse produziert, reguliert den Blutzuckerspiegel und hat Einfluss auf die Fettverbrennung.
- Adrenalin wird von den Nebennieren produziert und fungiert als Stresshormon, um den Körper auf eine Flucht- oder Kampfreaktion vorzubereiten.
- Die Schilddrüse produziert, wie schon gesagt, Hormone, die unter anderem Herz und Kreislauf, Verdauung, Stoffwechsel, Körperwachstum und Psyche beeinflussen.

Es gibt viele weitere Hormone, und sie interagieren auf komplexe Weise miteinander, um den Organismus in einem ausgewogenen Zustand zu halten. Störungen im Hormonhaushalt können zu verschiedenen Symptomen und Krankheiten führen und erfordern manchmal medizinische Behandlungen.

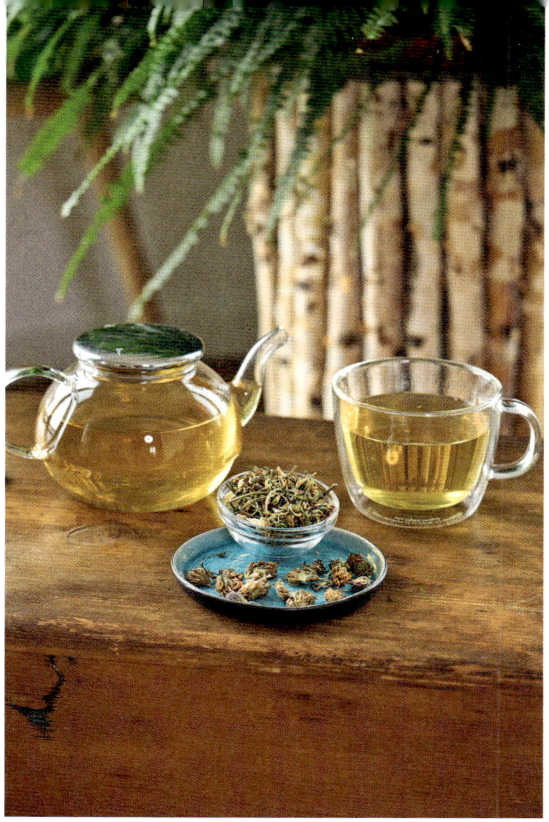

Phytoöstrogene können in den Wechseljahren helfen und stecken zum Beispiel im sehr bekömmlichen Rotkleetee.

DIE WECHSELJAHRE – UND WIE ERNÄHRUNG HILFT

Etwas, das uns Frauen ab Mitte 40 brennend interessiert, ist: Wie und wann werde ich in die Wechseljahre kommen? Hier hört man von den unterschiedlichsten Verläufen.

Die Wechseljahre sind ein natürlicher und normaler Teil des Lebens einer Frau. Man bezeichnet damit die Zeitspanne, in der die reproduktive Phase allmählich zu Ende geht. Während dieser Zeit nimmt die Produktion der weiblichen Hormone Östrogen und Progesteron ab, was zu verschiedenen körperlichen und hormonellen Veränderungen führen kann.

Die Wechseljahre treten in der Regel im Alter von 45 bis 55 Jahren auf, sie können aber auch früher oder später beginnen. Ihr Verlauf kann von Frau zu Frau sehr unterschiedlich sein. Einige Frauen haben nur milde Symptome oder bemerken möglicherweise keine Veränderungen, während andere mit stärkeren Symptomen konfrontiert werden: Typisch sind Hitzewallungen, Müdigkeit, Schlafstörungen, Stimmungsschwankungen und ein veränderter Menstruationszyklus. Aber möglich sind auch depressive Verstimmungen, Reizbarkeit und Nervosität, Gedächtnisprobleme, Herzklopfen, Schwindelgefühle, Gelenk- und Muskelschmerzen, Gewichtszunahme (vor allem am Bauch), Scheidentrockenheit, Schmerzen beim Sex, Blasenschwäche, Zwischenblutungen; hinzu kommen verstärkte Hautalterung und Haarausfall, dafür mehr Behaarung im Gesicht.

Es ist wichtig, zu verstehen, dass die Wechseljahre ein natürlicher Teil des Alterungsprozesses sind und eigentlich keine Erkrankung. Dennoch können die Symptome der Wechseljahre unser körperliches und emotionales Wohlbefinden stark beeinflussen. In solchen Fällen ist es empfehlenswert, mit einer Ärztin über mögliche Behandlungsmöglichkeiten und unterstützende Maßnahmen zu sprechen.

Ich möchte betonen, dass es keine »normale« oder »richtige« Art gibt, die Wechseljahre zu durchlaufen. Meine Erfahrung mit den Frauen, die zu mir in die Ernährungs- und Lifestyleberatung kommen, zeigt, dass jede Frau diese Phase anders erlebt, weil jedes Leben anders verläuft. Der Lifestyle und körperliche Faktoren wie Vorerkrankungen und Gewicht spielen hier sehr oft eine Rolle. Also lassen Sie sich nicht pauschal beraten, sondern bitte individuell.

Hilfreich: basische Ernährung

Was sich immer mehr als ein sehr wichtiger Faktor für den Verlauf der Wechseljahre entpuppt, ist die Ernährung. Sie kann dazu beitragen, den Körper zu entlasten und Gesundheit und Wohlbefinden zu unterstützen.

Meine jahrelange Berufserfahrung mit vielen Frauen, jünger oder älter, als ich es bin, zeigt, dass alle, die sich basisch und überwiegend oder ganz pflanzlich, frisch und grün ernähren, besser durch diese Zeit kommen.

Eine basische Ernährung zielt darauf ab, den Säure-Basen-Haushalt im Körper auszugleichen, indem sie den Verzehr von säuernden Lebensmitteln begrenzt und den von basischen Lebensmitteln erhöht (mehr dazu ab Seite 98).

Als ich vor 12 Jahren damit angefangen habe, über den Zusammenhang von Darm, Haut und Psyche in meinen Videos und Büchern zu berichten und davon, wie sich eine basische Ernährung ganz besonders auf Frauen auswirkt, die über 40 sind, wurde das nicht wirklich ernst genommen. Heute sprechen sogar Schulmediziner immer öfter darüber, und man hat nicht nur empirisches Wissen und Erfahrungswerte, so wie ich sie aus eigenem Erleben hatte, sondern es gibt immer mehr wissenschaftliche Studien zu diesen Themen.

Dafür, dass eine speziell basische Ernährung die Symptome der Wechseljahre lindern kann, gibt es zwar noch keine wissenschaftliche Evidenz. Auf jeden Fall kann aber eine ausgewogene Ernährung – mit einem hohen Anteil an frischem Gemüse, Vollkornprodukten, pflanzlichem Eiweiß und gesunden Fetten – eine gute Nährstoffversorgung sicherstellen, den Stoffwechsel unterstützen, den Knochenabbau verlangsamen und das Risiko für einige Krankheiten verrin-

PHYTOÖSTROGENE

Phytoöstrogene sind pflanzliche Verbindungen, die dem weiblichen Hormon Östrogen strukturell ähneln. Möglicherweise entfalten sie schwache östrogene Wirkungen im Körper und können Wechseljahrsbeschwerden lindern. Einen sicheren wissenschaftlichen Beweis gibt es dafür noch nicht, aber empirisches Wissen ist da.
Folgende Lebensmittel enthalten zum Beispiel Phytoöstrogene: Leinsamen, Hülsenfrüchte und Vollkorngetreide, vor allem Quinoa und Hirse; Gemüse wie Rucola und Radieschen, Brokkoli, Blumenkohl und Pak Choy; außerdem gibt es verschiedene Wurzeln und Kräuter, die ich gleich vorstellen werde.

gern. Da Frauen während der Wechseljahre ein höheres Risiko für Osteoporose haben, ist eine ausreichende Aufnahme von Kalzium und Vitamin D besonders wichtig.
Darüber hinaus können Frauen während der Wechseljahre von Phytoöstrogenen profitieren (siehe Kasten oben und ab Seite 70).

Mein Tipp: histaminarm essen

Für sehr wichtig halte ich es außerdem, auf Histamin zu achten. Histamin ist kein Hormon, sondern eine biogene Aminverbindung. Es wird im Körper von verschiedenen Zellen produziert, aber auch durch die Ernährung aufgenommen, und hat eine Vielzahl von Funktionen. Histamin spielt eine wichtige Rolle bei allergischen Reaktionen und Entzündungsprozessen. Ein Histaminüberschuss kann zu Kurzatmigkeit und ständiger Erschöpfung führen, außerdem kann er die Durchlässigkeit der Blutgefäße erhöhen und die Freisetzung anderer Entzündungsmediatoren stimulieren. Histamin ist auch an der Regulierung der Magensäure und an der Signalübertragung im zentralen Nervensystem beteiligt. Obwohl Histamin kein Hormon ist, kann es mit Hormonen interagieren und deren Freisetzung oder Wirkung beeinflussen.
Ich habe vor ein paar Jahren ein OH LALA & SO LALA-Video zu meiner Histaminunverträglichkeit gemacht. Weil ich zum Glück herausgefunden hatte, dass einige meiner Beschwerden darauf zurückzuführen waren, konnte ich sie durch eine histaminarme Diät wieder loswerden.
Es kann empfehlenswert sein, bei Bedarf eine individuelle Ernährungsberatung in Anspruch zu nehmen, um eine maßgeschneiderte Ernährungsstrategie zu entwickeln, die in Ihr Leben und in Ihren Alltag passen.

DAS LEIDIGE THEMA GEWICHT

Viele Frauen haben während der Wechseljahre mit einer Gewichtszunahme zu kämpfen, wenn der Östrogenspiegel zuerst stark schwankt und das Ganze schließlich in einem Östrogenmangel endet. Auch bei Männern verändert sich die Hormonlage, und der Waschbrettbauch mutiert zum Rettungsring.
Wenn nun bei uns Frauen der Östrogenspiegel sinkt, steigt im Gegenzug der Testosteronspiegel an, und deshalb setzen wir plötzlich das Fett wie Männer eher am Bauch an. In schweren Fällen wird das auch »stammbetonte Adipositas« genannt. Hier sollten wir besonders aufpassen, denn das Bauchfett drückt belastend auf

die Organe, was dazu führen kann, dass viele Symptome der Wechseljahre noch verschlimmert werden.
Außerdem wirkt speziell das weiße Fett im Bauchraum wie ein eigenes Organ. Es produziert Hormone und Substanzen, die Entzündungen fördern, das Immunsystem schwächen und unter anderem das Risiko für Herzinfarkt und Diabetes Typ 2 erhöhen.

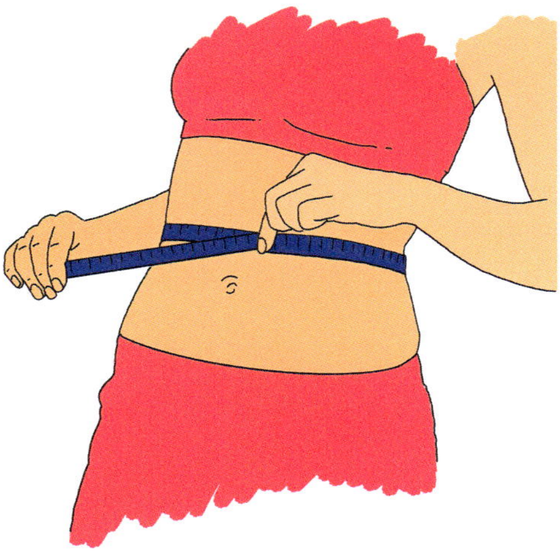

Und warum setzen wir mit zunehmendem Alter überhaupt Fett an? Unser Stoffwechsel verändert sich mit der Zeit. Was wir zum Beispiel in unseren Zwanzigerjahren in puncto Essen und Ernährungssünden locker weggesteckt haben, das wandert in den Vierzigern und Fünfzigern direkt auf Hüften und Bauch. Es fällt unserem Körper nämlich nun viel schwerer, die zugeführten Kalorien in Energie umzusetzen; stattdessen werden sie direkt in Fett umgewandelt. In den Wechseljahren brauchen wir nur an einem Stück Kuchen zu riechen, und schon nehmen wir Frauen zu. Das liegt daran, dass unser Grundumsatz sinkt, und zwar um etwa 25 Prozent! Gehen wir von 2200 Kalorien aus, die früher für die Energiegewinnung verbraucht wurden, sind es jetzt nur noch 1800 Kalorien. Essen wir aber jetzt die gleiche Menge an Kalorien wie zuvor, sind wir eindeutig in einem Kalorienüberschuss – und so kommt es zu der meist ungewollten Gewichtszunahme.
Hier spielen auch noch weitere Faktoren mit, denn wir sind vielleicht etwas gelassener und bequemer geworden und oft auch weniger motiviert, uns zu bewegen. Deshalb müssen wir die Kalorienrechnung neu aufstellen.
Es ist also wirklich wichtig, mehr auf den Körper und die Veränderungen in dieser Lebensphase zu achten und die Ernährung umzustellen. Das gilt für Männer und Frauen.
Kurz gesagt: Grün, frisch, mit vielen Ballaststoffen und pflanzlichem Eiweiß, dafür mit weniger Kohlenhydraten – so sollte die Ernährung in der zweiten Hälfte des Lebens aussehen.
Was noch vor einigen Jahren nur die Ernährungsberaterinnen predigten, ist heute endlich allgemein anerkannt. Die Anti-Aging-Medizin empfiehlt nicht umsonst den Einsatz von Vitaminen, Mineralstoffen, sekundären Pflanzenstoffen, effektiven Mikroorganismen und Aminosäuren als Antioxidantien.

PFLANZLICHE HORMONE

Weil ich es als »alte Kräuterhexe« oder anders gesagt als Phytoexpertin nicht lassen kann, folgen nun einige bewährte Lieferanten von Phytohormonen (siehe auch Kasten Seite 69).
Wichtig: Bei gesundheitlichen Bedenken oder Fragen sollten Sie immer einen Arzt oder eine Ärztin konsultieren!

Liebstöckelwurzel

Die Wurzel des Liebstöckels *(Levisticum officinale)* enthält Phytoöstrogene. Sie gehören zur Gruppe der Lignane, die eine schwache östrogene Aktivität im Körper haben und daher bei einigen Frauen hormonelle Effekte auslösen. Die Phytoöstrogene liegen hier allerdings in viel geringeren Konzentrationen vor als zum Beispiel in Soja oder Rotklee.

Rotklee

Der Rotklee *(Trifolium pratense)* enthält reichlich Phytoöstrogene, insbesondere die Isoflavone Genistein und Daidzein, die übrigens auch in Sojabohnen stecken. Extrakte aus Rotklee werden oft zur Linderung von Wechseljahresbeschwerden wie Hitzewallungen und Stimmungsschwankungen eingesetzt. Sie können auch eine gewisse Rolle bei der Unterstützung der Knochengesundheit spielen.

Allerdings ist die Wirksamkeit und Sicherheit von Rotklee-Extrakten zur hormonellen Regulation noch nicht abschließend wissenschaftlich geprüft. Deshalb sollte man vor der Einnahme von Rotklee-Präparaten einen Arzt oder eine Ärztin konsultieren.

Jamswurzel

Einige Arten der Jamswurzel *(Dioscorea)* enthalten Diosgenin, eine Verbindung, die strukturell dem weiblichen Hormon Progesteron ähnelt. Diosgenin wird manchmal als Vorläufer zur Herstellung von Hormonpräparaten für die Hormonersatztherapie verwendet. Auch als Nahrungsergänzungsmittel oder pflanzliches Präparat soll Jamswurzel hormonelle Wirkungen haben, für die aber noch der sichere wissenschaftliche Nachweis fehlt.

Weitere Phytoöstrogenquellen

- Sojabohnen und die Produkte daraus wie Tofu, Tempeh und Sojamilch sind reich an Isoflavonen.
- Leinsamen enthalten Lignane.
- Hopfen, der bekanntermaßen in der Bierherstellung verwendet wird, enthält Xanthohumol, ein Polyphenol.
- Sesam enthält unter anderem Lignane.
- Luzerne, auch bekannt als Alfalfasprossen, enthält Isoflavone und Lignane.
- Kichererbsen enthalten Isoflavone.
- Vollkornprodukte wie Hafer und Gerste enthalten hauptsächlich Lignane.

DIE WECHSELJAHRE BEIM MANN

Auch Männer durchlaufen einen biologischen Prozess, der oft als »männliche Wechseljahre« oder »Andropause« bezeichnet wird. Darüber wird nur kaum gesprochen, aber ich bin sicher, dass das in den nächsten Jahren etwas populärer werden wird. Anders als in den Wechseljahren der Frau, in denen die Hormonproduktion rapide abnimmt, verläuft der hormonelle Rückgang bei Männern allmählicher.

Für auftauchende Veränderungen ist hauptsächlich ein Rückgang des Testosteronspiegels verantwortlich. Dieser sinkt normalerweise ab einem Alter von etwa 40 Jahren langsam. Das kann verschiedene Symptome auslösen, zum Beispiel Müdigkeit und Energiemangel, Verlust des sexuellen Verlangens oder sexuelle Dysfunktion, Stimmungsschwankungen, Reizbarkeit oder Depressionen, Schlafstörungen, Muskelabbau und verringerte Körperkraft sowie Gewichtszunahme.

Nicht alle Männer erleben diese Symptome in der gleichen Weise oder Intensität. Einige bemerken kaum Veränderungen, während andere stärker betroffen sind. Zusätzlich zu den hormonellen Veränderungen können auch andere Faktoren wie Lebensstil, Ernährung, genetische Veranlagung und der gesamte Gesundheitszustand die Symptome beeinflussen – das ist nicht anders als bei uns Frauen.
Wenn Männer also Symptome haben, die sie nicht zuordnen können, könnte das mit hormonellen Veränderungen im Zusammenhang stehen. Hier kann es ratsam sein, einen Facharzt aufzusuchen. Der Arzt kann die Symptome bewerten und gegebenenfalls den Hormonspiegel überprüfen. Bei allen unterstützenden Maßnahmen sollte es immer darum gehen, die Lebensqualität zu verbessern.
Auf einem Kongress, den ich kürzlich besucht habe, war das ein Thema, denn viele Männer spritzen dann Testosteron und fühlen sich dadurch offenbar fitter und leistungsfähiger. Diskutiert wurde hier das erhöhte Aggressivitätspotenzial, das sich besonders in den ersten Tagen nach der Spritze bemerkbar machen kann.
Übrigens wird der Begriff »männliche Wechseljahre« nicht von allen Fachleuten anerkannt, und es gibt weiterhin Diskussionen darüber, wie man diese Phase im Leben eines Mannes am besten bezeichnen sollte. Einige Experten bevorzugen den Begriff »Hormonungleichgewicht im Alter«. Selbstverständlich spielt auch hier die körperliche Gesamtverfassung eine ausschlaggebende Rolle sowie natürlich die Ernährung. Männer, die sich körperlich betätigen und eine ausgewogene frische, vegetarische Ernährung praktizieren, kommen besser durch diese Zeit.

HORMONERSATZTHERAPIE UND ANTI-AGING-MEDIZIN

Wenn Sie sich für eine Hormonersatztherapie während der Wechseljahre oder für ärztliche Anti-Aging-Therapien interessieren, ist es ratsam, eine Fachärztin oder einen Facharzt für Gynäkologie, Endokrinologie, Andrologie oder Urologie aufzusuchen, die/der sich auf Anti-Aging- und Präventionsmedizin spezialisiert hat. Wählen Sie Ihren Arzt oder Ihre Ärztin sehr sorgfältig aus, denn auch wenn die Verjüngungs- und Präventionsmedizin Fortschritte macht, wird hier aktuell nur mit Wasser gekocht. Die Studien, die Erfahrungen, die Therapien stecken zum großen Teil noch in den Kinderschuhen, auf viele Fragen gibt es noch keine eindeutigen Antworten.
Die Fachärzt*innen sind erst dabei, sich weiterzubilden, denn es ist für viele ein völlig neues Gebiet. Das Interesse ist allerdings sehr groß, da die verschiedenen Therapieformen auch satte Verdienstmöglichkeiten bieten, sei es mit Infusionen, Blutreinigung, Stuhltransplantationen, Hormontherapien oder mit der aktuell sehr gefragten Anwendung von Metformin als Verjüngungsmedikament (Seite 113).
Es ist wichtig, dass Sie bei Ihrem Arzttermin ein offenes und ehrliches Gespräche führen, Ihre Symptome und Bedenken ansprechen und alle Fragen stellen, die Sie haben. Auf diese Weise können Sie gemeinsam eine fundierte Entscheidung darüber treffen, ob zum Beispiel eine Hormonersatztherapie das Richtige für Sie ist, und Sie haben die Möglichkeit herauszufinden, ob der Arzt oder die Ärztin genügend Erfahrung hat, um mit Ihnen durch diese wichtige Phase Ihres Lebens zu gehen.

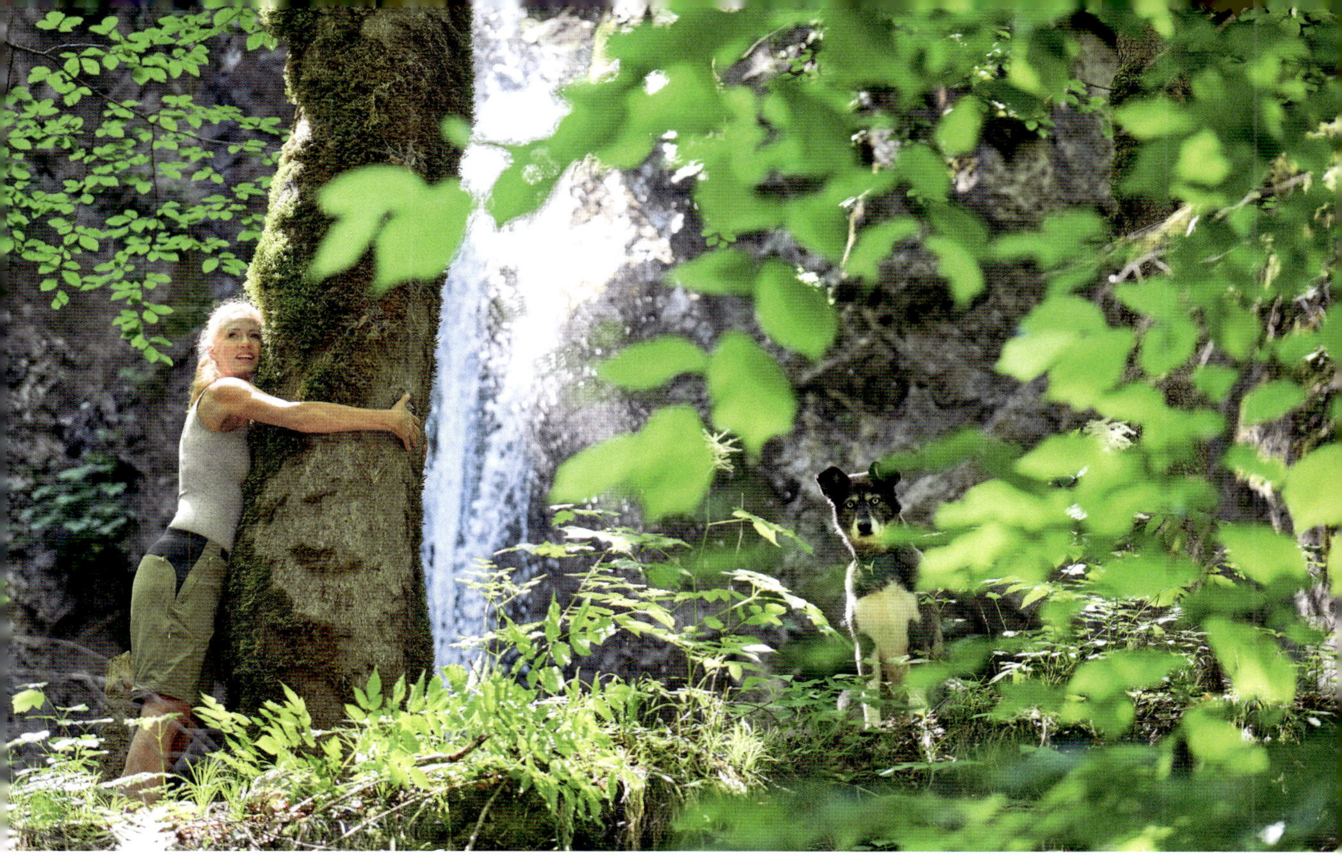

Jungbrunnen Waldbaden

Zum Well-Aging gehört für mich, immer mehr Dinge in ihrer Ganzheitlichkeit zu verstehen. Das hört sich vielleicht für Menschen, die den Zugang noch nicht gefunden haben, »esoterisch« an. Doch ich denke, die entscheidende Blockade in unserem Leben ist, dass wir den Bezug zum Sein, zum bewussten Da-Sein irgendwie verloren haben.

Wir wären auch viel weiter, und es könnte alles viel leichter und wunderbarer sein, wenn wir mehr aus Erfahrungswerten schöpfen, traditionelle und wissenschaftliche Erkenntnisse höher schätzen würden. Unsere ganzen Zivilisationskrankheiten, wie wir sie so schön nennen, sind zumeist hausgemacht, weil wir Zusammenhänge und Wissen ignorieren, weil wir uns selbst und unsere wahren Bedürfnisse nicht spüren. Vor allem sehen wir das Leben nicht als Ganzes, uns ist die holistische Wahrnehmung komplett verloren gegangen.

Holismus ist eine philosophische Lehre, in der sämtliche Erscheinungen des Lebens einem ganzheitlichen Prinzip zugeordnet werden. Holismus betrachtet den Menschen als eine Einheit aus Körper, Geist und Seele – und als Teil der Natur, eingebunden ist das große Ganze, im

besten Fall im Einklang mit allem. Holistisches, also ganzheitliches Denken verbindet auch Bewusstes und Unbewusstes miteinander. Die Seele, der göttliche Funke, ist die Verbindung zum Unendlichen.
In diesem Kontext wird aus dem Waldbaden sehr viel mehr als ein Spaziergang im Grünen!

Der wahre Luxus

Wir verabreden uns mit unseren Freundinnen und Freunden zum Shoppen, anstatt uns im Wald zu verabreden und die Natur gemeinsam zu spüren. Wir kaufen Handtaschen und Schuhe, aber treffen uns nicht, um tolles Gemüse zu kaufen – warum eigentlich nicht? Wir sind, wenn ich das so sagen darf, total falsch gepolt, was die Definition von Luxus angeht.
In der Natur können wir Kraft schöpfen für die herausfordernden Situationen im Leben, zudem stärken wir unser Immunsystem, und wir können die Schönheit der Natur in uns aufnehmen. Wir können Sauerstoff tanken und so die Zellatmung und Energiegewinnung im Körper fördern. Und wir können beim Waldbaden auf eine sehr beruhigende Art mit Pflanzen kommunizieren. Dieser Austausch stärkt uns und unsere Gesundheit.
Die natürlichsten Dinge finden wir heutzutage komisch oder merkwürdig, und im Gegenzug finden wir absurderweise die unnatürlichsten Dinge normal … Ich finde, wir sollten uns wieder auf die wirklich wichtigen Sachen konzentrieren und weniger durch Konsum für unser Wohlbefinden zu sorgen versuchen, sondern mehr durch eine Verbindung zur Natur. Und natürlich sollten wir auch für den Erhalt der Natur Sorge tragen, denn zum Well-Aging gehört auch Respekt.

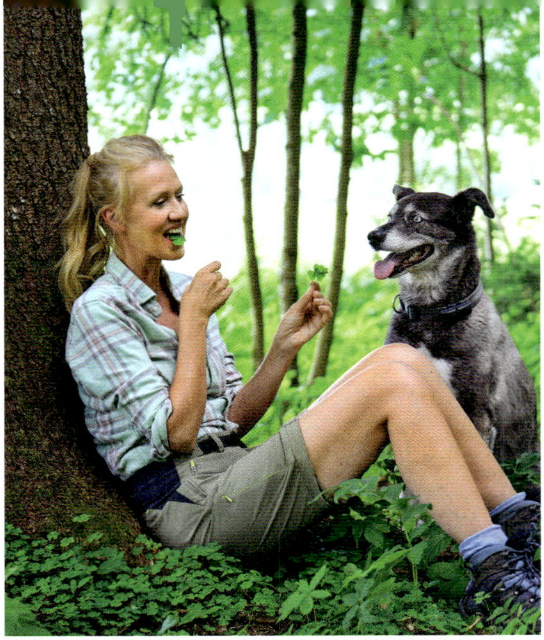

WARUM BÄUME UMARMEN?

Liebe Freunde, treffen wir uns also im Wald! Ich möchte mit Ihnen in diese Oase der Energie eintauchen, also »im Wald baden«, wie man das heute nennt. Wenn sich jetzt der eine oder die andere fragt: Herrje, will sie jetzt mit uns Bäume umarmen gehen?, dann antworte ich: Ja, genau das will ich! Und ich möchte Sie so motivieren, dass Sie von sich aus Bäume umarmen gehen. Ich würde Ihnen aber wie immer sehr gern meine Argumente dafür vortragen, warum es wahnsinnig sinnvoll ist, im Wald zu baden und Bäume zu umarmen – und um es gleich vorab zu sagen: Diese Argumente sind durch nichts zu widerlegen.
Das ganze »neue« Bewusstsein fürs Waldbaden kommt ja aus Japan, Korea und China, und es wird viel dazu geforscht. Schließlich ist Waldbaden wie gesagt mehr als nur ein Spaziergang im Wald. Schauen wir uns mal an, was er wissenschaftlich nachgewiesen für uns tut.

Die Heilkraft des Waldes

Die Bäume, Nadelbäume etwas mehr als Laubbäume, verströmen gasförmige Botenstoffe, insbesondere Terpene. Das sind Duftstoffe, die für die Bäume wichtige Funktionen erfüllen und uns nebenbei mit dem köstlichen Waldgeruch erfreuen. Über Atemwege und Haut gelangen die Duftmoleküle in unseren Organismus und können dort ihre speziellen Wirkungen entfalten. Zum Beispiel sorgen sie dafür, dass unsere natürlichen Killerzellen bis zu 40 Prozent zunehmen. Diese Abwehrzellen gehören zu den weißen Blutkörperchen. Sie sind in der Lage, veränderte Zellen wie Tumor- und virusinfizierte Zellen zu erkennen und abzutöten. Nach einem ganztägigen Aufenthalt im Wald kann diese Wirkung bis zu einer Woche anhalten.

Japanische Forscher haben außerdem herausgefunden, dass die Waldatmosphäre Stress reduziert, nachhaltig entspannend wirkt sowie unser Herz und Immunsystem stärkt. Nur ein Tag im Wald senkt bei Männern den Adrenalinspiegel um 30 Prozent und bei Frauen sogar um 50 Prozent. Die Waldatmosphäre aktiviert den Parasympathikus. Der »Nerv der Ruhe« sorgt für Entspannung und für die Regeneration des Körpers. So hilft der Aufenthalt im Wald, sich körperlich und geistig zu erholen.

Der Immunologe und bekannte Waldbaden-Experte Dr. Qing Li, Professor an der *Nippon Medical School* in Tokio, stellte schon 2008 in einer Studie fest, dass Menschen, die in bewaldeten Gebieten Japans leben, seltener an Krebs sterben als andere. Das finde ich wahnsinnig interessant! Der Effekt wird darauf zurückgeführt, dass die in der Waldluft enthaltenen Terpene eine antikarzinogene Wirkung haben und das Immunsystem stärken.

So geht Waldbaden

Beim Waldbaden ist es wichtig, wirklich in Kontakt mit der Natur zu kommen und mit allen Sinnen in sie einzutauchen.

- Das bedeutet: sich viel Zeit nehmen, möglichst einen ganzen Tag; schmale Trampelpfade wählen, auch mal ein paar Schritte abseits davon im weichen Moos stehen oder liegen (nur nicht zu weit vom Weg abweichen, um keine Tiere zu stören); still sein, weniger denken, mehr spüren.
- Bleiben Sie immer wieder einmal stehen, um in aller Ruhe Ihre Umgebung anzuschauen, um zu lauschen und zu riechen und zu staunen und etwas Neues zu entdecken, um es anzufassen, zu fühlen, vielleicht in den Mund zu stecken und zu probieren ... Seien Sie neugierig, dann bleiben Sie für immer jung.
- Ziehen Sie Ihre Schuhe aus und laufen Sie barfuß über den Waldboden. So spüren Sie die Natur hautnah und nehmen ihre Energie noch intensiver auf.
- Sehr wichtig ist auch, Pflanzen anzufassen und mit dem Tastsinn wahrzunehmen. Dabei müssen wir sie nicht zerstören oder rausreißen, aber wir nehmen so ihre Botenstoffe auch über die Haut auf.
- Ziehen Sie möglichst wenig Kleidung an, damit sozusagen jede Pore Ihrer Haut diese Botenstoffe aufnehmen kann.

Natürlich müssen Sie einen Baum nicht komplett nackt umarmen, aber ich will damit zweierlei klarmachen: erstens, dass wir die heilsamen Botenstoffe der Bäume eben auch über unsere Haut aufnehmen können; und zweitens, dass wir uns normalerweise in einer künstlichen Welt bewegen und immer weniger Kontakt zur natürlichen Welt haben.

Für uns ist es ganz normal, in synthetischer Funktionskleidung in den Wald zu gehen, aber nackt im Wald zu

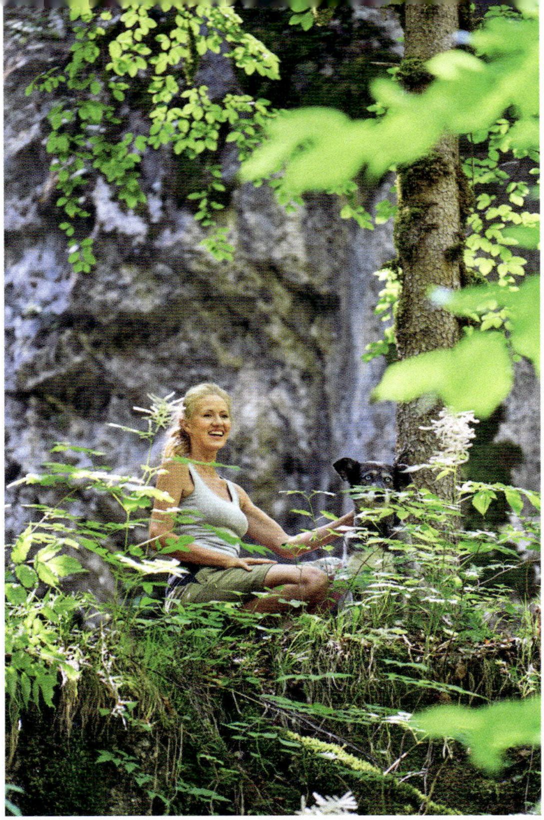

Mal gar nix tun und den Blick durch den Wald schweifen lassen. Dann entdeckt man immer was, versprochen!

sein, das wäre ja nicht normal. Verstehen Sie, was ich meine? Für mich ist es an der Zeit, die *eigentlich* »normalen« Dinge wieder als normal zu empfinden und an die eigentlich merkwürdigen Dinge nicht unbedingt als merkenswert zu denken, sondern als komisch oder nicht »normal«.

Ich finde es merkwürdiger, ganz selbstverständlich mit Klimaanlage und Kunstlicht in einer Schiffskajüte ohne Fenster zu hocken oder auf Plastikstühlen zu sitzen, als nackt einen Baum zu umarmen. Letzteres mag erst mal merkwürdig wirken, aber wenn man kurz darüber nachdenkt, ist es eben eigentlich etwas ganz Natürliches. Das gehört für mich zum Well- und Happy- und Normal-Aging: Dinge nicht unbedingt so zu sehen, wie es unsere konsumorientierte Gesellschaft vorgibt, sondern mir über meine eigenen Gedanken, Werte und Emotionen klar zu werden.

Zurück zum Wald: Einen Schritt weiter geht es natürlich, sich von ihm zu nähren, zum Beispiel Springkraut (sehr proteinreich) oder Giersch (viel Vitamin C) zu essen und was die Saison sonst noch so hergibt. Das ist zwar nichts für totale Anfänger, doch wer sich mit der Botanik ein wenig auskennt, kann locker einen Tag im Wald ganz ohne Lunchbox überleben. Dazu habe ich schon einige Videos bei OH LALA & SO LALA gemacht – und ich werde auch ein Buch darüber schreiben.

So weit die persönlichen Badetipps einer Waldfee im besten Alter.

Der Wald ist übrigens nicht nur im Sommer schön, er bietet uns zu jeder Jahreszeit eine Oase der Glückseligkeit. Sie kennen ja den Spruch: »Es gibt kein falsches Wetter, nur die falsche Kleidung.«

ZECKENABWEHR

Für alle, die Angst vor Zecken haben und deshalb ungern in den Wald gehen, hier mein bewährter Antizeckentipp: Schwarzkümmelöl. Dessen speziellen Geruch, für den ätherische Öle sorgen, mögen Mücken und Zecken gar nicht. Bei Hunden ist diese Form der Zeckenabwehr sehr bewährt. Katzen hingegen vertragen das Öl nicht! Ich gebe meiner Nukka vor einem Spaziergang mit einer Pipette vier Tropfen, pro Pfote einen, zwischen die Krallen. Mir selbst gebe ich je zwei Tropfen auf meine Schuhe. Zecken nehmen Gerüche sehr intensiv wahr, zum Beispiel lockt sie der Schweiß von Joggern an, aber wenn wir mit unserem Schwarzkümmelgeruch daherkommen, entscheiden sie sich lieber gegen uns. (Mehr zum Schwarzkümmelöl siehe Seite 117.)

EIN GESCHENK DER NATUR

Und jetzt weiß ich fast nicht mehr, was ich noch an Argumenten liefern soll, damit Sie in den Wald gehen und in ihm baden.

Vielleicht noch Folgendes: Einen Baum zu umarmen ergibt durchaus gesunden Sinn, auch wenn man nicht komplett nackt ist, denn in jedem Fall wird das limbische System aktiviert. Das ist eine Funktionseinheit des Gehirns, in der Erinnerungen, Emotionen und Gerüche verarbeitet und gespeichert werden. Die Berührung der Baumrinde, die Waldduft, die Entspannung, all die guten Gefühle, die wir im Wald erleben, werden hier gespeichert und sind jederzeit abrufbar, sobald uns Kiefern- oder Tannenduft in die Nase steigt.

Kleiner Tipp: So können Sie mit einem entsprechenden ätherischen Öl zu Hause für Wohlgefühl und Entspannung sorgen und sich aufs nächste Waldbaden freuen.

Die perfekte Energietankstelle

Ich versichere Ihnen: Ein Tag im Wald verändert Ihr Leben! Dafür ist es nie zu spät – aber, und das ist ganz wichtig, es ist auch nie zu früh, damit zu beginnen! Herrlich ist es, Zeit im Wald zu verbringen, und obwohl es so wunderbar und letztendlich auch so natürlich ist, müssen wir erst wieder lernen, uns wirklich darauf einzulassen. Und dann können wir uns durch regelmäßige Selbststudien beweisen, wie gesund und wie gut das für uns ist.

Dieses Geschenk der Natur lädt Ihre Akkus nachhaltig auf und gibt Ihnen das Gefühl, Jahre jünger zu sein.

Im Wald entdecken Sie übrigens nicht nur Pflanzen, sondern auch sich selbst, wenn Sie offen und wachsam sind. Sie werden ganz neue Seiten an sich entdecken.

Ich hoffe also, ich konnte Sie dazu inspirieren, hinauszugehen und Bäume zu umarmen.

Und um noch kurz über unseren Waldrand hinauszuschauen: Lassen Sie uns alle gemeinsam daran arbeiten, die wunderbaren Wälder der ganzen Welt zu erhalten! Das können wir durch unsere Art zu leben, durch unser Denken und durch unser Konsumverhalten.

Den ganzen Tag im Wald unterwegs zu sein kann auch anstrengend werden. Daher gibt es öfter mal eine Pause, in der Nukka immer ihre Streicheleinheiten genießt.

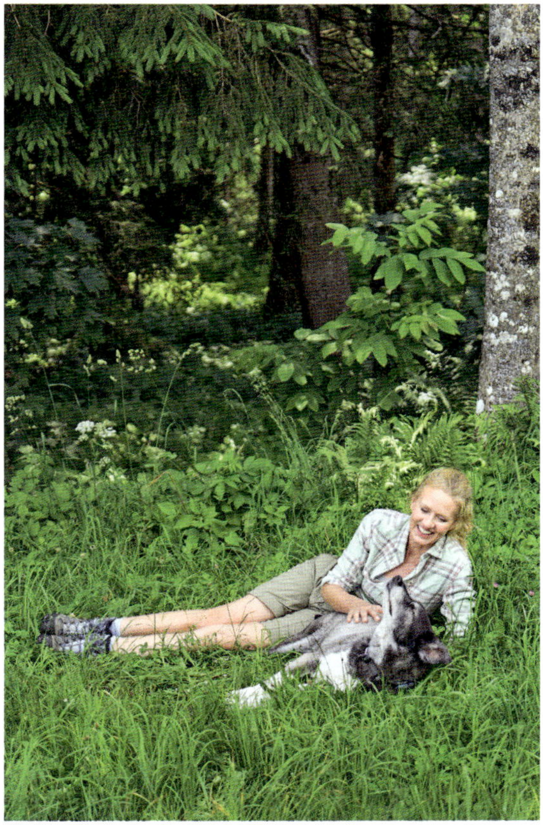

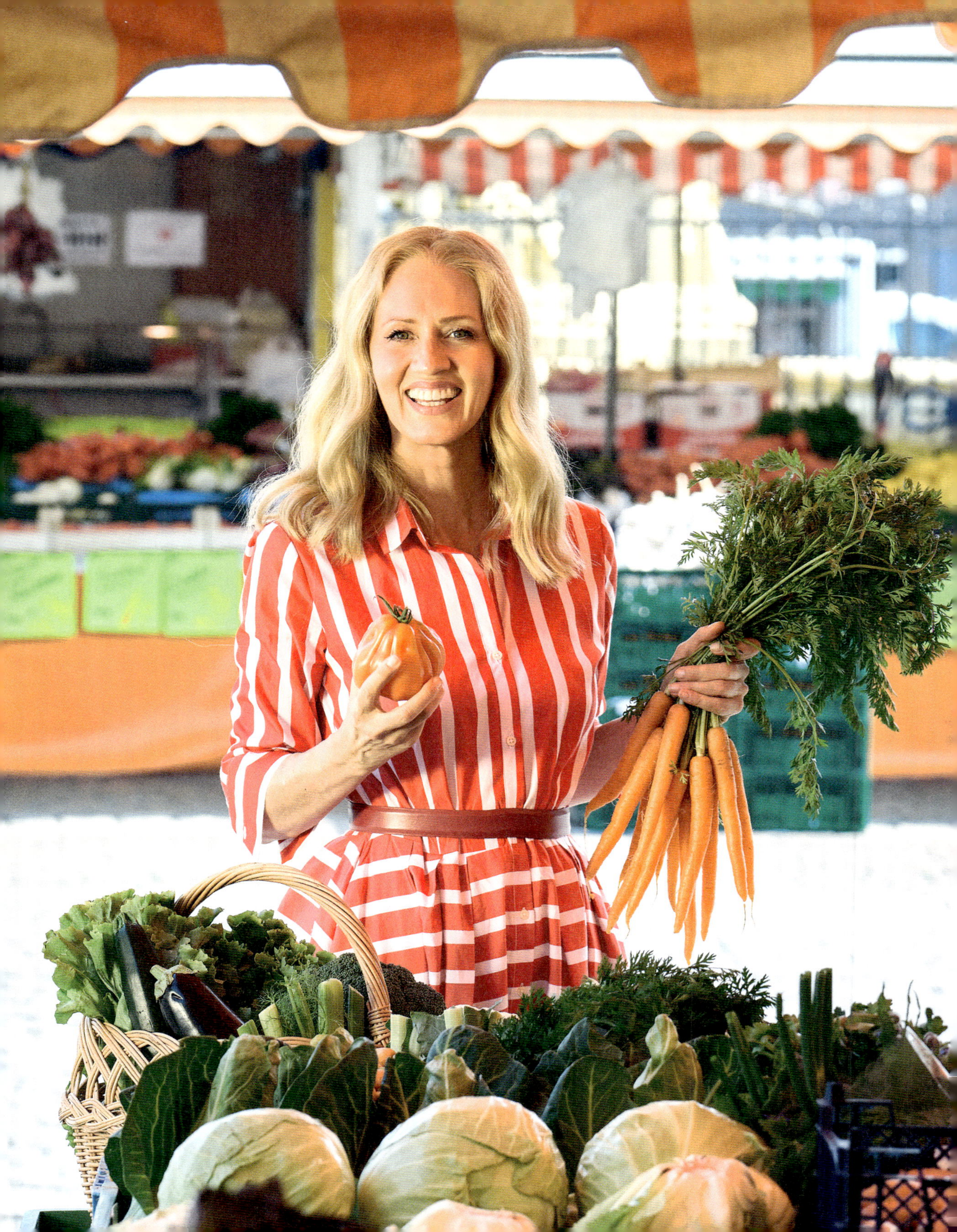

Du bist, was du isst

Den Spruch kennen wir alle, aber wirklich verinnerlicht haben wir ihn, denke ich, nicht. Unsere Nahrung hat unmittelbaren Einfluss auf unsere Gesundheit, unser ganzheitliches Wohlbefinden und unser Aussehen – wie selbstverständlich alles, womit wir uns umgeben: Informationen, Bücher, Filme, das ganze Paket. Well-Aging heißt, in allen Lebensbereichen bewusst zu wählen, womit wir Körper, Geist und Seele füttern.

Qualität statt Quantität

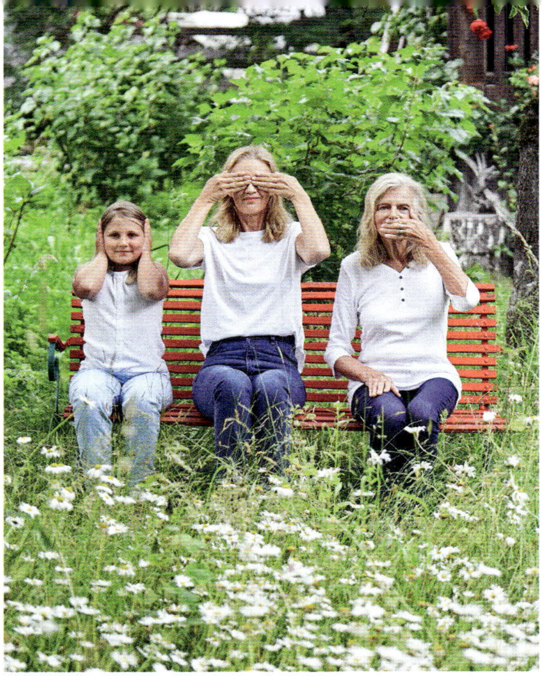

»Nichts sehen, nichts hören, nichts sagen«, anders ausgedrückt: den Kopf in den Sand stecken, wenn's komplex wird, ist für mich keine Option. Ich finde, wir müssen genau hinschauen, uns gut informieren und unser Wissen dann weitergeben – gerade in Bezug auf das, was wir essen!

Erst einmal wünsche ich Ihnen immer einen guten Appetit, und selbstverständlich wünsche ich Ihnen jederzeit genug zu essen – aber eben auch nicht mehr … Ich wünsche Ihnen immer frisches Essen, gern naturnah angebaut und in Bioqualität. Das sollte Standard sein, denn unsere »konventionelle«, exzessiv betriebene Landwirtschaft setzt nicht nur ungesunde Herbizide und Pestizide ein, sondern lässt auch immer mehr wertvolle Nährstoffe aus unseren Lebensmitteln verschwinden. Ich wünsche Ihnen also Nahrung mit vielen Mikro- und Makronährstoffen, jeder Menge wunderbarer Vitamine, Ballast- und Bitterstoffe und weiterer sekundärer Pflanzenstoffe. Denken Sie immer daran: Der Körper ist eine sich fortwährend selbst erneuernde, wundervolle Maschine, und sie kann nur mit dem arbeiten, was Sie ihr anbieten. Behandeln Sie Ihren Körper also wie ein achtes Weltwunder und nicht wie einen Mülleimer.

MAMPF-MODUS VS. SINN-ESSEN

Was ist denn nun die »richtige Ernährung«? Dazu möchte ich kurz generell etwas sagen, aber dann speziell auf die Ernährung für Zellgesundheit und -regeneration eingehen und Ihnen das optimale Cellfood vorstellen.

An Tipps fehlt es ja nicht: Ständig werden uns neue Foodtrends aufgetischt und Superfoods gehypt. Ob das alles notwendig ist und seine Berechtigung hat, vermag ich nicht abschließend zu sagen – aber wenn es dazu beiträgt, dass alle bewusster essen und alle gesünder, fitter, frischer und energievoller sind denn je, dann bin ich dabei. Allerdings nehme ich in meinem Alltag als Ernährungsberaterin und Lifestyle-Coach ganz andere Entwicklungen wahr. Viele Menschen wissen nämlich nicht, was sie essen sollen, was für sie die beste Ernährungsmethode ist und wie man diese in den Alltag integriert.

Overload im Supermarkt

Wir fällen täglich bis zu 200 Entscheidungen rund ums Thema Essen. Allein beim Einkauf im Supermarkt müssen wir zwischen durchschnittlich 12 000 verschiedenen Artikeln wählen. Das überfordert uns, führt zu Verunsicherung und Frustration. Manch einer hat sogar schon etwas »Gesundes« ausprobiert, doch als der gewünschte Effekt ausblieb, schwand die Motivation schnell wieder dahin.

Viele visuelle und psychische Faktoren spielen beim Einkauf mit rein und leiten uns meist falsch – wir entscheiden uns auch aus Zeitgründen oft nicht für die primären, naturbelassenen Lebensmittel, sondern für die schon gut vorverarbeiteten Nahrungsmittel. Und das ist aus vielen Gründen nicht die beste Wahl.

Ich glaube, wir haben durch den heutigen Lebensstil verlernt, uns einfach intuitiv gut zu ernähren: Rund um die Uhr wird uns in jedem Supermarkt, an jeder Tankstelle, in jeder Cafeteria, Bäckerei und Metzgerei schnell verfügbares Essen präsentiert. Also greifen wir zu, und es ist ja oft nur ein Happen hier, ein Happen da für den kleinen Hunger – ein Snack oder Energiepush muss von Zeit zu Zeit einfach sein …

Es ist zwar vielleicht schwer zu glauben, aber genau dieses ständige Essen, auch in kleinen Mengen, bringt unser ganzes System durcheinander. Unser Körper hat keine Zeit mehr, das Essen zu verarbeiten und zu verteilen, sich zu regenerieren und zu reinigen.

Wir haben leider bisher keine passende Strategie entwickeln können, um maßvoll mit dem Nahrungsüberangebot umzugehen. Wir sind dem ständigen Angebot komplett ausgeliefert. Es ist auch nicht so, dass es uns eine gewisse Ruhe oder Sicherheit verschaffen würde, sondern es lässt uns eher in eine andauernde Panik verfallen, nicht genug zu essen zu bekommen. Das geht so weit, dass wir offenbar vor einem anstehenden Feiertag befürchten, wir könnten Hunger leiden, denn in den Geschäften wird dann eingekauft, was das Zeug hält. Und was im Einkaufswagen landet, wird auch verdrückt …

Kennen Sie den Spruch »Besser den Magen verrenkt, als dem Wirt was geschenkt«? Das ist nichts anderes. Aber es ist total falsch, und deshalb leiden wir an sogenannten Zivilisationskrankheiten, weil wir kein Maß finden.

Ein paar Gänge runterschalten

Unser Körper ist für das ständige Mampfen gar nicht gemacht, sondern auf Bewegung, knappes Essen und Essenspausen ausgelegt. Das heißt, wir bedienen unsere Körpermaschine im Moment durch unseren Überfluss völlig falsch.

Zu viel Essen, zu wenig Bewegung: Unsere Lebenssituation hat sich unglaublich schnell verändert in den letzen 100 Jahren – aber unser Organismus ist da noch nicht mitgekommen.

Es wäre also empfehlenswert, in puncto Mengen und Häufigkeit des Essens wieder ein paar Gänge runterzuschalten. Und definitiv nicht auf Quantität, sondern auf Qualität zu setzen. Aber der Weg dahin wird uns ja so schwer gemacht. Ich weiß das aus eigener Erfahrung sehr gut, schließlich war ich jahrzehntelang selbst in einer ständigen Mampf- und Snack- und auch Junkfood-Phase – bis ich eben merkte, dass das meinem System nicht guttat. Und nun bin ich durch meine neue Art der Ernährung und der unterschiedlichen DIY-Kuren, die ich abwechselnd immer wieder mache, jünger und leistungsfähiger als vor 15 bis 20 Jahren.

Auch wenn aller Anfang schwer ist – es lohnt sich, etwas zu ändern! Sie essen sich sonst nämlich krank, hässlich und schlecht gelaunt.

Wie Essen uns krank macht

Man vermutet heute, dass circa 70 Prozent der chronischen Erkrankungen auf eine falsche Ernährung zurückzuführen sind. In Deutschland sind 67 Prozent der Männer und 53 Prozent der Frauen übergewichtig, jeder Dritte hat eine nichtalkoholische Fettleber, 6,5 Millionen leiden an Diabetes, und jeder Fünfte stirbt einen ernährungsbedingten Herztod. Die Deutschen fressen sich zu Tode, warnen Experten. Da sind definitiv Dinner-Cancelling und andere (Kurzzeit-)Fastenformen einen Versuch wert.

Das mit dem »Sich zu Tode fressen« ist auf den ersten Blick schwer zu glauben, denn wir werden ja gerade so alt wie nie zuvor. Das liegt allerdings nicht an unserem extraguten Lebensstil, sondern daran, dass viele virale oder bakterielle Krankheiten, an denen die Menschen früher starben, heute kein Problem mehr sind. Es liegt an all den Medikamenten und weiteren medizinischen Errungenschaften, die uns am Leben halten trotz der Zivilisationskrankheiten und Adipositasfolgen wie Herz-Kreislauf-Erkrankungen (etwa Bluthochdruck, Schlaganfall oder Koronare Herzerkrankung), Diabetes Typ 2, Magen-Darm-Erkrankungen und Gefäßkrankheiten wie Arteriosklerose.

Es werden auch immer neue Nach-dem-Essen-Phänomene beschrieben und entdeckt: zum Beispiel das »Foodcoma« – das bedeutet, man fühlt sich nach dem Essen schlapp und energielos, zudem ist man nie richtig satt. Ein weiteres Phänomen, das sich immer mehr zu verbreiten scheint, ist das »Foodbaby« – das beschreibt eine massive Gasentwicklung im Bauch und Darm, vulgo einen Blähbauch.

Aber, liebe Leser und Leserinnen, liebe Mitmenschen, liebe Freund*innen: Wenn all das der Preis für ständiges Essen ist, dann ist das ein hoher Preis – wir bezahlen cash mit Lebensqualität. Mir ist dieser Preis zu hoch! Doch klar, das muss jeder für sich selbst entscheiden.

Sinn-Essen: mit allen Sinnen und sinnvoll essen

Sind wir wirklich mit unserer Ernährung überfordert? Die Kühlschränke sind voll, wir essen gefühlt von morgens bis abends – und sind trotzdem nicht satt. Außerdem fehlen uns oft wichtige Nährstoffe, und vor allem sind viele von uns nicht gesund und glücklich.

Bei der Menge an Nahrungsmitteln, die uns überall schnell verfügbar angeboten werden, lassen wir uns immer mehr auf der einfachsten Ebene verführen und achten nicht auf Qualität, sondern nur auf Quantität. Ich möchte deshalb hier mit Ihnen über Sinn-Essen sprechen: Essen mit allen Sinnen und sinnvoll. Das kann von Person zu Person etwas unterschiedlich sein – aber der Sinn der Sache ist immer derselbe: Wir sollen uns durch Essen, durch unsere Nahrungsaufnahme, gestärkt und gut fühlen.

Die ständigen leeren Kalorien aber, die wir in uns reinstopfen, nähren uns nicht wirklich – und im schlimmsten Fall entziehen sie uns sogar wichtige Nährstoffe.

Doch nicht nur was wir essen, sondern auch wie und wann und wie viel wir essen, ist ausschlaggebend. Selbst wenn Sie es vielleicht auf den ersten Blick nicht für wichtig halten, spielt es für das Well-Living und das Well-Aging – egal in welchem Alter – auch eine große Rolle, mit wem wir essen. Für unsere Zellen sind sowohl die Nährstoffe wichtig als auch die Zeit zwischen den Mahlzeiten, damit die Autophagie in Gang kommt und unser Blutzuckerspiegel wieder sinken kann. Gesundes Essen ist eine Kombination aus allem. Es dient unserer Gesundheit, unserem Gewicht, unserer Leistungsfähigkeit und unserer guten Laune.

Ich möchte mich auf meine Mahlzeiten freuen und sie genießen, ich möchte mich gut, stark und bester Stimmung fühlen nach dem Essen. Die Frage ist also: Essen wir uns jung und fit – oder essen wir uns alt und krank? Es ist unsere Entscheidung.

ANTI-AGING-FUTTER FÜR DIE ZELLE

Welche Lebensmittel sind gut für die Zellen? Es ist nicht mit einem oder zwei Superfoods getan, sondern nur ein breites Spektrum an Lebensmitteln liefert alle nötigen Nährstoffe.
Eine gesunde Ernährung mit vielen sekundären Pflanzenstoffen, Bitter- und Ballaststoffen, also mit frischem Obst, viel Gemüse und Kräutern, kann uns nicht nur vor Krankheiten schützen. Wissenschaftler konnten nun belegen, dass eine gesunde Ernährung auch den Alterungsprozess der Zellen verlangsamt. Am deutlichsten war das bei Frauen zu sehen.

Nahrung für Mitochondrien und Telomere

Wie ernähren wir unsere Mitochondrien, stärken also unsere Zellkraftwerke? Und wie können wir unsere Telomere wachsen lassen? Die Telomere sind die Endkappen unserer Chromosomen und schützen diese bestmöglich vor Schäden aller Art, zum Beispiel bei oxidativem Stress durch freie Radikale. Bei jeder Zellteilung werden unsere Telomere naturgemäß kürzer – und wir altern. Das können wir aber aufhalten, und zwar durch wenig Stress, viel Bewegung und: gutes Essen.
Wie inzwischen wissenschaftlich nachgewiesen wurde, leben Menschen mit längeren Telomeren nicht nur länger, sondern sie bleiben auch länger gesund als Menschen mit kürzeren Telomeren. Wir brauchen also längere Telomere.

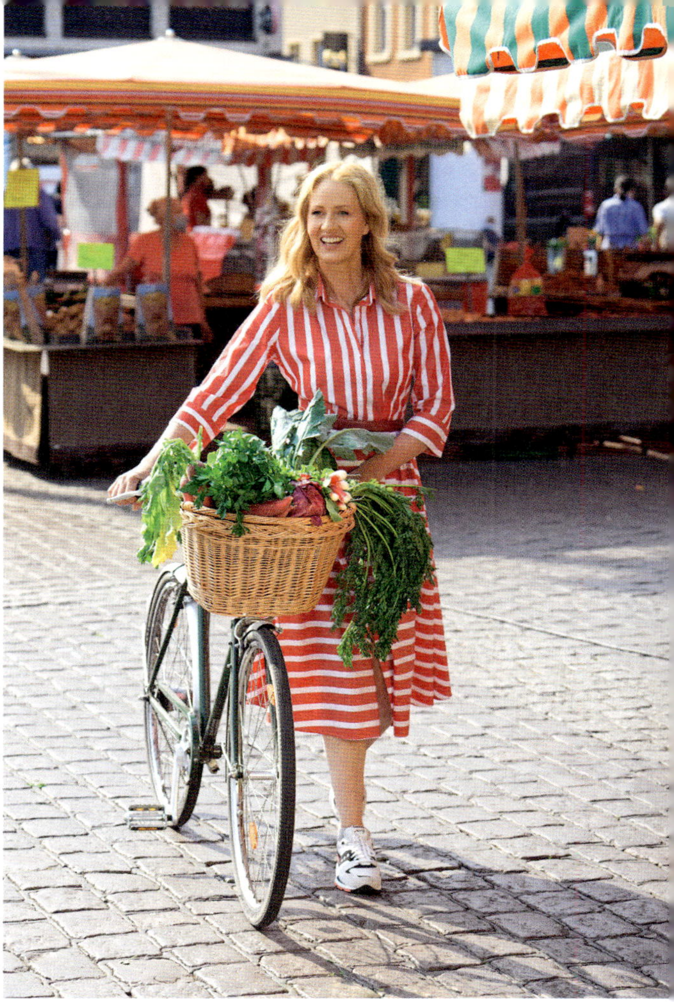

Powerfood für Körper, Hirn und Herz! Mit frischem Gemüse und Obst fühle ich mich immer gut für den Tag gewappnet.

Dann sollten wir ihnen das richtige Essen servieren – oder wie sehen Sie das?

Welche Lebensmittel meiden?

Die Fachleute raten zu einer vollwertigen, pflanzenbasierten Ernährung.
Abgeraten wird von einer Ernährung mit raffinierten, einfachen Kohlenhydraten, dazu zählen auch Weißmehlprodukte. Generell ist abzuraten von stark verarbeiteten Nahrungsmitteln

mit viel Zucker und Salz, also sogenanntem Convenience Food. Genauso sollte man von fettigen Speisen, Softdrinks, Fleisch und Milchprodukten die Finger lassen.

Und was genießen?

Die Zellen brauchen Vitamine, Mineralstoffe und weitere Antioxidantien, die ihnen helfen, die freien Radikale abzuwehren, und alle weiteren Nährstoffe, die für Wachstum und Funktion wichtig sind. Die folgenden Lebensmittel sind eine Auswahl und liefern genau solche Stoffe. Zudem sollen einige die Produktion der Telomerase, also des Enzyms, das die Telomere wiederherstellen kann, aktivieren. Dazu gibt es später auch ein paar tolle Rezepte.

Gemüse, Früchte und Kräuter sind beste Lieferanten für Antioxidantien.

Vitamin A steckt zum Beispiel in Süßkartoffeln und Karotten, Vitamin C in Paprika, Brokkoli und Sanddorn, Vitamin E in Weizenkeimöl und Mandeln.

Der Mineralstoff Eisen ist reichlich in der Zuckererbse enthalten, aber auch in Spinat, Feldsalat, Löwenzahn, Rosenkohl und Kräutern.

Eine gute Quelle für Kalzium sind Blattgemüse wie Löwenzahn, Kresse, Sauerampfer. Auch gut: Grünkohl, Brokkoli, Mangold, Fenchel.

Das Vitamin Folsäure ist so empfindlich, dass es bei längerem Kochen fast vollständig verloren geht. Deshalb sollten Lieferanten wie Brokkoli, Lauch, Spinat und Endivien nur kurz erhitzt oder als Salat verzehrt werden.

Grüne Früchte wie Kiwi und Limette sind selten und glänzen durch eine Extraportion Vitamin C. Rote und blaue Früchte hingegen gibt es einige, und sie liefern wertvolle Anthocyane: Blaubeeren, Himbeeren, Brombeeren, schwarze Johannisbeeren … nicht zu vergessen die Immunpower des Schwarzen Holunders.

Lieferant für Ballaststoffe, B-Vitamine, Magnesium und Zink ist der Hafer.

Eine gute Quelle für pflanzliches Protein und Ballaststoffe sind Hülsenfrüchte.

Gesunde Fette und Proteine finden sich in Nüssen und Samen. Reich an entzündungshemmenden Omega-3-Fettsäuren ist Lachs.

Schokolade mit hohem Kakaoanteil enthält Antioxidantien und Flavanole für die Zellgesundheit. Doch Vorsicht: Schokolade ist auch fett- und zuckerreich.

BEISPIELE FÜR ANTI-AGING-FOOD

- Rote Bete, Chinakohl, Weißkohl, Rotkohl, Grünkohl, Rosenkohl, Brokkoli, Lauch, Paprika, Karotten, Zuckererbsen, Pilze, Zwiebeln, Süßkartoffeln, Avocado, Algen; Blattgemüse wie Mangold, Spinat, Feldsalat, Endivien, Löwenzahn, Kresse und Sauerampfer
- Blaubeeren, Himbeeren, Brombeeren, Holunder, Äpfel, Kiwi, Limette
- Hülsenfrüchte wie Kichererbsen, Linsen und Bohnen
- Cashewnüsse, Haselnüsse, Mandeln, Walnüsse; Leinsamen, Chiasamen
- Haferflocken, Hafersamen
- Lachs
- Frische Kräuter wie Dill, Petersilie, Koriander; Gewürze wie Chili, Ingwer, Pfeffer, Kurkuma, Knoblauch
- Sanddorn, Weizenkeimöl
- Kakao (dunkle Schokolade)

Nährstoffe, die uns alt machen

Welche vier Lebensmittel sollte man ab dem Alter von 35 Jahren meiden? Oder zumindest nicht mehr viel davon essen? Zucker, Weißmehl, Salz und ungesunde Fette. Aber das ist im Alltag eine echte Challenge, denn genau die Nahrungsmittel, die voll davon sind, lachen uns oft besonders an …

Was genau sollten wir aus unserer Ernährung streichen, um besser und schöner zu altern? Auf den ersten Blick stellt sich die ganze Sache schwierig dar, denn da tummeln sich Zucker und Eiweiße, Kohlenhydrate und Gluten, endogene und exogene Glykation, diverse Moleküle, glykämischer Index und Maillard-Reaktion … Man braucht starke Nerven und mindestens die Hälfte seines Lebens, um das alles zu verstehen. Ich versuche, es für Sie so runterzubrechen, dass Sie sich alles gut vorstellen können – und infolgedessen solche Nahrungsmittel in Zukunft unbedingt vermeiden wollen.

ZUCKER IST GIFT FÜR DIE ZELLEN

Wir alle lieben Süßes – und können in erster Linie gar nichts dafür. Die Lust darauf ist angeboren, denn in der Natur ist süßer Geschmack ein Signal dafür, dass etwas nicht giftig ist. Für unsere Vorfahren war das sehr wichtig, denn es half ihnen beim Überleben. Und weil Nahrung knapp war, ergab es Sinn, so viel kalorienreiches Süßes wie möglich zu essen. Dass wir heute, wo wir ständig ausreichend Nahrung zur Verfügung haben, noch immer so sehr auf Süßes stehen, ist allerdings nicht ungefährlich. Die Folgen eines hohen Zuckerkonsums können gravierend sein, denn Zucker spielt nicht nur bei der Entstehung von Übergewicht und Diabetes, Herz-Kreislauf-Erkrankungen, Gefäß-, Nieren- und Nervenschäden eine Rolle, sondern begünstigt auch Karies und eine Fettleber.

Durch übermäßigen Konsum von süßen Nahrungsmitteln »überzuckern« wir regelrecht unseren Organismus, vor allem unsere Blutgefäße sowie essenzielle Moleküle, die für einen gesunden Alterungsprozess verantwortlich sind. Eine schnellere Zellalterung ist die Folge.

Die Wahl unserer Nahrungsmittel entscheidet nicht nur über die Kalorienmenge, die wir zu uns nehmen, sondern auch darüber, wie es innerlich und äußerlich bei uns aussieht, soll heißen: über unser biologisches Alter. Was durch Zucker in unserem Körper passiert, ist viel schlimmer als Falten. Wir fördern Entzündungen und oxidativen Stress.

Wer also nicht älter aussehen will, als er ist, und sich nicht älter fühlen will, als er ist, der passt besser auf, was er isst.

Verzuckerung: Über Glykation und AGEs

Es gibt einen Vorgang, der Glykation oder Verzuckerung genannt wird und bei dem sogenannte AGEs, *Advanced Glycation Endproducts,* entstehen, zu Deutsch: fortgeschrittene Verzuckerungsendprodukte.

Diese AGEs gelten als Risikomoleküle für den Zellalterungsprozess und können alle Gewebestrukturen beeinträchtigen. Sie sind es, die Zucker zu einem Trigger für oxidativen Stress und Entzündungen machen und auch das Risko für Herz-Kreislauf-Erkrankungen erhöhen kön-

nen. Und zur Hautalterung tragen sie ebenfalls kräftig bei, wie Sie später noch sehen werden.
Die Glykation ist ein komplexer biochemischer Prozess, der zwischen Zuckern, also Kohlenhydraten, und Eiweißmolekülen stattfindet, aber auch zwischen Zuckern und Fettmolekülen oder Nukleinsäuren. Sie kann überall im Körper stattfinden und zur Bildung von AGEs führen. Aber AGEs werden auch über die Nahrung aufgenommen, und zwar oft in viel höheren Mengen.
Wenn die Glykation im Körper passiert, nennen wir sie endogene Glykation (das heißt: von innen kommend). Sie findet nicht mit allen Zuckern statt und auch nicht sofort, sondern hängt noch von anderen Faktoren ab, zum Beipiel von einem erhöhten Blutzuckerspiegel oder erhöhtem oxidativem Stress. Die Zucker, von denen wir sprechen, sind insbesondere Einfachzucker wie Glukose, Fruktose, Galaktose (siehe Kasten Seite 91) – und AGEs entstehen vor allem dann, wenn diese Zucker in hohen Mengen und dauerhaft zur Verfügung stehen.
Wenn die AGEs über die Nahrung aufgenommen werden, dann sind sie durch die exogene Glykation entstanden (also außerhalb des Körpers). Das passiert insbesondere beim Erhitzen von Lebensmitteln, die Proteine und Kohlenhydrate enthalten. Hierbei findet die sogenannte Maillard-Reaktion statt, die für Bräunung und Röstaromen sorgt, und zwar vor allem bei wasserarmen, trockenen Gartechniken wie Grillen, Braten, Rösten, Backen und Frittieren. Einfaches Beispiel: Eine weiche, weiße Brotscheibe verwandelt sich so in einen perfekt gebräunten Toast. Hören Sie es knuspern, wenn Sie in der Vorstellung reinbeißen? Nun wissen Sie, warum: Die Zucker haben sich sozusagen mit den

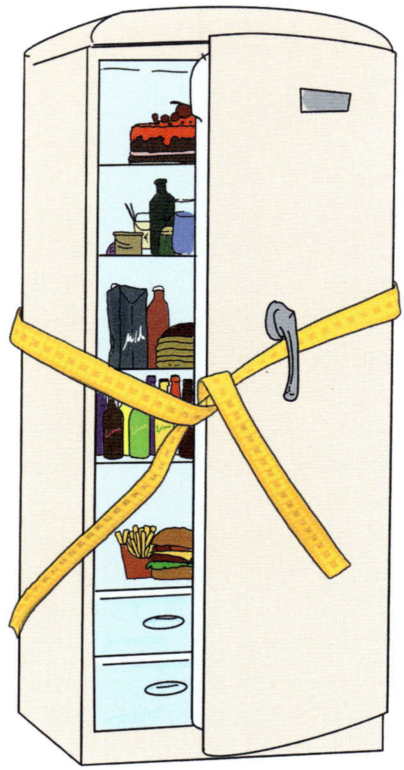

Wenn im Kühlschrank vorwiegend Junkfood mit ungesunden Kohlenhydraten und Fetten lockt, ist das Gift für unsere Zellen, Futter für den Rettungsring und zudem ein Garant für die nächste Heißhungerattacke. Das wiederum macht es schwer, die wichtigen Essenspausen einzuhalten.

Proteinen gepaart. AGEs stecken zum Beispiel in Grillwürstchen, Pommes, Kuchen & Co, aber genauso in Cola und anderen Softdrinks, in Fertignahrung, in industrieller Babykost und in unzähligen weiteren Produkten.

Zucker macht alt

In dem Zusammenhang ist es unmöglich, nicht über ihn zu sprechen, den weißen, raffinierten Zucker, der alle Produkte versüßt – und die größten und offensichtlichsten Probleme in unserem Körper verursacht. Er ist überall drin und oft versteckt. Selbst wenn Sie meinen, Sie verzichten ja auf den Löffel Zucker im Tee oder Kaffee, dann ist er immer noch in allen zuckerhaltigen Produkten wie Kuchen und Pralinen, Müsliriegeln und Fruchtsaftgetränken. Doch wenn es nur das wäre! Zucker ist leider auch in der Dose Bohnen, in der Tomatensoße oder der Tiefkühlpizza.

Wie gesagt, trägt er zur Bildung von Glykationsendprodukten bei, die unter anderem auch das Kollagen in unserem Körper zerstören. Kollagen kennen die meisten von Ihnen von der Hautpflege. Es ist das am häufigsten vorkommende Protein im menschlichen Körper und steckt in Haut, Knochen, Muskeln, Sehnen und Faszien. Es ist die Substanz, die den Körper zusammenhält, da es ein Gerüst bildet, das für Festigkeit und Struktur sorgt. Wird es vorzeitig abgebaut, beschleunigt das unseren Alterungsprozess. (Mehr zum Thema Falten finden Sie ab Seite 156.)

Der glykämische Index

Und ich möchte noch etwas mehr auf dem Zucker herumhacken. Die Einfachzucker sausen nach dem Essen direkt ungebremst ins Blut und erhöhen den Blutzuckerspiegel sowie die Insulinproduktion stark, was wiederum die Gefahr von Diabetes Typ 2 und Übergewicht erhöht.

Es gibt in dieser Hinsicht große Unterschiede bei den Lebensmitteln. Hier hilft der sogenannte glykämische Index (GI) weiter, auch Glyx genannt. Vereinfacht ausgedrückt sagt die Höhe des Indexwertes eines Lebensmittels aus, wie schnell und hoch der Blutzuckerspiegel ansteigt und auch nachher wieder abfällt.

INSULIN, BLUTZUCKER UND FETT

Insulin ist ein Hormon, das von der Bauchspeicheldrüse produziert wird und den Blutzuckerspiegel reguliert. Wenn sehr viel Zucker (Glukose) im Blut schwimmt, weil wir uns reichlich Kohlenhydrate gegönnt haben, setzt der Körper Insulin frei, das dafür sorgt, dass der Zucker in die Zellen gelangt. Dort soll er als Energiequelle genutzt werden. Hört sich gut an und ist es eigentlich auch, denn unser Körper ist ja wahnsinnig schlau. Das Insulin signalisiert den Zellen aber auch, dass sie den vorhandenen Zucker als primäre Energiequelle nutzen sollen, anstatt auf die Fettreserven zuzugreifen. Damit hemmt Insulin gleichzeitig die Fettverbrennung, was wir meistens nicht wollen. Außerdem regt es den Stoffwechsel dazu an, überschüssigen Zucker in Fett umzuwandeln, und das füllt dann die Fettzellen ...

... und die glykämische Last

Aber Vorsicht, der glykämische Index allein bringt es auch nicht, denn er beziffert nur die Insulinwirkung der in diesem Lebensmittel enthaltenen Kohlenhydratart. Die glykämische Last (GL) hingegen bezieht die Menge an Kohlenhydraten pro Portion mit ein und ist deshalb viel aussagekräftiger. Es ist schließlich ein Unterschied, ob in 100 g Lebensmittel 80 Prozent Kohlenhydrate stecken oder ob 20 Prozent Kohlenhydrate in 80 Prozent Wasser und Ballastoffen verpackt sind.

Und so wird die GL berechnet:
Glykämische Last =
glykämischer Index × Kohlenhydratmenge
im Lebensmittel pro 100 g.

Blutzuckerkurven in Abhängigkeit vom GLYX-Index

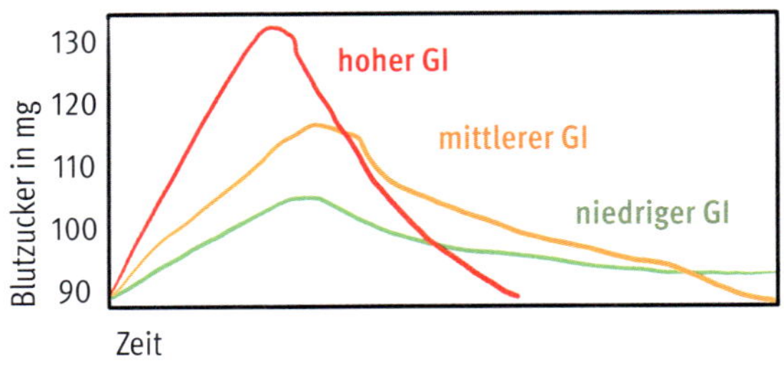

Hier sieht man sehr gut, wie unterschiedlich hoch der Blutzuckerspiegel ansteigen kann und wie schnell er wieder abfällt, je nachdem, welche Art Kohlenhydrate wir essen.

Lebensmittel mit einer hohen glykämischen Last (GL) haben in der Regel einen großen Einfluss auf den Blutzuckerspiegel, da sie sowohl einen hohen glykämischen Index (GI) als auch eine große Menge an Kohlenhydraten enthalten. Hier sind einige Beispiele für Lebensmittel mit einer hohen GL:

Weißbrot, Brezeln & Co, weiße Kartoffeln (egal ob gebacken, als Kartoffelpüree oder Pommes), Reis (vor allem weißer Reis), Süßigkeiten und zuckerhaltige Getränke wie Limonade, Fruchtsäfte, Soft- und Energydrinks, Süßwaren wie Kuchen, Kekse, Schokoriegel und Desserts. Eine besondere Falle: Frühstückscerealien wie Cornflakes (Maisflocken) werden uns immer als gesund verkauft, doch das ist falsch! Viele nehmen auch an, Honig und Ahornsirup wären gesünder als Industriezucker – hier gilt: Ja und nein, kommt auf die Qualität und den Einsatz an, aber für den Blutzuckerspiegel ergibt es keinen Unterschied! Letztlich kommt es wie bei allem auf die Menge an, und genau das ist der Unterschied zwischen GI und GL.

Es ist wichtig zu beachten, dass die glykämische Last von der Portionsmenge und auch von der Kombination mit anderen Nahrungsmitteln, die gleichzeitig gegessen werden, abhängt. Außerdem können der Zustand eines Gemüses oder einer Frucht (reif oder überreif) und die Zubereitungsart (zum Beispiel al dente oder total gar gekocht) die glykämische Last eines Gerichts beeinflussen.

Daher ist es nur eingeschränkt möglich, vom Glyx-Wert eines einzigen Lebensmittels auf den Blutzuckeranstieg eines ganzen Essens mit mehreren Zutaten zu schließen.

Sicher ist: Eine Ernährung mit vielen Ballaststoffen, pflanzlichen Eiweißen und qualitativ hochwertigen Fetten lässt den Blutzuckeranstieg insgesamt eher niedrig bleiben.

WENIGER WEISSMEHL, BITTE!

Kommen wir zum Weißmehl. Warum warne ich davor? Weil es vorwiegend aus leeren Kohlenhydraten besteht – also aus reichlich Zucker, aber ohne gesunde Inhaltsstoffe, außer ein bisschen Eiweiß, und das ist in der Regel Gluten, zu dem ich gleich komme.

Vollkornmehl enthält alle Bestandteile des Korns, auch die Randschicht und den Keim, die wertvolle Ballast- und Mineralstoffe liefern. Weißmehl besteht nur noch aus dem stärkereichen Inneren des Korns, weil alles andere ausgesiebt wurde. Falls Sie selbst backen: Je niedriger der Typenwert auf der Mehlpackung, desto weißer das Mehl – Type 405 ist der Klassiker für Weißbrot, Kuchen & Co.

Weißmehl ist übrigens nicht zwangsläufig Weizen, sondern kann jede Getreidesorte sein.

Brot ja, aber besser kein Weißbrot

Das erste Lebensmittel, auf das man also verzichten sollte, ist Weißbrot. Schon sind wir zurück beim knusprigen Toastbrot, das ich übrigens auch liebe, aber ich esse es nur noch sehr selten, und wenn, dann genieße ich es bewusst. Nicht umsonst komme ich immer wieder mit der alten Leier: Wir essen von allem zu viel, und gerade beim Weißbrot sind wir überhaupt nicht wählerisch, sondern futtern uns damit völlig unbewusst krank und alt. Dabei gibt es tolle Alternativen!

Und das ist die gute Nachricht: Sie können Brote aus gekeimtem Getreide essen oder wenigstens mit Sauerteig gebackene – und Vollkornbrote. Diese Art von Broten enthält viel mehr Antioxidantien und Ballaststoffe.

Verstehen Sie mich also nicht falsch, ich bin nicht total gegen Brot, sondern gegen Brot aus Weißmehl ohne Vitalstoffe, oft mit Zuckerzusatz, in sehr schlechter Qualität und in großen Mengen. Achten Sie einfach mal darauf, wie viel Weißbrot Sie pro Tag oder in der Woche essen. Als ich das gemacht habe, wurde mir erst bewusst, welche Mengen es sind – und dass ich gut etwas weglassen kann.

Wenn Brot ein Grundnahrungsmittel bleiben soll, dann müssen wir vermehrt auf Qualität setzen. Deshalb achten Sie bitte auf die Kombination »Weißmehl & Zucker« und vermeiden Sie sie tunlichst.

Warum Gluten oft Probleme macht

Jetzt möchte ich Sie auf einen kleinen Exkurs mitnehmen, und zwar zur Glutenunverträglichkeit. Meiner Meinung nach ist das keine reine Modeerscheinung, sondern ein echtes Problem unserer Jetztzeit! Gluten ist ein Protein, das in Getreidesorten wie Weizen, Gerste, Dinkel und Roggen vorkommt. Selbstverständlich hat dieses Eiweiß die Menschheit lange gut ernährt. In Nudeln, Kuchen, Brötchen und Keksen hat es seine Berechtigung, denn es hält beim Backen die Zutaten zusammen, daher auch die Bezeichnung Klebereiweiß.

Durch die wachsende Nachfrage nach Getreide als billigem Sattmacher und leicht zu verarbeitendem Knusprigmacher wurde jedoch vor allem der Weizen immer mehr hochgezüchtet. Es wurden Sorten entwickelt, die sich den klimatischen Bedingungen besser anpassen, größere Erträge bringen, widerstandsfähiger gegen Krankheiten, Schädlinge und Umweltstress sind oder deren Proteingehalt, Backeigenschaften und Glutenqualität optimiert wurde. All das hat zu einer kontinuierlichen Veränderung des Weizens geführt.

Hinzu kommt: Wenn der Weizen nicht aus Bioanbau stammt, wurde er oft mit dem Pflanzenschutzmittel Glyphosat behandelt (mehr dazu ab Seite 125). Die Kombination Glyphosat und Gluten wird immer öfter in Verbindung mit Unverträglichkeiten gebracht.

Was ich mit alldem sagen will: Das Gluten und Getreide, das wir heute essen, ist nicht das Gluten und Getreide, das wir vor 30 bis 40 Jahren gegessen haben. Und vor allem essen wir heute mehr denn je davon. Ein Großteil der Sattmacher in unserer Ernährung basiert darauf. Und das führt bei vielen Menschen zu Magen-Darm-Problemen und mehr. Aus eigener Erfahrung und auch aufgrund der Erfahrung meiner Klient*innen in der Ernährungsberatung kann ich berichten: Weniger glutenhaltige Lebensmittel zu sich zu nehmen verringert den unerwünschten Blähbauch, verbessert die Verdauung und den Stuhlgang und lässt uns insgesamt viel energievoller sein. Zudem hat der Verzicht auf glutenhaltige Lebensmittel eine sehr positive Wirkung auf die Haut und die Festigkeit des Bindegewebes.

Was ich außerdem seit Jahren an mir beobachte: Es macht einen großen Unterschied, ob ich Gluten aus biologischem Anbau oder aus »konventionellem« Anbau zu mir nehme. Die Reaktionen im Bauch, beim Stuhlgang und auf der Haut sind innerhalb von 8 bis 24 Stunden zu erkennen. Herausgefunden habe ich das, als ich eine Ausschlussdiät gemacht und ein Tagebuch über meine Ernährung geführt habe – was ich auch Ihnen sehr empfehlen kann. Ich hatte damals verschiedene Beschwerden und wusste mir nicht mehr anders zu helfen, als akribisch genau zu beobachten, was ich aß und wie meine Reaktion darauf war. Selbstverständlich habe ich auch Tests beim Arzt durchführen lassen, aber die waren nie eindeutig.

Heute esse ich von Zeit zu Zeit, wenn ich unterwegs zu Vorträgen oder Produktionen bin, am Flughafen oder im Zug schon mal etwas Schnelles auf die Hand, aber meistens versuche ich, mich per *Meal Prep* zu versorgen, also Vorgekochtes mitzunehmen. Darüber habe ich in meinen Kochbüchern schon viel geschrieben, und es gibt unzählige Videos mit Rezepten dazu. Der große Vorteil von *Meal Prep:* Ich bin nicht auf das konventionelle glutenhaltige Angebot angewiesen. Der Nachteil: Es funktioniert bei der Hinreise, aber nach drei oder vier Tagen ist Ebbe in der Tupperware.

Langer Rede kurzer Sinn: So verführerisch die knusprigen Brezeln, Brötchen und saftigen Kuchen auch in manch stressiger Situation sein mögen, lassen Sie sich so wenig wie möglich davon verführen. Versuchen Sie, zu widerstehen! Ich versuche es immer wieder, und mal klappt es besser, mal schlechter.

Um den Bogen zur Glykation zu schlagen: Es gibt zwar keinen direkten Zusammenhang von Gluten und AGEs, glutenhaltige Lebensmittel wie Weizen können aber natürlich wegen des hohen Stärkegehalts AGEs bilden, wenn man sie zubereitet, also zum Beispiel backt oder brät. Und die Kombination aus beidem sollten wir uns lieber nicht allzu oft gönnen.

SIEBEN SCHRITTE ZUM GLYKATIONSPROFI

Hmmh … Was überlegen Sie gerade? Sollen Sie jetzt vielleicht für immer auf Brot, Kuchen, Cookies & Co verzichten?!? Nein, das geht ja nicht – wäre aber zugegeben gut …

Ich schlage vor, eine Art Ausgleich zu schaffen und die Zucker- und AGE-Belastung anderweitig zu begrenzen, um die innere Verzuckerung auszubremsen. Hier meine Tipps.

1. Zucker reduzieren

Ich versuche, im Alltag die ein- und zweifachen, schnell verfügbaren Zucker (siehe Kasten) zu reduzieren. Wer gern viel Süßes isst, aber die Gewebeglykation und entsprechende Alterungsprozesse einschränken will, sollte den Konsum dieser Zuckerarten minimieren und stattdessen mehr Ballaststoffe, gute Fette und Proteine essen. Was es mit den Ballaststoffen auf sich hat, erkläre ich im Kapitel über den Darm (Seite 131). Wenn Sie all das einmal wissen, werden Sie Ihr komplettes Essverhalten ändern – so war es jedenfalls bei mir.

2. Komplexe Kohlenhydrate wählen

Zudem sollten komplexe Kohlenhydrate in die Ernährung eingebaut werden. Weißbrot weg – Vollkornprodukte her, dazu Linsen, Bohnen, Erbsen, Quinoa, Süßkartoffeln, brauner Reis, Buchweizen … Da gibt es viele Möglichkeiten. Der Nebeneffekt von einer Ernährung mit mehr komplexen Kohlenhydraten: Sie werden viel gelassener sein. Das wirkt sich nicht nur auf Ihr Gewicht und Ihre Verdauung positiv aus, sondern Sie haben auch einen anderen Blick auf alles. Wesentliches und Unwesentliches wird schneller unterschieden und für nötig und unnötig befunden. Das erleichtert das Leben sehr.

3. Zur rechten Zeit naschen

Legen Sie das Naschen von Süßigkeiten auf den richtigen Zeitpunkt! Wenn Sie jetzt vielleicht meinen, ich will Ihnen Ihr süßes Leben total vermiesen, dann ja, da ist was dran, sorry! Aber das heißt nicht, dass ich Ihnen – wie Fräulein Rottenmeier Heidi (kennen Sie die noch aus dem Buch und der Serie?) – die weißen Brötchen wegnehmen will.
Ich bin eher auf der Seite der positiven Konditionierung, wenn Sie wissen, was ich meine: Eine Verhaltensänderung erfolgt nicht durch Verbote, sondern durch positive Erlebnisse. Und diese stellen sich bereits nach kurzer Zeit ein – auch wenn es die ersten paar Tage viel mentale Kraft kostet. Schon durch kleine Veränderungen werden Sie Ihr Wohlbefinden, egal in welchem Alter, steigern.
Zurück zu den Süßigkeiten. Ich sagte ja, zum richtigen Zeitpunkt: nämlich nach dem Essen, wie ein Dessert. Also ein Tortenstück, Schokolade oder Tiramisu nach dem Essen, ob Lunch oder Dinner, ist sehr viel besser als viele kleine

MONODIPOLY: KOHLENHYDRATE

Die Anzahl der Zuckermoleküle bestimmt, ob Kohlenhydrate zu den Einfach-, Zweifach- oder Mehrfachzuckern gehören.

- **Einfachzucker** (Monosaccharide) bestehen aus *einem* Zuckermolekül, wie der Name sagt. Es sind zum Beispiel Fruchtzucker (Fruktose), Traubenzucker (Glukose) und Galaktose.
- **Zweifachzucker** (Disaccharide) setzen sich aus zwei Einfachzuckern zusammen. Beispiele sind Haushaltszucker, brauner Rohrzucker und Milchzucker (Laktose).
  Ein- und Zweifachzucker gelangen sehr schnell ins Blut, jagen den Insulin- und Blutzuckerspiegel hoch und sorgen, weil dieser allzu schnell wieder abfällt, für Heißhungerattacken.
- **Mehrfachzucker** (Polysaccharide) sind zum Beispiel Stärke, Glykogen, Zellulose und einige Ballaststoffe. Getreide und Kartoffeln sind reich an Polysacchariden.
  Mehrfachzucker – **komplexe Kohlenhydrate** – werden im Verdauungstrakt zeitverzögert in Einfachzucker aufgespaltet und dadurch auch langsamer als Einfach- oder Zweifachzucker ans Blut abgegeben. Das führt zu einem moderaten Anstieg des Blutzucker- und Insulinspiegels und dadurch auch zu einem konstanten Blutzuckerspiegel über Stunden. Das hat den Vorteil, dass man länger satt ist, sich befriedigt fühlt und Heißhungerattacken ausgebremst werden. Dadurch, dass nicht mehr so hohe Zuckermengen auf einmal die Blutzellen und das Gewebe überfluten, ist natürlich auch die Glykationsmenge viel geringer.

Süßigkeiten zwischendurch. Denn nach einem größeren Gericht, das den Magen-Darm-Trakt mit Ballaststoffen, komplexen Kohlenhydraten, Proteinen und Fetten anfüllt, werden Einfachzucker nicht so schnell ins Blut aufgenommen und erhöhen deshalb auch nicht so schnell den Blutzucker- und Insulinspiegel. Ganz einfach!
Zum richtigen Zeitpunkt gehört auch, nach 18:00 Uhr möglichst Gerichte ohne beziehungsweise mit wenigen Kohlenhydraten zu essen, und wenn, dann eher mit komplexen. Hier gibt es neben der Glykation nämlich noch einen anderen Aspekt: Essen wir abends reichlich einfache Kohlenhydrate, schüttet die Bauchspeicheldrüse über Nacht Insulin aus, um den vielen Zucker aus dem Blut zu bekommen, und das kann die Fettverbrennung hemmen, die auch über Nacht laufen sollte. Eine Studie ergab übrigens, dass Essen kurz vor der Schlafenszeit bei Männern zu einer geringeren Fettverbrennung führte, bei Frauen jedoch keine signifikanten Auswirkungen hatte.

... und Pausen machen

Eine Anmerkung zwischendurch: Man sollte das alles nicht zu verbissen sehen und sich vielleicht erst einmal langsam an die Sache herantasten. Die Konsequenz, mit der Sie diese Antiverzuckerungsmaßnahmen früher oder später durchziehen, hängt im Wesentlichen davon ab, wie zufrieden Sie mit Ihrer eigenen körperlichen Situation sind.
Es bringt auch schon etwas, zum Beispiel ein- bis zweimal pro Woche das Dinner zu canceln. Natürlich gehört auch ein schönes Abendessen in netter Runde zu einem guten Leben, aber am Abend danach könnte man das Essen dann mal ausfallen lassen.
Es ist einfach für Zellen und Gewebe erholsam und trägt zum Anti-Aging durch die Autophagie bei, wenn wir über mehrere Stunden essensfreie Phasen einhalten. Das heißt erst mal, wir sollten uns nicht stündlich etwas zwischen die Zähne schieben. Und Antiglykationsprofis essen zudem oft nur zweimal am Tag, zum Beispiel morgens und mittags oder mittags und abends, um für Zellen und Gewebe eine möglichst lange Phase zu schaffen, in der sie nicht mit Nahrungsstoffen überflutet werden.
Hier sind wir wieder bei der 16:8-Diät oder den anderen Varianten des Intervallfastens. Wir wissen heute, dass solche moderaten, kurzen Hungerphasen die Bildung von Glykationsendprodukten verringern und zudem lebensverlängernd wirken können. Manche Wissenschaftler und Ernährungsexperten gehen auch so weit, nur einmal am Tag zu essen.

4. Pflanzenkost bevorzugen

Ich empfehle, möglichst viele pflanzliche Lebensmittel in den Speiseplan einzubauen, insbesondere Gemüse und Obst, und diese im Verhältnis 80 zu 20 – unbedingt öfter auch mal als Rohkost. Vorteile sind natürlich die hohen Ballaststoffmengen, aber auch die Vitamine, Mineralstoffe und sekundären Pflanzenstoffe wie die Polyphenole. Neue wissenschaftliche Studien bestätigen die Vermutung, dass viele dieser sekundären Pflanzenstoffe einen großen Antiverzuckerungseffekt haben.
Auf jeden Fall reduziert eine vorwiegend pflanzenbasierte Ernährung die alterungsbeschleunigenden AGEs.
Kurzer Einschub: Man geht davon aus (wen wundert's?), dass Fisch- und Fleischprodukte die AGE-Last erhöhen.

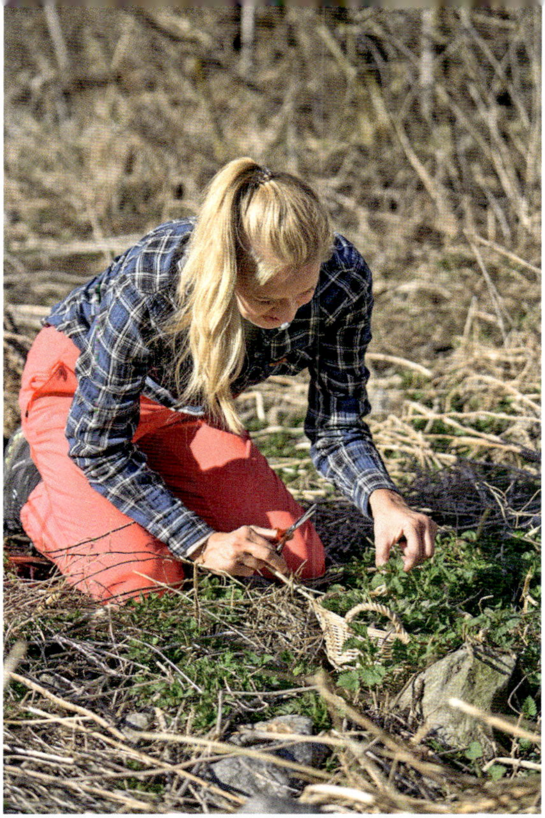

Wer Brennnesseln als Unkraut abtut, verpasst die Chance auf eine starke, natürliche, günstige und leicht zu beschaffende Nährstoffzufuhr. Auf Seite 142 finden Sie übrigens ein Rezept für eine köstliche Brennnesselsuppe!

Übrigens können auch Gewürze eine Anti-Glykations-Wirkung haben, zum Beispiel Rosmarin, Estragon, Nelken, Ingwer, Kurkuma und viele mehr.

5. Schonend garen

Die Zubereitungsmethode macht den Unterschied: ein Ja zum Kochen, Dämpfen, Dünsten und Blanchieren! Ein Nein zum Grillen, Braten und Frittieren – und wenn, dann absolut immer mit frischem und nicht mit doppelt- und dreifach hocherhitztem Öl. Und das Gargut bitte nie zu dunkel bis schwarz werden lassen.

Sie erinnern sich an den Maillard-Effekt? In der Öffentlichkeit ist er bisher weithin unbekannt, aber die meisten kennen immerhin das Acrylamid, das dabei entsteht. Im Körper wird es zu Glycidamid umgewandelt, das im Verdacht steht, das Erbgut zu verändern und Krebs zu erzeugen.

Also bitte merken: Methoden der Lebensmittelzubereitung auf Wasserbasis führen zu einer exorbitant niedrigeren Menge an AGEs!

6. Resistente Stärke genießen

Wussten Sie, dass wir den glykämischen Index von Nudeln, Reis und Kartoffeln durch einen einfachen Trick senken können und damit auch deren Kalorien- und Zuckerlast? Schon vor mehreren Jahren habe ich ein OH LALA & SO LALA-Video zu diesem Thema gemacht.

Wenn Sie Nudeln, Reis oder Kartoffeln kochen und dann für mehrere Stunden oder über Nacht abkühlen lassen, verwandelt sich ein Teil ihrer Kohlenhydrate in eine andere Form, und diese Form der Stärke ist im Magen-Darm-Trakt schwieriger aufzuspalten. Die sogenannte resistente Stärke wird vom Körper als Ballaststoff verstoffwechselt, nicht als Kohlenhydrat. So folgt daraufhin auch ein niedrigerer Anstieg des Blutzuckerspiegels.

Die resistente Stärke ist stabil und bleibt auch so, wenn Kartoffeln, Nudeln oder Reis wieder aufgewärmt werden.

7. Weniger Convenience Food essen

Last, but not least: Essen Sie weniger hochverarbeitete Nahrungsmittel, denn diese werden zum Großteil vorbehandelt und frittiert, gebraten, geröstet, gebacken … Das erhöht natürlich die AGE-Last.

VORSICHT: FETTNÄPFCHEN!

Kommen wir zu den Fetten und Ölen. Sie kennen das sicher schon: Man unterscheidet heute zwischen »guten« und »schlechten« Fetten. Die guten sind kalt gepresste Pflanzenöle mit gesunden Fettsäuren, die schlechten sind unter anderem gehärtete Fette mit trans-Fettsäuren.

Transfette auf dem Teller

Trans-Fettsäuren (TFS) entstehen auf natürliche Weise (zum Beispiel im Magen von Kühen), aber vor allem durch Hocherhitzen und Härten von Pflanzenöl. Sehr hohe Temperaturen entstehen unter anderem beim Frittieren. Durch die industrielle Fetthärtung erhalten Speisefette die gewünschte Stabilität und stecken so in unzähligen Fertigprodukten. Auf unserem Teller finden sich Transfette zum Beispiel in Margarine, in Pommes frites, Chips und Eiscreme, in Süßwaren wie Kuchen, Pralinen, Keksen und generell in industriell produzierter Nahrung, aber auch in Milchprodukten und Fleisch.

Trans-Fettsäuren greifen in Körperprozesse ein, und schon geringe Mengen können erheblichen Schaden anrichten. Werden trans-Fettsäuren in die Zellwände eingebaut, kommt es zu Veränderungen der Enzymreaktionen und der Zellstruktur, was deren Funktion empfindlich stören kann. Die Transfette behindern den Zellstoffwechsel, verändern das Fettsäuremuster in den Zellen und im Blut und tragen beispielsweise dazu bei, dass die Durchlässigkeit der Zellwände erhöht wird. So gelangen Schadstoffe leichter in die Zellen hinein. All das macht die Zellen krank. Zudem haben trans-Fettsäuren eine ziemlich lange Halbwertzeit, verbleiben also sehr lange (bis zu 50 Tage) im Körper.

Hinzu kommt, dass diese Fettsäuren Verbindungen mit Eiweißen eingehen, sich so an Arterienwänden ablagern und damit für Arteriosklerose sorgen. Arteriosklerose ist die Nummer-eins-Todesursache weltweit.

Transfette fördern des Weiteren Entzündungsreaktionen im Körper sowie die Entstehung freier Radikale, und sie erhöhen den LDL-Wert, also das »böse« Cholesterin im Blut.

Was für ein großes Spektrum an negativen Auswirkungen! Und es ist keine positive Wirkung auf unseren Organismus bekannt.

Transfette plus Zucker

Wir sollten Transfette wie alle Stoffe nicht nur isoliert betrachten. So ist ihre Verbindung mit Zucker extrem ungünstig für die Zellalterung. Wenn wir uns jetzt mal die Mühe machen und schauen, wo wir die Kombination finden, dann stoßen wir auf den Burger, gern mit Pommes, das Marmeladenbrötchen mit Margarine, den kleinen Schokokeks und so weiter … Diese zellschädigende Kombination begegnet uns allen jeden Tag mehrfach – wenn wir nicht auf der Hut sind. Damit meine ich, wenn wir nicht versuchen, diesen Reizen und Verführungen des alltäglichen Lebens zu widerstehen, und für köstliche Alternativen sorgen.

Transfette im Trio infernale

Was ist das wirklich Schlechte an Pommes und Chips? Sie werden in Öl bei hoher Temperatur frittiert. Was auch noch nicht übermäßig tragisch wäre – das kann man schon mal gelegentlich machen. Schlimm wird es erst, wenn das Öl lange Zeit nicht gewechselt wird. Es ist absolut inakzeptabel, zweimal in demselben Öl zu frittieren, aber wenn Sie Pommes frites oder Chips jeglicher Art kaufen, können Sie sicher sein, dass das Öl mehrfach verwendet wurde. Das nicht zu tun wäre für Fast-Food-Lokale und Hersteller viel zu unrentabel. Bei der wiederholten starken Erhitzung desselben Öls entsteht jedoch eine übermäßige Menge an Transfetten, Glycidyl-Fettsäureestern und freien Radikalen. Das Ergebnis ist, dass dieses Trio unsere Moleküle auf der DNA-Ebene angreift.

Was übrigens ebenfalls für unsere Haut, Jugendlichkeit und Gesundheit ein Problem ist, sind die in Pommes frites und Chips enthaltenen enormen Mengen an Salz, die unsere Haut vorzeitig altern lassen und Herz-Kreislauf-Erkrankungen fördern (dazu gleich mehr).

Kleiner Tipp: Wer Lust auf Pommes hat, aber ohne allzu viel Salz und schlechtes Fett, sollte einfach gut gewürzte Ofenkartoffeln probieren. Ich finde die sogar viel leckerer.

Ob gesunde Lebensmittel wie Kartoffeln uns als wertvolle Nährstofflieferanten dienen oder Gift für unsere Zellen sind, entscheiden wir durch die Art, wie wir sie zubereiten.

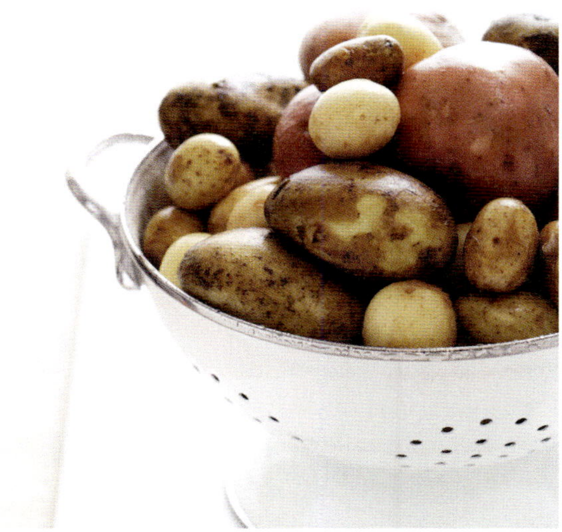

Transfette unter der Sonne

Transfette machen unsere Haut anfälliger für ultraviolette Strahlung und können vorzeitige Hautalterung verursachen. Wir wissen ja, dass zu viel Sonne im Allgemeinen nicht gut für unsere Haut ist; wenn wir aber Transfette konsumieren, ist der Schaden noch viel größer.

Natürlicher Sonnenschutz durch die Ernährung ist nur bedingt möglich. Bestimmte Lebensmittel wie Möhren oder Tomaten haben einen positiven Effekt auf die Haut, da sie besonders viel Vitamin A enthalten. Dieses Vitamin hilft, neue Hautzellen zu bilden, beispielsweise nach einem Sonnenbrand. Außerdem kann es einen milden Sonnenschutzfaktor aufbauen. Eine Ernährung mit reichlich Vitamin A (steckt auch in Nüssen und Haferflocken) ersetzt zwar keine Sonnencreme, aber unterstützt die Regeneration. Auch Lycopin, eine Substanz, die vor allem in Tomaten steckt, kann durch UV-Strahlen verursachte Schäden der Haut reparieren. Das Antioxidans fängt aggressive Sauerstoffverbindungen ein und macht sie unschädlich.

Die für unsere Haut und fürs Well-Aging wertvollen Omega-3- und -6-Fettsäuren sowie das MCT-Fett stelle ich Ihnen als Nahrungsergänzungsempfehlung ab Seite 105 vor.

SALZEN MIT BEDACHT

Salz ist nach Weißmehl und Zucker der dritte weiße Geschmacksbildner, den wir nur in Maßen und sehr bewusst zu uns nehmen sollten.

Natrium gehört zu den Mineralstoffen, ist ein lebensnotwendiges Mengenelement (siehe Kasten auf Seite 96) und kommt natürlicherweise oder durch Zusatz von Speisesalz in fast allen

MINERALIEN IN MENGEN UND SPUREN

In unserem Körper stecken ja bekanntlich einige Mineralstoffe, und jedes Mineral hat seine ganz eigene wichtige Aufgabe im Organismus. Man teilt sie in Mengen- und Spurenelemente auf. Beide müssen durch die Nahrung zugeführt werden, weil sie für eine Vielzahl lebenswichtiger Funktionen erforderlich sind. Sowohl ein Mangel als auch eine Überdosierung sind für den Körper gefährlich.

- **Spurenelemente** brauchen wir nur in winzigen Mengen, doch sie sind wie die Mengenelemente unentbehrlich (essenziell). Ihr Bedarf wird in Milli- oder Mikrogramm (mg, µg) angegeben. Die wichtigsten sind Eisen, Jod, Kobalt, Kupfer, Mangan, Molybdän, Selen und Zink.
- **Mengenelemente,** auch Elektrolyte genannt, brauchen wir in höheren Konzentrationen. Ihr Bedarf wird in Gramm oder Milligramm angegeben. Die wichtigsten sind Chlor, Kalium, Kalzium, Magnesium, Natrium, Phosphor und Schwefel.

Lebensmitteln vor. Es gehört gemeinsam mit Chlorid und Kalium zu den wichtigsten Elektrolyten des Körpers. Kochsalz ist Natriumchlorid (NaCl). Natrium und Chlorid spielen eine wichtige Rolle bei der Regulation des Wasserhaushalts, des Säure-Basen-Haushalts und des Blutdrucks. Ein Mangel an Salz ist daher nicht wirklich gut für den Körper. Und zu viel Salz gilt ebenfalls als ungesund.

Die DGE (Deutsche Gesellschaft für Ernährung) empfiehlt bis zu 1 Teelöffel Speisesalz pro Tag (= circa 6 g Salz bzw. 2,4 g Natrium). Laut einer Studie des Robert-Koch-Instituts nehmen 73 Prozent der Frauen und 80 Prozent der Männer in Deutschland mehr Salz zu sich. Das liegt daran, dass es in fast allen Fertigprodukten versteckt enthalten ist, vor allem in Back-, Wurst- und Fleischwaren. Deshalb empfehle ich, generell lieber sparsam mit Salz umzugehen. Und was passiert bei einem Salzüberschuss?

Zu viel Salz lässt uns alt aussehen

Wenn wir zu viel Salz essen, kommt es zu einer erhöhten Natriumkonzentration im Organismus. Der versucht nun, den Natriumspiegel auszubalancieren, indem er unter anderem mehr Wasser ins Gewebe leitet, um die Salzmenge zu verdünnen. Dies kann zu deutlichen Schwellungen führen. Im Gesicht fällt das besonders auf, und wir wirken dann aufgedunsen und verquollen, vor allem um die Augenpartie.

Das Mehr an Wasser, das der Körper benötigt, um das überschüssige Natrium auszuspülen, entzieht er zum Beispiel den Hautzellen. Mit der Flüssigkeit gehen dort auch Nährstoffe verloren. Die so dehydrierte Haut kann trocken, schuppig und matt wirken. Und die Falten vertiefen sich. All das lässt uns älter aussehen.

Um ein gesundes, jugendliches Aussehen zu fördern, ist es also ratsam, weniger Salz zu konsumieren und sich für eine ausgewogene Ernährung mit viel frischem Gemüse, Obst, Kräutern und Vollkornprodukten zu entscheiden.

Salz macht durstig – und hungrig

Wer viel Salz zu sich nimmt, wird viel durstiger. Nachdem wir ein paar Pommes gegessen haben oder im Kino salziges Popcorn, müssen wir extraviel trinken. Durst ist die Art und Weise, wie unser Körper Bescheid gibt, dass er mehr Wasser benötigt, um das gesamte System im Gleichgewicht zu halten. Übrigens gibt es eine Studie, die belegt, dass viel Salz nur kurzfristig durstig macht, aber anschließend vor allem hungrig. Man vermutet, dass der erhöhte Energieaufwand, der für die Ausscheidung des Salzes nötig ist, dafür verantwortlich ist. Folgt man dem Ruf des Körpers nach Nachschub, kann viel Salz so indirekt auch dick machen.

Schlafmangel durch Salz

Zu viel Salz kann darüber hinaus den Schlaf stören. Eine Studie hat gezeigt, dass mehr Salz in der Ernährung zu späteren Schlafzeiten, Durchschlafproblemen und Albträumen führen kann. Der Schlaf ist insgesamt deutlich weniger erholsam. Eine Theorie, warum es dazu kommt, lautet: Die Wassereinlagerungen durch Salz können häufigeres Wasserlassen verursachen, sodass man während der Nacht oft aufwacht und zur Toilette muss.

Osteoporose durch Kalziumverlust

Zahlreiche Studien belegen auch, dass eine ständige Überdosis an Salz den Abbau von Knochensubstanz fördert. Viel Natriumchlorid erhöht nämlich die Kalziumausscheidung über den Urin. Kalzium aber ist essenziell für starke Knochen. Das Risiko für Osteoporose, also für schwache, brüchige Knochen, kann sich so erhöhen. Das ist eine weitaus größere Bedrohung für die Gesundheit, als viele ahnen.

Insbesondere für Frauen über 50 ist es wichtig zu wissen, dass sie genügend Kalzium essen müssen, denn sie erkranken mehr als dreimal so häufig an Osteoporose wie Männer.

Gute Kalziumlieferanten sind Milchprodukte, grünes Gemüse und kalziumreiches Mineralwasser (> 150 mg/l).

Herz und Kreislauf unter Druck

Ein hoher Salzkonsum kann den Blutdruck erhöhen, weil der Körper wie gesagt mehr Flüssigkeit speichert. Man kann sich gut vorstellen, dass das erhöhte Flüssigkeitsvolumen die Blutgefäße belastet und den Druck auf die Arterien erhöht, was zu einem Anstieg des Blutdrucks führt. Chronisch hoher Blutdruck erhöht wiederum das Risiko für Herz-Kreislauf-Erkrankungen wie Herzinfarkt, Schlaganfall, Herzinsuffizienz sowie Nierenprobleme. Also lassen Sie sich nicht immer gleich das Salz reichen.

ERST MAL IN RUHE VERKOSTEN

Kennen Sie das? Manche Leute greifen, kaum steht das Essen auf dem Tisch, automatisch zum Salzstreuer, um jedes Gericht, egal was, kräftig nachzusalzen. Mir ist das schon immer ein Rätsel gewesen. Salz ist ohne Frage toll und kann Speisen in ihrem Geschmack unterstützen, aber die meisten Lebensmittel schmecken, wenn sie gut zubereitet sind, von sich aus gut! Denn gerade wegen ihres Geschmacks wollen wir sie ja essen!

Mein Tipp: Statt einfach so ins Blaue hinein nachzusalzen, erst einmal die Kartoffel im Mund begrüßen und kosten, denn Kartoffeln können stets anders schmecken, schließlich gibt es viele Sorten. Oder den Brokkoli oder was auch immer: in Ruhe kauen und auf den Geschmacks- und Geruchssinn wirken lassen! Das gehört zum bewussten Essen dazu.

Sie werden dadurch ständig Neues entdecken und vielleicht zur Gemüse-Sommelière werden. Wer seine Geschmacksknospen so aktiviert, gewöhnt sich den übermäßigen Gebrauch von Salz bald ab.

Säuren & Basen in Balance

Kommen wir zur Schönheitspflege von innen, zu einem Spa-Programm aus Kühlschrank und Vorratskammer.

Für schöne, reine Haut mit Glow, für ein straffes Bindegewebe und um Cellulite vorzubeugen, empfehle ich die Wunderwaffe des Anti-Agings: basische Mineralstoffe.

Schon meine Oma zitierte gern die alte Weisheit: Wahre Schönheit kommt von innen! Und obwohl diese Redewendung ursprünglich mehr im geistig-seelischen Sinne gemeint ist, nehme ich sie auch sehr gern als Leitspruch für meine Ernährung.

Ich beschäftige mich seit nunmehr acht Jahren intensiv mit der basischen Ernährung und habe vor sechs Jahren mein erstes Buch zum Thema geschrieben. Deshalb weiß ich: Ein gesunder Säure-Basen-Haushalt stellt nicht nur eine wichtige Balance im Körper her, sondern wirkt sich auch verjüngend auf die Struktur der Haut, der Haare und des Bindegewebes aus, das, wie wir nicht vergessen sollten, unseren gesamten Körper durchwebt, die Organe umgibt und sie in ihrer Leistungsfähigkeit unterstützt.

Der Säure-Basen-Haushalt im Körper ist ein sehr fein austariertes System, das im besten Fall keine Hilfe braucht. Wir können es aber durch unsere Ernährung beeinflussen. Hier kommt der Begriff des Basenfastens ins Spiel, der meiner Erfahrung nach etwas erklärungsbedürftig ist. Deshalb will ich erst einmal kurz erläutern, was eigentlich der Säure-Basen-Haushalt ist und was es mit pH-Wert & Co auf sich hat.

Beim Basenfasten meiden wir für eine Weile säurebildende Lebensmittel. Doch wichtig zu wissen: Nicht alles, was sauer ist, ist schlecht! Und nicht jede Base ist automatisch gut! Unser Körper ist schließlich die absolut allerbeste Maschine, die jemals erschaffen wurde. In der Natur ergibt alles einen Sinn (also auch die Säuren) – wir müssten uns nur mal die Mühe machen, das ganzheitliche Kunstwerk wirklich zu sehen und zu verstehen. Aber der neuzeitliche Erfolgsmensch hat leider keine Zeit dafür, denn er ist so sehr damit beschäftigt, die künstliche Intelligenz zu erschaffen, dass er die natürliche, praktische Intelligenz und empirisches Wissen weder wertschätzt noch pflegt.

PH-WERTE IM KÖRPER UND WAS SIE BEDEUTEN

Auch wenn die basische Ernährung als Foodtrend aktuell immer wieder gehypt wird, ist das Wissen um den pH-Wert natürlich schon viel älter. Das System der pH-Werte hat der dänische Biochemiker Sören Sörensen 1909 erfunden. Der pH-Wert ist die Abkürzung für *potentia hydrogenii,* »Potenzial des Wasserstoffs«, und ein Maß für den sauren oder basischen Charakter einer Lösung. Je höher darin die Konzentration der Wasserstoffionen, desto niedriger ist der pH-Wert. Die Werte reichen von 0 bis 14. Alles unter 7 ist im sauren Bereich, 7 ist neutral, und alles über 7 ist im basischen, also alkalischen Bereich.

Übrigens: Dr. Otto Warburg erhielt 1931 den Nobelpreis für Medizin. Er hatte festgestellt, dass der für den Körper lebensnotwendige Sauerstoffgehalt in einem sauren Milieu rapide abnimmt. Da eine Krebserkrankung nur in einer sauerstoffarmen Umgebung existieren kann, findet sie optimale Bedingungen bei einer Übersäuerung vor. Zitat Warburg: »Keine Krankheit kann in einem basischen Milieu existieren – nicht einmal Krebs.«

Die verschiedenen Organe und Flüssigkeiten in unserem Körper haben unterschiedliche pH-Werte, und das ist auch gut so, denn sie haben alle unterschiedliche Funktionen und arbeiten Hand in Hand.

Im Verdauungstrakt

Die Magensäure zum Beispiel liegt bei einem pH-Wert von 2 bis 3, was ganz schön sauer ist – klar, denn hier kommt der Speisebrei an und muss zersetzt und von Bakterien und Keimen befreit werden. Das ist so vorgesehen, damit keine Schädlinge in den Darm gelangen.

Jetzt kommt aber etwas sehr Wichtiges: Wenn wir ständig essen, ohne Pausen dazwischen einzuhalten, kann der Magen seine Arbeit nie gut zu Ende führen und wieder den richtigen pH-Wert in der Magensäure erreichen. Das ist so, als würden Sie während des Waschgangs alle paar Minuten eine weitere dreckige Unterhose oder Socke in die Maschine werfen. So kann das Ergebnis nicht optimal werden, Ihre Wäsche wird dann nur so lala sauber. Magen und Darm brauchen Essenspausen von vier bis sechs Stunden zwischen den Mahlzeiten, um Zeit für die nötige Selbstreinigung und Regeneration zu haben. In diesen Pausen kann zudem der Insulinspiegel wieder sinken, sodass die Fettdepots zugänglich werden und Fett verbrannt werden kann.

Die Gallenflüssigkeit hat einen pH-Wert von 7,4 bis 7,7. Sie ist für die Verdauung von Fetten in der Nahrung notwendig.

Der pH-Wert des Urins ist abhängig von der Ernährung und schwankt im Laufe des Tages zwischen circa 6 und 7. Morgens ist der gesunde Urin leicht sauer und nach den Mahlzeiten jeweils neutral bis leicht basisch. Werte zwischen 4,8 und 7,6 sind noch in der Norm.

Der Stuhl hat einen pH-Wert von 5,5 bis 6,5, liegt also im leicht saueren Bereich.

Säure im Mund

Gründliches Kauen und Einspeicheln der Nahrung ist wichtig, weil sie dabei vorverdaut und so dem Magen die Arbeit erleichtert wird. Der Speichel hat einen pH-Wert von 6,0 bis 7,5 und liegt damit fast im neutralen Bereich. So kann er die Säuren, die von Bakterien im Mund aus Zucker gebildet werden, neutralisieren und dadurch den Zahnschmelz schützen.

Wenn nun der pH-Wert zum Beispiel durch Süßigkeiten unter 5,5 sinkt, wird der Speichel sauer, und eine Entkalkung des Zahnschmelzes setzt ein. Das ist die erste Stufe zu Karies. Freiliegende Zahnhälse reagieren bereits ab einem pH-Wert von 6,7 mit Reizungen.

Fürs Well-Aging ist die Zahngesundheit sehr wichtig, deshalb hier meine Tipps:

- Sorgen Sie für einen guten pH-Wert in Ihrem Mund, indem Sie möglichst wenig zuckerhaltige Lebensmittel und Getränke zu sich nehmen. Reduzieren Sie auch säurehaltige Lebensmittel und Getränke wie Zitrusfrüchte, saure Süßigkeiten und Säfte, da sie den pH-Wert im Mund vorübergehend senken.
- Putzen Sie sich nach jedem Essen die Zähne. Alternativ können Sie einen Kaugummi ohne Zucker kauen, denn das regt die Speichelproduktion an und hilft, den pH-Wert im Mund zu regulieren.

- Vielleicht probieren Sie es mal mit dem Ölziehen, das ich in meinem Buch *Kann ich selbst, mach ich selbst* ausführlich beschrieben habe: Morgens nach dem Aufstehen 5 bis 10 Minuten lang den Mund gründlich mit Sesam- oder Kokosöl spülen.
- Gehen Sie regelmäßig zur professionellen Zahnreinigung und zur zahnärztlichen Kontrolluntersuchung, um Probleme frühzeitig zu erkennen und behandeln zu lassen.

ZÄHNEPUTZEN NACH DEM ESSEN

Das gute alte »Nach dem Essen Zähneputzen nicht vergessen« ist zwar etwas aus der Mode gekommen, aber durchaus sinnvoll, um die Zähne zu schützen. Und es hat noch einen Zusatznutzen: Wer die Zähne gerade geputzt hat, der überlegt es sich mindestens zweimal, bei einem Keks oder anderen schnöden Snacks zuzugreifen – das kann ich aus eigener Erfahrung sagen. Es ist eine sehr effektive Art der Selbstkonditionierung, probieren Sie es mal aus! Für unterwegs habe ich übrigens so eine kleine Reisezahnbürste in meiner Tasche dabei.

Azidose und Alkalose im Blut

Im Blut gibt es nur eine sehr geringe Toleranz für Schwankungen des pH-Wertes, hier liegt er zwischen 7,35 und 7,45. Ist er niedriger als 7,35, wird das als Azidose bezeichnet, das Blut ist chemisch übersäuert. Die Ursache dafür können Erkrankungen der Lunge oder Störungen des Stoffwechsels sein. Liegt der pH-Wert höher als 7,45, spricht man von Alkalose: Durch einen geringen Kohlendioxidspiegel kommt es zu einem Säureverlust im Blut, was mit Atemproblemen zusammenhängt.

Hier wird klar, was ich vorhin mit »Hand in Hand arbeiten« und ganzheitlichem Kunstwerk gemeint habe. Unser Körper verfügt über ein ausgeklügeltes Puffersystem, das den Säure-Basen-Haushalt reguliert. Die Nieren sind dabei sehr gefordert und spielen zusammen mit der Leber eine zentrale Rolle. Weil überschüssige Säuren auch abgeatmet werden können, gehört die Lunge ebenfalls zum Puffersystem. Ist eines oder sind mehrere dieser Organe gestört, kann es zu einer chronisch latenten Azidose kommen.

Auf der Haut

Die Haut, unser größtes Organ, hat einen pH-Wert von 4,8 bis 5,5 und liegt somit im sauren Bereich. Das ist auch gut so, denn der Säureschutzmantel auf der Hautoberfläche ist ein natürlicher Abwehrmechanismus gegen unerwünschte Eindringlinge.

Auch wenn basische Lebensmittel oder solche, die basisch verstoffwechselt werden, besonders empfehlenswert für Gesundheit und Well-Aging sind, sei hier ganz klar gesagt: Basische Hautpflegeprodukte ergeben keinen Sinn, denn sie zerstören den natürlichen Säureschutzmantel der Haut. Das Marketing dafür mag gut sein, ist aber kontraproduktiv. Wenn Sie wissen, was Ihr Körper braucht, kann Ihnen keiner ein X für ein U verkaufen – übrigens finde ich es besonders gut am Älterwerden, dass ich mittlerweile viel zu viel weiß, als dass mir noch jemand einen Bären aufbinden könnte. Und ich möchte an dieser Stelle erwähnen, dass die medizinischen Aussagen in diesem Buch mit einer Fachärztin für Dermatologie und Allergologie

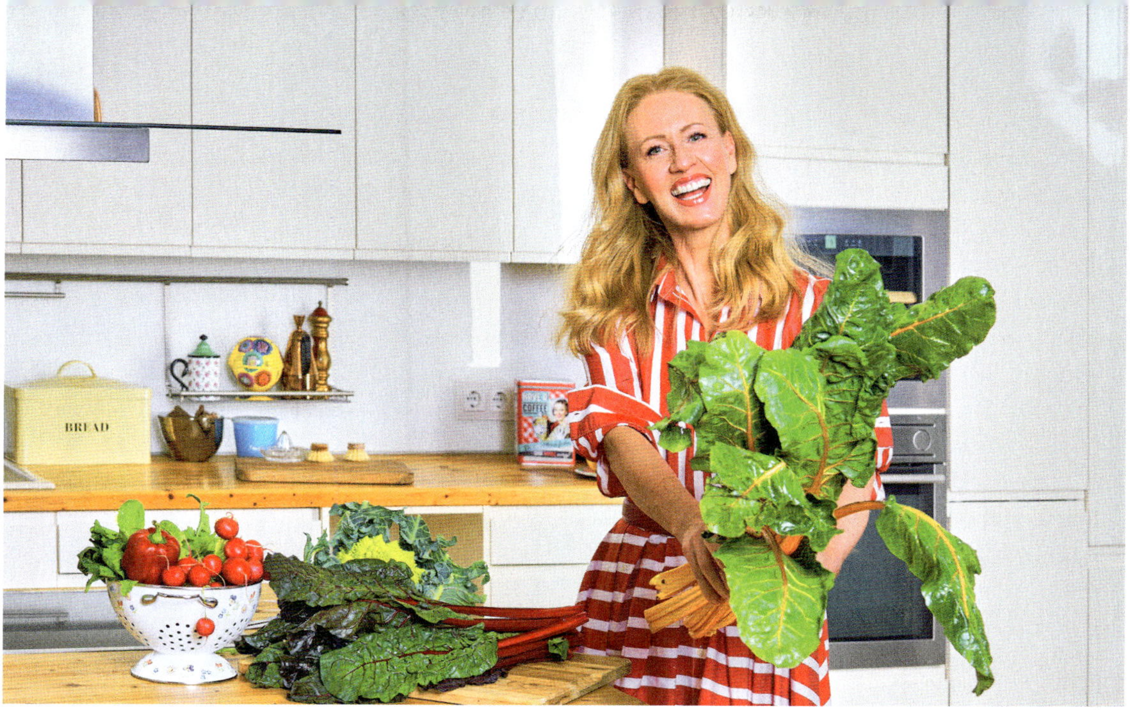

Wunderwaffe gefällig? Mangold schmeckt nicht nur köstlich, sondern ist auch leicht zu verarbeiten und schenkt uns eine Vielzahl an bioverfügbaren Nährstoffen.

durchgesprochen und von ihr für gut und richtig erachtet worden sind, genauso wie meine DIY-Kosmetikrezepte.
Nun aber von den Säuren und Basen in unserem Körper zur basischen Ernährung.

BASEN: DIE WUNDERWAFFE DES ANTI-AGINGS

Warum spielen basische Lebensmittel und Mineralien eine so wichtige Rolle für unsere Gesundheit, für eine gesunde, faltenfreie Haut und ein straffes Bindegewebe?
Alle Säuren, die nicht über die Nieren, die Lunge oder die Haut abgegeben werden können, müssen im Körper neutralisiert werden, um keinen dauerhaften Schaden anzurichten. Basische Lebensmittel und Mineralien verhindern eine Übersäuerung, weil sie den Körper bei der Neutralisierung unterstützen.
Ein gesundes Säure-Basen-Verhältnis im Körper beträgt 2:8. Das bedeutet, für zwei Säuren werden stets acht Basen benötigt. Deshalb wird eine Ernährung mit 80 Prozent basenbildenden und 20 Prozent säurebildenden Lebensmitteln empfohlen. Dann muss der Körper nicht allzu häufig an seine Mineralstoffreserven gehen.

Säure- und basenbildende Lebensmittel

Ob ein Nahrungsmittel sauer oder basisch ist, lässt sich nicht immer anhand des Geschmacks bestimmen. Hier spielen andere Faktoren auch eine Rolle, zum Beispiel die Zubereitung. So wird die Tomate als frische rohe Frucht basisch verstoffwechselt, aber gekocht im Tomatensugo

wird sie im Körper sauer verstoffwechselt. Ausschlaggebend für den Säure-Basen-Haushalt ist die Art und Weise, wie das Lebensmittel im Körper verstoffwechselt wird.
Bevor ich zum Basenfasten komme, lassen Sie mich noch beispielhaft ein paar Lebensmittel und deren Säurewirkung aufzählen.

- **Starke Säurebildner:** Fleisch- und Wurstwaren, Brot, Brötchen, Pizza, Nudeln, Milchprodukte, Käse, Zucker, auch Agavendicksaft, Kaffee, Fertigprodukte jeder Art und Süßgetränke wie die allseits beliebte Apfelsaftschorle (die enthält auf 0,5 Liter 8 bis 11 Stück Würfelzucker, ähnlich wie eine Cola).
- **Schwache Säurebildner:** Hirse, Buchweizen, Quinoa und Amaranth. Im Laufe der Evolution hat unser Körper gelernt, mit kleinen und normalen Säuremengen umzugehen.
- **Starke Basenbildner:** Kartoffeln, Karotten, Spinat, Sellerie, Rote Bete, Blumenkohl und Wirsing, Brechbohnen, weiße Bohnen, frische Erbsen, rohe Tomaten, Gurken, Zucchini, Avocado, dunkle Blattsalate (etwa Rucola); Äpfel und Bananen.

LIEBLINGSFARBE CHLOROPHYLL

Wer mich kennt, der weiß, dass ich den Pflanzenfarbstoff Chlorophyll liebe. Das Blattgrün ist für die Fotosynthese notwendig, also für den Prozess, bei dem Pflanzen mithilfe des Sonnenlichts energiearme anorganische Verbindungen in energiereiche organische Substanz verwandeln. Ohne Grün kein Leben. Chlorophyll ist auch ein kraftvolles Elixier für uns Menschen, das viele gesundheitliche Vorteile bietet, von erhöhter Energie bis hin zu einer verbesserten Verdauung – und außerdem wirkt es hochgradig basisch.

Warum basische Mineralstoffe so wichtig sind

Unser Körper hat wie gesagt verschiedene Puffersysteme, die vieles ausgleichen. Eine wichtige Rolle beim Kampf gegen Übersäuerung spielen Mineralstoffe, die auch zu unserer Anti-Aging-Wunderwaffe werden können. Basische Mineralien wie Kalium, Kalzium, Magnesium, Eisen oder Selen wandeln Säuren im Körper in neutrale Salze um. Die ätzenden Eigenschaften der Säuren gehen damit weitestgehend verloren.
Nehmen wir zum Beispiel eine Cola, die zwar sehr süß schmeckt, aber sauer verstoffwechselt wird und einen pH-Wert von etwa 2,5 bis 4,0 hat, also ziemlich sauer ist. Unser Körper muss die Säure mit den Puffersystemen neutralisieren, die ihm zur Verfügung stehen. Trinken wir ab und zu mal eine Cola, kann er das wegstecken; passiert das aber öfter, dann kommt er an seine Grenzen und muss zur Neutralisierung die körpereigenen Mineralstoffreserven angreifen. So gelangen wir in Mangelzustände. Deshalb dieses ganze Gerede vom Säure-Basen- und Mineralstoffhaushalt.

Angriff auf die Mineralstoffdepots

Das, was wir oben einwerfen, kommt nicht einfach unten wieder raus, sondern löst eine Vielzahl von Prozessen im Körper aus. Die Cola wird nicht eins zu eins wieder ausgepinkelt, sondern der Körper muss die ihm gelieferte schlechte Qualität mithilfe des Stoffwechsels verarbeiten und dafür an seine Speicher in Knochen und Bindegewebe gehen.

So wirtschaften wir im Prinzip unser eigenes Material runter. Wir zahlen in barer Münze mit schwachen Knochen, schlaffem Bindegewebe und mehr.
Weil Mineralstoffe für viele Stoffwechselprozesse äußerst wichtig sind, verlässt sich der Körper – diese schlaue und wunderbare Maschine – nicht nur auf wenige Depots, sondern hat seine Speicher gut im Körper verteilt. Auch der Haarboden gehört zum Beispiel zu den Mineralstoffspeichern. Steigt der Bedarf an Basen durch eine säureüberschüssige Ernährung an und werden nicht genug basische Mineralien über die Nahrung aufgenommen, holt sich der Körper die Mineralien nun auch aus dem Haarboden. Doch die werden eigentlich an Ort und Stelle gebraucht. So kann es zu Haarausfall und schlechterem Haarwuchs kommen. Dasselbe Prinzip gilt für das Wachstum der Fingernägel und die Regeneration der Haut.

Wohin mit zu viel Säure?

Die Rolle des Bindegewebes im Körper und im Rahmen von Anti- und Well-Aging-Prozessen ist lange Zeit unterschätzt worden. Doch es übernimmt im gesamten Körper enorm wichtige Stoffwechselfunktionen: Über die Zwischenzellflüssigkeit im Bindegewebe gelangen die Nährstoffe vom Blutkreislauf zu den Körperzellen, und im Austausch wandern Toxine und Abfallstoffe übers Bindegewebe ins Lymphsystem zum Abtransport (Seite 176).
Müssen allzu viele Säuren neutralisiert werden und kann der Körper sie nicht mehr fortschaffen, dann lagert er sie im Bindegewebe ein. Stellen Sie sich das wie eine Mülldeponie vor.
Der Körper versucht auch, belastende Säuren über die Haut auszuscheiden. So kann es dadurch unter anderem zu verstärktem Körpergeruch kommen.
Gewisse Säuremengen stellen für eine gesunde Haut nicht sofort ein Problem dar. Wenn sie aber ständig mit Säuren überschwemmt wird, dann lagern sich diese Säuren auch in den Hautzellen ab. Dadurch entstehen Unreinheiten, ein grobes Porenbild, Falten, Entzündungen, Akne. Krankheiten wie Neurodermitis und Psoriasis, also Schuppenflechte, werden begünstigt.

GÖNNEN SIE SICH REGELMÄSSIG EINE BASENKUR

Aus all diesen Gründen ist es so wichtig, dass wir regelmäßig Basenfastenperioden in unser Leben einbauen, am besten in Kombination mit Intervallfasten (Seite 42). Idealerweise sollten wir das nicht erst dann machen, wenn wir in einen Mangel oder in eine schlechte Verfassung gekommen sind, sondern besser prophylaktisch zwei- bis dreimal im Jahr. Damit unterstützen wir die Ausleitung von überschüssigen Säuren und füllen unsere Basenspeicher wieder auf. So sind wir auf dem besten Weg zum Well-Aging – in jedem Alter.
Meine erste Säure-Basen-Kur habe ich vor sieben Jahren gemacht, und seither hat sich mein Haarzustand total geändert. Etwa sechs bis sieben Monate nach meiner Kur habe ich bemerkt, dass ich ein ganz anderes Haarvolumen bekommen hatte, und das ist geblieben – ich habe so schöne, viele und gesunde Haare wie nie zuvor im Leben. Das ist meiner Meinung nach darauf zurückzuführen, dass sich mein Mineralstoffhaushalt regeneriert hatte. Probieren Sie es am besten einfach selbst aus!

So geht Basenfasten

Genaue Anleitungen zum Detoxfasten und Basenfasten mit jeweils über 50 Rezepten finden Sie in meinen Büchern zum Thema (siehe www.andreasokol.de). Hier eine Übersicht der wichtigsten Punkte:

- Planen Sie wenigstens zwei, gern vier Wochen für eine Entsäuerungskur ein. Verzichten Sie in dieser Zeit komplett auf glutenhaltige Nahrung und auf industriell hergestellte, hochverarbeitete Produkte. Es gilt: je frischer und grüner, desto basischer.
- Trinken Sie jeden Tag mindestens 2,5 bis 3,5 Liter kohlensäurefreies Wasser (wie der Name es verrät: Kohlensäurehaltige Getränke enthalten Säure). So können die Säuren gelöst und ausgespült werden, wenn keine neuen dazukommen. Erweitern Sie Ihren Getränkeplan gern mit Grün- und Kräutertee.
- Alle Arten von Bewegung wie Trampolinspringen, Schwimmen und leichte ausdauernde Bewegungen helfen dem Körper, sich über Lunge und Haut zu entsäuern. Nicht zu vergessen das Waldbaden, das auch das Abatmen der Säuren unterstützt.
- Auch Basen- oder Magnesiumbäder und Bürstenmassagen auf der trockenen Haut regen den Abtransport und die Ausleitung der Säuren an und können als zusätzliche Kurmaßnahmen einbezogen werden. Ein basisches Vollbad mit Salzen oder Magnesium sollten Sie während einer Basenkur mindestens zweimal pro Woche durchführen. Das Bad sollte mindestens 60 bis 90 Minuten lang dauern, bei einer Wassertemperatur von 37 °C. Erst nach dieser Zeit und mit dieser Temperatur kommt es zu einer optimalen Säureausleitung. Aufgrund der Badeosmose entsteht während des Basenbads eine Sogwirkung, durch die Säuren und Schlacken über die Haut ins Badewasser ausgeleitet werden. Ganz genau habe ich das in meinen Büchern *Kann ich selbst, mach ich selbst* und *Alles sauber … oder was?* beschrieben.

Well-Aging-Vitalstoffe

Hier kommen meine Tipps für eine sinnvolle Nahrungsergänzung mit Fettsäuren, Vitaminen und Antioxidantien in Öl-, Pulver-, Liposomal- und Kräuterform: für die Augen, für die Knochen, für das Immunsystem, für das Gehirn, für Haut und Haare, für gute Emotionen und geistige Fitness.

Fit bleiben mit Nahrungsergänzungsmitteln

Selbstverständlich könnte ich mit den Empfehlungen und Abwägungen, welche Supplementierung (gezielte Nährstoffergänzung) sinnvoll oder sinnlos ist und worauf wir achten müssen, ein komplettes Buch füllen. Deshalb beschränke ich mich hier auf die Mittel, die meiner Meinung nach für die Unterstützung der natürlichen Vorgänge im Organismus und die Vitalität im Alter besonders wertvoll sind.

75 Prozent der Deutschen, das hat eine Umfrage für den *Statista Global Consumer Survey* ergeben, konsumieren Nahrungsergänzungsmittel. Offenbar möchten sich sehr viele Menschen etwas Gutes tun oder ein Defizit, zum Beispiel an Energie oder Leistungsfähigkeit, ausgleichen. Ob all die Nährstoffe da ankommen, wo sie hinsollen, lässt sich nur bedingt herausfinden. Fest steht aber, dass wir mit zunehmendem Alter immer mehr die Fähigkeit verlieren, die Nährstoffe aus unserer Nahrung zu verwerten. Deshalb halte ich es für wichtig, einige Nährstoffe zu supplementieren.

Meine Favoriten stelle ich Ihnen hier vor. Ich schlucke aber nicht alle immer und gleichzeitig, sondern nehme sie kurmäßig, um meine Depots aufzufüllen. Und weil der Bedarf immer individuell ist, gebe ich keine Dosierungsempfehlungen. Richten Sie sich bitte nach den Empfehlungen auf dem Beipackzettel oder lassen Sie sich von einer Ärztin oder einem Arzt für orthomolekulare Medizin beraten.

OMEGA-3-FETTSÄUREN

Hier bekommen wir unser Fett weg – und genau das haben wir nötig!
Die Omega-3-Fettsäuren können Osteoporose vorbeugen, haben einen positiven Effekt auf unsere Gehirnleistung, unsere Herzfunktion und unsere Sehkraft, zudem stärken sie unser Immun- und Nervensystem. Außerdem wirkt Omega-3 den stillen Entzündungen im Gewebe entgegen (siehe Seite 135); je höher der Omega-3-Index, desto niedriger der CRP-Wert (C-reatives-Protein), der wichtigste Entzündungsparameter im Blut.
Ein Mangel an Omega-3 kann Schlimmes anrichten. Deshalb müssen wir so darauf achten. Es lohnt sich, von Zeit zu Zeit eine Blutanalyse machen zu lassen, um den Status von Omega-3 zu checken. Das geht auch per »Trockenbluttest«, den man im Internet besorgen und zu Hause machen kann. Bei mir lag der Omega-3-Index früher schon mal bei 1,3, sollte aber mindestens bei 6,8 liegen, gern bei 8 oder 16.
Omega-6-Fettsäuren sind wie Omega-3 ungesättigte Fettsäuren (siehe unten). Unsere »moderne« Ernährung mit vielen Fertigprodukten führt zu einer übermäßigen Aufnahme von Omega-6- im Verhältnis zu Omega-3-Fettsäuren, weshalb ich Omega-6 hier nur kurz nebenbei erwähne. Wichtig ist, auf ein ausgewogenes Verhältnis der beiden Fettsäuren in der Ernährung zu achten: Reduzieren Sie also eher die Omega-6-reichen Lebensmittel und Zutaten wie Getreide und Fleisch, Schmalz, Butter, Margarine, Kokos- und Palmfett, Distel-, Maiskeim- und Sojaöl.

BLUTWERTE CHECKEN

Einige Vitalstoffe sind so wichtig für unsere Gesundheit und das Well-Aging, dass ich Ihnen ans Herz legen möchte, die entsprechenden Blutwerte regelmäßig überprüfen zu lassen. Ich selbst will alle ein bis zwei Jahre wissen, ob ich mit folgenden Stoffen optimal versorgt bin oder ob ich sie supplementieren muss: Omega-3- und Omega-6-Fettsäuren sowie Vitamin B_{12} und D. Und meine Schilddrüsenwerte beobachte ich ebenso. Das sind zwar ärztliche Zusatzuntersuchungen, sogenannte IGeL (Individuelle Gesundheitsleistungen), man muss sie also selbst bezahlen, aber das ist mir mein Wohlbefinden wert.

Kleiner Exkurs übers Fett

Fette und Öle bestehen aus dem Alkohol Glycerin, an den sich drei Fettsäuren in einer Esterstruktur anschließen, weshalb man sie auch Triglyzeride nennt. Es gibt drei verschiedene Fettsäurearten: gesättigte, einfach ungesättigte und mehrfach ungesättigte.
Die mehrfach ungesättigten Fettsäuren werden wiederum in Omega-3 und Omega-6 eingeteilt. Das sind essenzielle Fettsäuren, die unser Körper nicht allein herstellen kann, sondern die wir über unsere Nahrung aufnehmen müssen.

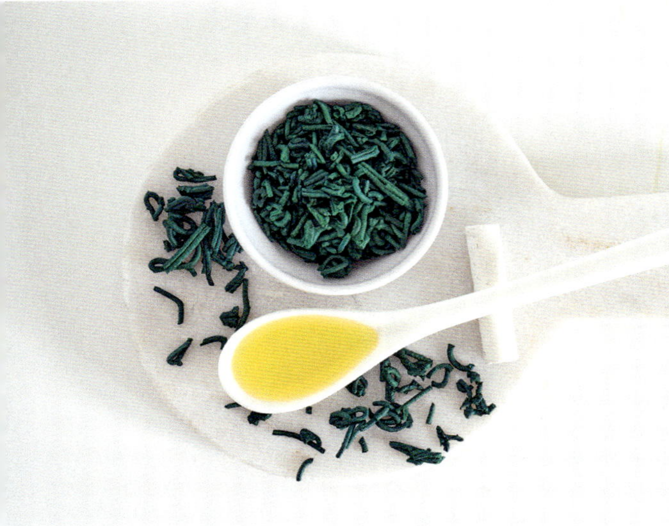

Algenöl versorgt uns mit EPA und DHA.

Über ALA, EPA und DHA

Da Omega-3-Fettsäuren so wichtig sind, sollten wir sie gezielt zuführen. Sie stecken in fettem Fisch, Meeresfrüchten, Algen, Pflanzenölen und Nüssen. Ein sehr guter Lieferant ist Leinöl. Leinsamen, aus denen das Öl gewonnen wird, bestehen zum großen Teil aus mehrfach ungesättigten Fettsäuren, die meisten sind Omega-3. (Auf Seite 146 finden Sie übrigens ein Rezept mit Leinöl.) Auch Walnüsse und Chiasamen werden empfohlen.

Man muss dazu wissen: Es handelt sich hier um ALA, die Alpha-Linolensäure *(Alpha-Linolen-Acid)*. Aber es gibt zwei weitere Arten von Omega-3, die wir auch brauchen: EPA und DHA. Diese können wir mit Fisch und Algen aufnehmen. Unser Körper wandelt auch ALA in EPA und DHA um. Die Umwandlungsrate ist jedoch unsicher und schwankt von Person zu Person zwischen 0,5 und 10 Prozent. Bei mir ist es offenbar so, dass ich ALA nicht mehr ausreichend umwandeln kann. Das hängt von verschiedenen Faktoren ab, etwa von Alter, Stress, Geschlecht oder Gewicht und auch vom Stoffwechsel. Weil sich das verändern kann, sollten wir unseren Omega-3-Status ab und zu kontrollieren lassen.

Wegen der niedrigen Umwandlungsrate reicht bei mir die Einnahme von Leinsamen, Leinöl oder Walnüssen leider nicht aus. Deshalb füttere ich seit einiger Zeit kräftig zu, was meine Ärztin mir empfohlen hat: Ich nehme ein veganes Präparat aus Algenöl, das hoch dosiert EPA und DHA enthält, und gebe es zum Beispiel ins Müsli oder auf den Salat.

Omega-3 für starke Knochen und ein gutes Gedächtnis

Wie wichtig Vitamin D und Kalzium für eine gesunde Knochenstruktur und zur Vorbeugung von Osteoporose sind, ist uns ja längst bekannt. Aber schwedische Forscher fanden bereits vor Jahren auch einen Zusammenhang von Omega-3-Fettsäuren und der Knochendichte. Weitere Studien legen ebenfalls nahe, dass Omega-3-Fettsäuren die Knochen vor einem Abbau schützen könnten. Das zu wissen ist gerade für uns Mädels wichtig, egal wie alt wir gerade sind. Also bitte weitergeben!

Und noch etwas zu Omega-3: Wissenschaftler der Charité in Berlin konnten nachweisen, dass sich die menschliche Gedächtnisleistung bei der Einnahme von Omega-3-Fettsäuren verbessert. Über einen Studienzeitraum von sechs Monaten steigerte sich die Erinnerungsfähigkeit der Teilnehmenden signifikant. Omega-3 könnte also ganz wichtig für die Vorbeugung von Alzheimer und Demenz sein.

Meine herzallerliebste Freundin Dr. Bettina Wieder, Neurologin mit dem Fachgebiet »Neurodegenerative Erkrankungen«, kann das nur bestätigen. Ein paar wichtige Tipps, die später noch kommen, sind übrigens auch von ihr.

MCT: MITTELKETTIGE TRIGLYZERIDE

Weitere Fette, von denen man immer wieder hört, sie könnten als Anti-Aging-Mittel wirksam sein, sind MCTs. Es gibt derzeit nur begrenzte wissenschaftliche Erkenntnisse dazu. MCTs bieten jedoch einige Vorteile für die Gesundheit und das Wohlbefinden, die indirekt auch die Haut und den Alterungsprozess positiv beinflussen.

Gesunde Fette wie MCTs können dazu beitragen, den Zellschutz zu verbessern und Entzündungen zu reduzieren, die mit dem Alterungsprozess in Verbindung gebracht werden.

MCTs können auch helfen, die Gesundheit des Gehirns zu unterstützen und unsere kognitiven Funktionen zu verbessern, was ebenfalls eine Rolle bei einem gesunden Alterungsprozess spielen kann.

Schnell verfügbare Energie für Körper und Hirn

MCTs *(medium-chain triglycerides)* bzw. MKTs sind mittelkettige Triglyzeride, also Fette, die aus drei (tri) Fettsäuren und einem Glycerinmolekül gebildet sind. Fettsäuren wiederum bestehen aus Kohlenstoffketten unterschiedlicher Länge: MCTs haben mittellange Ketten (6 bis 12 Kohlenstoffatome), LCTs sind langkettige Triglyzeride (mehr als 12 C-Atome).

Die gesättigten Fettsäuren der MCTs sind nur in Kokosfett, Palmkernöl und Butter enthalten. Alle anderen Nahrungsfette bestehen zu über 95 Prozent aus LCTs.

Aufgrund ihrer unterschiedlichen Struktur und Verstoffwechslung wirken MCTs und LCTs unterschiedlich auf den Körper.

MCTs werden schnell aufgenommen und zur Leber transportiert, wo sie direkt zu Ketonkörpern verstoffwechselt werden. Diese Ketonkörper können als schnelle Energiequelle für den Körper, einschließlich des Gehirns, dienen. MCTs regen zudem den Stoffwechsel an und sind leichter verdaulich als LCTs.

LCTs benötigen erst einmal Enzyme, die sie in kleinere Fragmente zerlegen, bevor sie in Ketonkörper abgebaut und weiterverwendet werden können. Sie unterstützen die Aufnahme fettlöslicher Vitamine, bieten eine lang anhaltende Energiequelle und werden oft im Fettgewebe gespeichert.

MCTs können die Blut-Hirn-Schranke schneller überwinden als LCTs und von den Neuronen im Gehirn als Energielieferanten genutzt werden. Das macht MCTs zu einer vielversprechenden Behandlungsoption für neurologische Erkrankungen wie Alzheimer und Parkinson, bei denen der Energiestoffwechsel im Gehirn gestört ist.

MCTs werden auch zur Behandlung von Verdauungsstörungen, Mangelernährung und Epilepsie eingesetzt. Außerdem sind sie bei Sportlern und Bodybuildern als Nahrungsergänzung beliebt, da sie schnell Energie liefern, leicht verdaulich sind und eher nicht als Körperfett gespeichert werden.

Trotzdem sind MCTs kalorienreich und sollten nicht im Übermaß verzehrt werden.

MCTs am Morgen ...

Wegen der schnellen Energieschöpfung gebe ich mir morgens ab und zu gern einen Esslöffel MCTs als Öl in den Kaffee oder Tee. Es ist geschmacksneutral, anders als Omega-3-Öl.

Man kann MCTs auf verschiedene Weise in die Ernährung integrieren, da muss jeder seinen eigenen Weg finden. Hier meine Tipps:

- MCT-Öl: Das Öl kann man in Smoothies, Kaffee oder Tee mischen. Beginnen Sie mit einer kleinen Menge und erhöhen Sie sie allmählich, um Verdauungsprobleme zu vermeiden. Eine gängige Dosierungsempfehlung liegt bei 1 bis 3 Esslöffeln pro Tag.
- Pulver: In dieser Form können MCT gut in Smoothies oder ins Müsli gemischt werden. Das Pulver ist auch eine bequeme Option für unterwegs.
- Kapseln: Wenn Sie die Kapselform vorziehen, stellen Sie sicher, dass Sie die empfohlene Dosierung des Nahrungsergänzungsmittels einhalten.

VITAMIN C

Kommen wir zu den Vitaminen, und als Erstes zu meinem Lieblingsvitamin. Das wird meiner Meinung nach sehr oft falsch angewandt und verstanden. Vitamin C, auch Ascorbinsäure genannt, wird allzu oft nur zur Vorbeugung von Erkältungen empfohlen, doch es stärkt nicht nur das Immunsystem, sondern ist auch enorm wichtig für unglaublich viele andere Vorgänge in unserem Organismus. Meiner Kenntnis und Erfahrung nach brauchen wir mit zunehmendem Alter und zunehmender körperlicher und seelischer Belastung mehr davon.

Vitamin C ist ein toller Vitalstoff und sollte in aller Munde sein! Es gehört zu den essenziellen Vitaminen, das heißt, unser Körper braucht es unbedingt, kann es aber nicht selbst herstellen. Säugetiere können das übrigens wohl, aber uns Menschen ist diese Fähigkeit im Laufe der Evolution abhandengekommen.

Wir müssen Vitamin C also über die Nahrung aufnehmen, und ich halte es für grundsätzlich sinnvoll, zusätzlich Supplemente zu nehmen. Warum, erfahren Sie gleich.

Der Bedarf ist groß

Vitamin C gehört zu den Antioxidantien, schützt uns also vor freien Radikalen (Seite 56), und ist unentbehrlich fürs Immunsystem. Außerdem wird es zur Bildung von Kollagen im Bindegewebe gebraucht, für stabile Knochen, Zähne und Organe sowie für eine straffe Haut.

Auch für die Augen ist es wichtig: Amerikanische Wissenschaftler haben entdeckt, dass die Zellen der Netzhaut viel Vitamin C für ihre Arbeit benötigen. Da sie zum zentralen Nervensystem zählen, vermuten die Forscher, dass andere Nervenzellen ebenfalls von Vitamin C abhängig sind.

Übrigens wird Eisen in Verbindung mit Vitamin C sehr viel besser aufgenommen.

Wir können also eine ordentliche Portion des Vitamins gut gebrauchen, aber im Laufe des Lebens verlieren wir leider immer mehr die Fähigkeit, das Vitamin im Darm durch unsere Nahrung aufzunehmen.

Sie wissen ja vermutlich, dass ich immer versuche, durch meine natürliche, abwechslungsreiche Nahrung so viele Mineralstoffe und Vitamine wie möglich aufzunehmen. Ich glaube aber auch, dass der Bedarf durch unseren heuti-

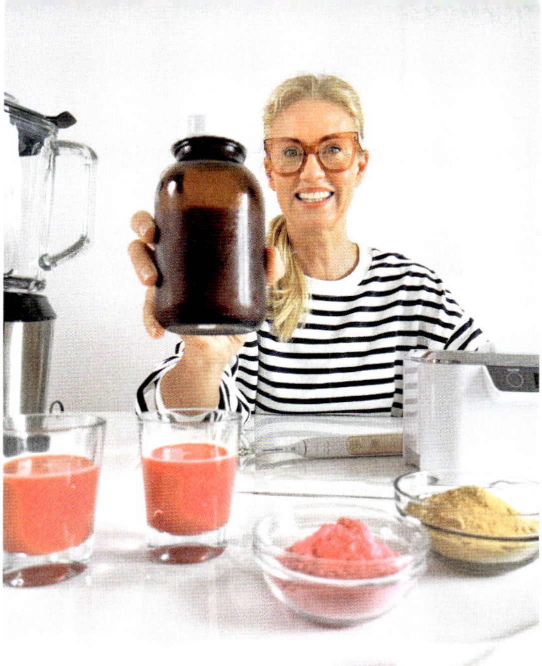

Ich setze auf natürliches, bioverfügbares Vitamin C und nehme es hoch dosiert mit meiner selbst gemachten liposomalen Mixtur aus Lezithin und Acerolakirschpluver ein.

gen Lifestyle einfach größer geworden ist, und deshalb möchte ich noch ein bisschen mehr Vitamin C zu mir nehmen.

Ob der Vitamin- und Mineralstoffgehalt unserer heutigen Lebensmittel im Vergleich zu früheren Jahren gesunken ist, wird noch diskutiert. Fest steht allerdings, dass die langen Transportwege und die Lagerungszeiten sowie die Konservierung und auch die Zubereitung der Nahrung einen Großteil der darin enthaltenen Vitamine – und gerade des empfindlichen Vitamins C – zerstört. Abgesehen davon nehmen viele Menschen generell zu wenig Obst und Gemüse zu sich, um ausreichend mit Vitamin C versorgt zu sein.

Die DGE (Deutsche Gesellschaft für Ernährung) empfiehlt eine tägliche Menge von 95 mg für Frauen und 110 mg für Männer, für Raucher*innen je 40 mg mehr. Rund 155 mg Vitamin C stecken zum Beispiel in: 50 g gekochtem Rosenkohl plus zwei mittelgroßen Tomaten plus einem Apfel.

Es ist zwar immer schwer einzuschätzen und zu messen, aber durch Stress, Allergien, Krankheiten, Rauchen, Ängste und viele andere körperliche und seelische Belastungen kann sich der tägliche Bedarf deutlich erhöhen. Und dieser Bedarf kann dann selbst durch eine optimale Ernährung meist nicht mehr gedeckt werden. Bitte klären Sie das aber mit Ihrem Arzt / Ihrer Ärztin oder Heilpraktiker*in ab.

Vitamin C supplementieren

Reines Vitamin C (L-Ascorbinsäure), ob biologisch oder synthetisch, kann der Organismus gar nicht vollständig nutzen, denn er hält immer einen bestimmten Spiegel aufrecht. Alles, was darüber hinausgeht, wird gleich wieder über die Nieren ausgeschieden. Von einer Brausetablette bleibt daher innerhalb von zwei bis drei Stunden weniger als die Hälfte übrig. Mein Tipp: Dritteln oder vierteln Sie die Tablette und nehmen Sie sie über den Tag verteilt ein! Ich selbst bin aber kein großer Freund von dieser Brause, denn sie schmeckt mir zu künstlich.

Sie können es sich denken: Ich will Vitamin C aus natürlichen Quellen zu mir nehmen. Diese enthalten nämlich neben der natürlichen L-Ascorbinsäure auch pflanzliche Enzyme, Bioflavonoide und Vitalstoffe. Bei isoliertem oder synthetisch hergestelltem Vitamin C fehlen diese Inhaltsstoffe. Dadurch ist die Resorption im Körper schlechter und kann nicht mit der biologischen Wirkung des natürlichen Vitamins gleichgestellt werden.

Doch ob nun durch Nahrungsergänzung oder durch Obst und Gemüse, der Körper nimmt meistens nur einen Teil des Vitamins C auf. Es geht hier daher wie bei vielen Stoffen auch um die Bioverfügbarkeit – und die kann man mit einem Trick entscheidend verbessern.

Die Aufnahme optimieren

Vitamin C ist ein wasserlösliches Vitamin, und die Absorption, also die Aufnahme durch die fetthaltigen Zellwände, ist deshalb nicht optimal. Vitamin C wird schlechter aufgenommen und schneller ausgeschieden als die fettlöslichen Vitamine A, D, E und K. Wer nun Vitamin C hoch dosieren will, kommt schnell an Grenzen. Denn eine größere Dosis von mehreren Gramm Vitamin C führt bekanntlich zu Durchfall. Um das zu umgehen, kann man das Vitamin auf liposomale Weise in den Darm schicken und somit die Aufnahme über die Zellwände erhöhen. Wenn nämlich das Vitamin C so angeliefert wird, kann es im Organismus ganz anders transportiert werden. Beim liposomalen Vitamin C kann man von einer Bioverfügbarkeit von 70 bis 90 Prozent ausgehen.

Liposom

Das Fettbläschen umschließt einen Stoff, der so sicher zu den Zielzellen gelangt und optimal bioverfügbar ist.

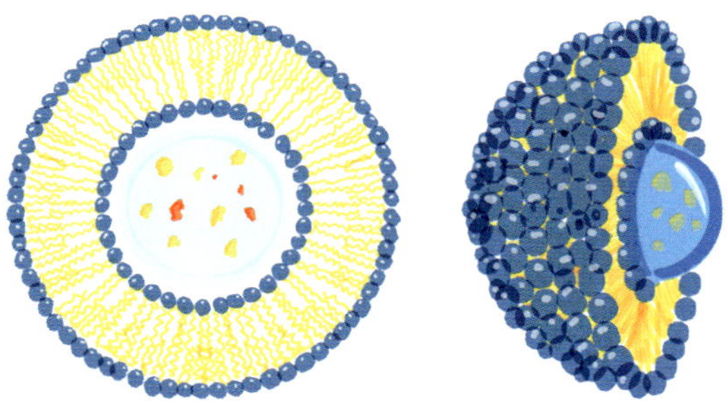

Liposomales Vitamin C, gut verpackt in Lezithin

Liposomen sind – stark vereinfacht – winzige Fettbläschen, die in ihrem Inneren kleinere Moleküle transportieren und zur Arznei- und Nährstoffgabe eingesetzt werden. Man kann sie unter anderem mithilfe von Ultraschall und Vibration erzeugen. Im Prinzip sind sie eine Art trojanisches Pferd im Nanometerbereich.

Ein liposomales Vitamin C ist in so einer Hülle aus Lipiden verkapselt. Derart geschützt, kann es im Körper gezielt zu den Orten transportiert werden, wo es gebraucht wird. Als Hülle dient hier Lezithin, ein Baustein in tierischen oder pflanzlichen Zellmembranen, der zu den Phospholipiden gehört und Liposomen bilden kann. Lezithin ist als Bestandteil von Gehirn- und Nervenzellen ein wichtiger Akteur im Nervensystem. Eine besondere Rolle scheint es bei Nervensignalen zu spielen. Deshalb brauchen wir Lezithin, wenn Hektik, Stress, Leistungsdruck und vielleicht auch eine unausgewogene Ernährung den Alltag bestimmen – oder eben mit zunehmendem Alter. Lezithin ist auch ein zentraler Baustein der Darmschleimhaut und könnte sich stabilsierend auf die Darmbarriere auswirken. Die mehrfach ungesättigten Fettsäuren im Lezithin binden Cholesterin und beschleunigen seine Ausscheidung. Lezithine sind darüber hinaus wegen ihrer entzündungshemmenden Eigenschaften gut fürs Immunsystem.

Man kann liposomales Vitamin C fertig kaufen, was aber nicht ganz billig ist. Wichtig: Es sollte in Bioqualität mit Sonnenblumen- oder Sojalezithin und einer natürlichen Vitamin-C-Quelle wie der Acerolakirsche hergestellt sein.

Ich versuche mittlerweile, mein liposomales Vitamin C selbst herzustellen, und zeige das auch ausführlich in einem YouTube-Video. Es gibt zwar bisher keine wissenschaftliche Evidenz zu meiner Mixtur, und sie wurde auch noch nicht im Labor getestet, aber meine Lieben und ich haben inzwischen reichlich Erfahrungswerte gesammelt. Und ich kann nur sagen: Bei uns allen funktioniert's! Wir vertragen die hohe Dosierung des Vitamins sehr gut, und unser Bindegewebe ist viel knackiger geworden, seit wir meine Mixtur einnehmen. Was sie für Auswirkungen auf Knochen, Sehnen, Muskeln und Organe hat, werden wir in ein paar Jahren sehen. Mein Motto ist: Wer nicht wagt, der nicht gewinnt! Und Probieren geht über Studieren, hat meine Oma immer gesagt. Vielleicht schauen Sie also mal mein OH LALA & SO LALA-YouTube-Video dazu an und probieren das Rezept selbst aus. Die Anleitung gibt es dort auch schriftlich: *www.youtube.com/watch?v=6tI9xOecqkg*

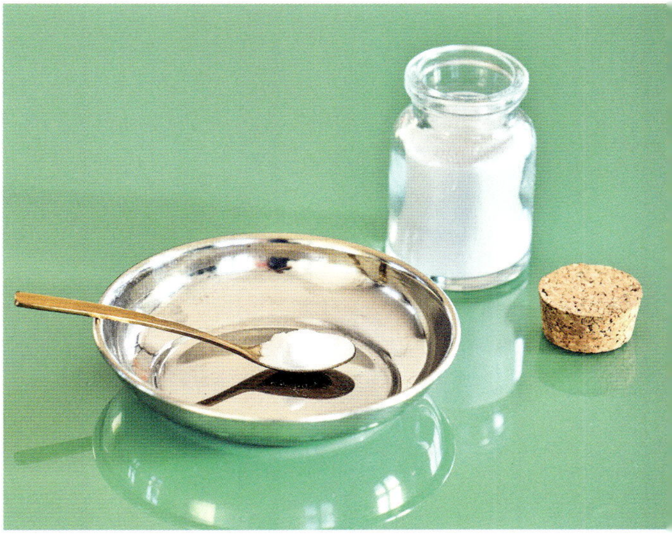

Zu meiner innerlichen Körperpflege gehören auch regelmäßige Kuren mit Niacin in Pulverform.

NIACIN (VITAMIN B3)

Niacin kennen Sie wahrscheinlich eher unter dem Namen Vitamin B3. Es gehört dem Vitamin-B-Komplex an und hat vielfältige Funktionen, ist aber insbesondere für den Erhalt gesunder Schleimhäute und gesunder Haut bekannt. Da die Haut unser größtes Organ ist und mit zunehmendem Alter steigenden Ansprüchen standhalten muss, ist eine gute Versorgung mit Niacin fürs Well-Aging zu empfehlen.

Gut für Haut und Nerven

Vitamine sind generell wichtig, da sie für viele Körperfunktionen unerlässlich sind. Der Körper kann die meisten nicht eigenständig herstellen, aber bei Niacin verhält es sich etwas anders. Wir können es über die Nahrung aufnehmen, und unser Körper kann es auch selbst bilden. Vitamin B3 tritt in zwei Formen auf: als Nicotinsäure (Vitamin B3) und als Nicotinamid, das vom Körper zu Niacin umgewandelt werden kann. Auch aus der Aminosäure Tryptophan, die in vielen Lebensmitteln vorhanden ist, kann er das B-Vitamin bilden. Gespeichert wird es dann vor allem in der Leber.

Niacin steckt in Fleisch, Fisch und Innereien sowie in einigen pflanzlichen Lebensmitteln wie Mungobohnen, Erdnüssen und Pilzen. Allerdings kann unser Körper das pflanzliche Niacin nicht so gut verwerten.

Das Vitamin unterstützt viele Stoffwechselreaktionen und spielt auch eine Rolle bei der Zellteilung. Außerdem ist es daran beteiligt, die normale Funktion des Nervensystems, der Psyche und, wie gesagt, der Haut und Schleimhäute zu erhalten.

Lauter gute Gründe, um für reichlich Niacin im Körper zu sorgen, insbesondere wenn man vegetarisch oder vegan lebt. Darum habe ich mich vor etwa zwei Jahren für ein Extra an Niacin in Form einer Kur entschieden. Ein- bis zweimal im Jahr supplementiere ich das Vitamin in Pulverform.

VITAMIN B_{12}

Vitamin B_{12} ist wiederum eines der essenziellen, unentbehrlichen Vitamine, die der Körper nicht selbst produzieren kann. Es muss also laufend mit der Nahrung aufgenommen werden.

Vitamin B_{12} oder Cobalamin ist an unserem Stoffwechsel beteiligt, es trägt zur Funktion unseres Nervensystems bei, und wir benötigen es zur Blutbildung.

Vitamin B_{12} kommt hauptsächlich in tierischen Produkten vor, also in Fleisch, Fisch, Eiern, Milch und Milchprodukten. Es gibt aber die Vermutung, dass auch einige pflanzliche Lebensmittel das Vitamin enthalten. Dass es zum Beispiel in Beinwell, einem Wildkraut, steckt, ist noch nicht wissenschaftlich belegt, aber viele Menschen schwören darauf.

Wichtig zu wissen: Veganer, die gar keine tierischen Produkte konsumieren, haben ein höheres Risiko, einen B_{12}-Mangel zu entwickeln, wenn sie ihre Ernährung nicht sorgfältig planen oder keine B_{12}-Ergänzung einnehmen.

Ein B_{12}-Mangel kann aber auch bei Menschen auftreten, die Fleisch essen, wenn bestimmte Faktoren die Aufnahme oder den Transport von Vitamin B_{12} in ihrem Körper beeinträchtigen. Einige Gründe für einen B_{12}-Mangel bei Fleischessern:

- Magen-Darm-Probleme und -Krankheiten, etwa eine Helicobacter-Infektion, chronische Entzündungen oder eine atrophische Gastritis, können zur Malabsorption, also zu einer mangelhaften Aufnahme von B_{12} aus der Nahrung führen.
- Medikamente, beispielsweise gegen Diabetes oder Magensäureüberschuss, können die B_{12}-Absorption beeinflussen – und auch regelmäßiger Alkoholkonsum.
- Ältere Menschen haben möglicherweise eine grundsätzlich verminderte Fähigkeit, B_{12} aus der Nahrung aufzunehmen.

Es ist wichtig, sich ausgewogen zu ernähren und, wenn man einen B_{12}-Mangel befürchtet, einen Arzt aufzusuchen, der einen speziellen Bluttest durchführen kann. Wenn ein Mangel diagnostiziert wird, kann der Arzt der Ursache auf den Grund gehen, Behandlungen empfehlen oder auch Nahrungsergänzungsmittel, um den Bedarf zu decken.

B_{12}-Mangelzustände können verheerende Folgen haben, denn dann kommt es neben Müdigkeit, Schwäche und Blutarmut vor allem zu Nervenschäden. Deshalb lassen Sie bitte Ihren Vitamin-B_{12}-Spiegel testen.

ANTHOCYANE

Anthocyane sind sekundäre Pflanzenstoffe und verleihen Gemüse und Früchten ihre blauviolette Farbe. Sie wirken hochgradig antioxidativ und schützen uns so vor oxidativem Stress, außerdem unterstützen sie die weißen Blutkörperchen, stärken also unsere Abwehrkräfte.

Im Kapitel über das Immunsystem habe ich Ihnen den Schwarzen Holundersaft vorgestellt

und das Rezept dazu verraten. Wenn mein Vorrat an Saft aufgebraucht ist, dann supplementiere ich die in den Beeren enthaltenen Anthocyane in Form von Pulver in Kapseln.
Auch wenn Sie noch nichts von Anthocyanen gehört haben, sind Ihnen aber vielleicht **OPC** (Oligomere Proanthocyanidine) ein Begriff. Das sind Vorstufen der Anthocyane, die im Körper zu Anthocyanen verstoffwechselt werden.
Es gibt viele verschiedene Anthocyane, und ich setze besonders auf qualitativ hochwertige aus dem Schwarzen Holunder. In Laborversuchen bieten Anthocyane einen höheren Schutz vor oxidativem Stress als die Vitamine C und E. Positive Effekte sind auch im Zusammenhang mit Arteriosklerose, Bluthochdruck, Diabetes und manchen Krebsarten beschrieben. Zudem ordnet man Anthocyanen neuroprotektive Effekte zu, die womöglich einer Alzheimerdemenz vorbeugen können.
OPC, Resveratrol und Anthocyane zählen zu den Polyphenolen. Diese stehen vor allem im Fokus der Anti-Aging-Medizin.
Resveratrol ist als Inhaltsstoff von Trauben und Rotwein bekannt, aber das sollte nicht als Freibrief für einen übermäßigen Weinkonsum verstanden werden, da erstens die meisten Erkenntnisse nur aus Tierexperimenten stammen und zweitens die möglichen Wirkungen des Antioxidans die mit Sicherheit schädlichen Wirkungen des Alkohols nicht ausgleichen.
Man weiß mittlerweile, dass die synthetische Variante trans-Resveratrol stabiler ist als die natürliche, deshalb lohnt sich hier die Supplementierung. Die Europäische Behörde für Lebensmittelsicherheit (EFSA) empfiehlt eine maximale Verzehrmenge von 150 mg pro Tag. Wie die Wirkung am besten zur Geltung kommt

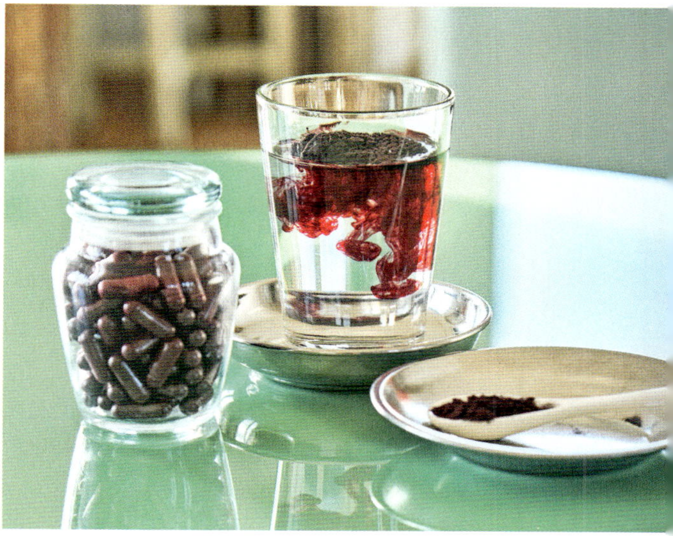

Hier meint man, geradezu sehen zu können, wie powervoll Anthocyane sind.

und in welcher Kombination, zum Beispiel mit Omega-3, wird gerade intensiv erforscht.

BERBERIN

Der sekundäre Pflanzenstoff kann den Blutzuckerspiegel senken und ist eine pflanzliche Alternative zu dem gerade häufig aus Energie- und Verjüngungsgründen verschriebenen Medikament Metformin!
Hier muss ich wieder kurz ausholen: Berberitzen, auch Sauerdorn oder Essigbeere genannt, sind dornige Sträucher, die bis zu zwei Meter hoch werden. Ihre sauren Früchte sind reich an Vitamin C. Die *Berberis vulgaris* wächst auf kalkhaltigem Boden besonders gut und ist in allen Teilen giftig, bis auf die reifen Beeren. Diese können von Ende August bis in den Winter hinein geerntet werden.

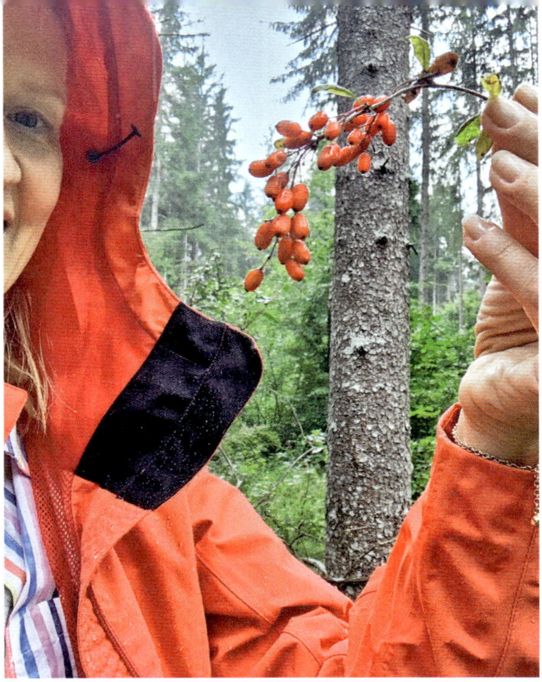

Ich liebe es, Früchte selbst zu pflücken und zu naschen, auch die herrlich sauren Berberitzen.

Ich habe zu diesen wunderbaren Früchten bereits einige Videos und Postings gemacht. Viele meiner Zuschauer kannten die Berberitze bis dahin nicht, aber ich bin damit aufgewachsen, denn meine Oma war ein ausgesprochener Berberitzen-Fan. Von ihr weiß ich, wie man die kleinen Beeren zum Backen oder Kochen verwenden kann, aber auch zum Naschen frisch vom Strauch oder in getrockneter Form.

Die roten Früchte fördern unter anderem die Durchblutung, und meine Oma hat immer schon gesagt, dass sie gut für den Kreislauf sind! Weshalb ich das erzähle? Weil das – wie die anderen Dinge, die ich von meiner Oma in puncto gesundes Leben gelernt habe – hier auch wieder zu den »neuesten« Studien und wissenschaftlichen Erkenntnissen passt. Meine Oma wusste das durch Empirie, also Erfahrung, schon vor vielen Jahren.

Alternative zu Metformin

Bei meinen Recherchen bin ich auf den australischen Biologen und Altersforschers David A. Sinclair gestoßen, einem Professor der *Harvard Medical School* in Cambridge (USA). Er war 2013 an der Studie *»Metformin improves healthspan and lifespan in mice«* beteiligt. Ihr Titel formuliert das Ergebnis: Metformin verbessert die Gesundheit und Lebensdauer von Mäusen.

Inzwischen nimmt Prof. Sinclair Metformin, ein verschreibungspflichtiges Medikament für Diabetiker, als Anti-Aging-Mittel selbst ein – und empfiehlt als natürliche Alternative Berberin, den Hauptinhaltsstoff der Berberitze!

Der Altersforscher Rafael de Cabo vom *National Institute on Aging* in Baltimore wurde auf Metformin aufmerksam, weil die Effekte im Körper zum Teil denen einer Kalorienreduktion ähneln, die bei vielen Lebewesen die Lebenszeit verlängert. Das Antidiabetikum steigerte die Fitness der Tiere, und sie wogen weniger als die Mäuse in der Kontrollgruppe – obwohl sie mehr Kalorien zu sich nahmen. Metformin regte die Fettverbrennung an, und die Tiere nahmen auch im Alter nicht zu. Das sind Anti-Aging-Effekte!

Wie funktioniert Metformin? Es sorgt dafür, dass die Körperzellen besser auf Insulin reagieren und mehr Zucker aus dem Blut aufnehmen. So bleibt weniger Zucker im Blutkreislauf.

Doch wie meine Oma immer gesagt hat, ist für und gegen alles ein Kraut gewachsen – in diesem Fall die Berberitzen mit ihrem Berberin, einem Alkaloid. Dieser sekundäre Pflanzenstoff unterstützt den gesunden Zucker- und Fettstoffwechsel und hilft dabei, den Blutzuckerspiegel konstant zu halten, auch in Hunger- und Fastenzeiten. Berberin kann die Glu-

koseproduktion in der Leber drosseln und ist für die Regulierung des Blutzuckerspiegels laut Studien genauso effektiv wie die Diabetikermedikamente Metformin oder Glibenclamid.
Berberin wird schon lange in der Traditionellen Chinesischen Medizin angewendet.
Es hat antioxidative, cholesterinsenkende, gewichtsregulierende und antimikrobielle Eigenschaften und hilft auch gegen Entzündungen. Da Berberin galletreibend ist, hilft es bei Gallebeschwerden. Auch bei Verdauungsbeschwerden wie chronischer Verstopfung und Magenschmerzen kann es helfen. Durch seine gefäßerweiternde Wirkung reguliert es den Kreislauf, senkt den Blutdruck und erhöht die Durchblutung – wie meine Oma immer gesagt hat!

SPERMIDIN

Der Stand der Wissenschaft und die Trends in der *Longevity*- oder Langlebigkeitsforschung legen nahe, auch über die Einnahme von Spermidin zu sprechen. Es gibt Hinweise darauf, dass es zur Langlebigkeit und zum Schutz vor altersbedingten Krankheiten beitragen kann.
Spermidin ist eine natürlich vorkommende organische Verbindung, die zu den Polyaminen gehört. Es spielt eine wichtige Rolle bei verschiedenen zellulären Prozessen, einschließlich Zellwachstum, Zellteilung und Zelltod.
Spermidin wurde erstmals in menschlichem Sperma entdeckt, daher der Name, genau wie die Milchsäurebakterien zum ersten Mal auf der Milch entdeckt wurden – was aber nicht bedeutet, dass Michsäurebakterien nur in Milch zu finden sind oder Spermidin nur in Sperma.
Studien an Hefezellen, Fliegen und Mäusen haben gezeigt, dass Spermidin eine lebensverlängernde Wirkung haben kann. Und wie? Indem es den Zelltod verlangsamt und außerdem die

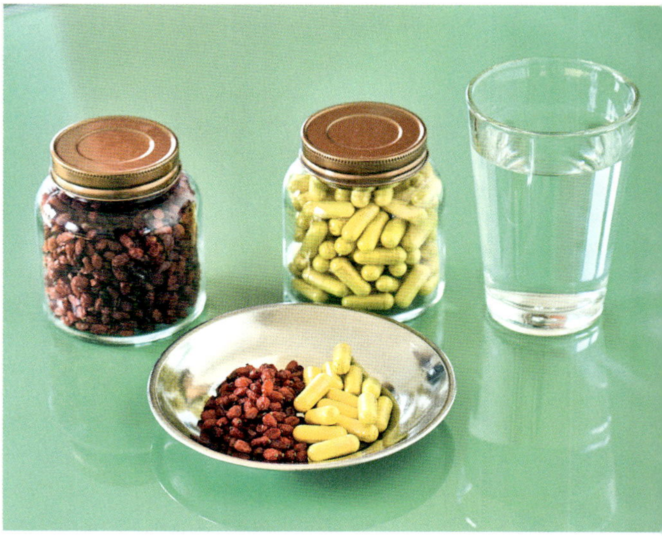

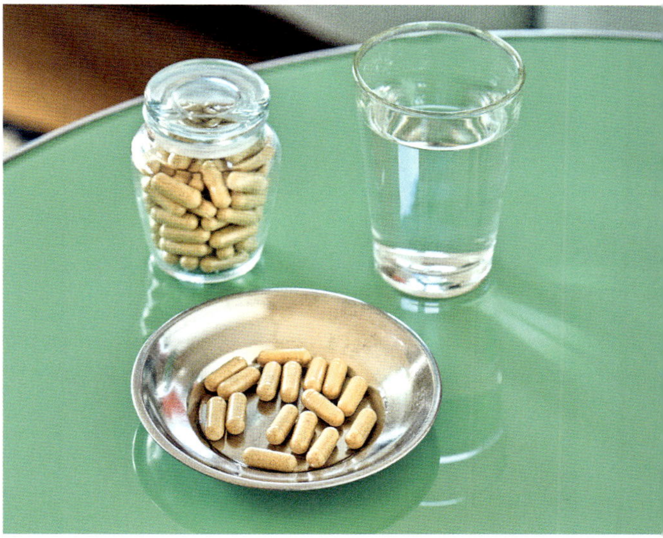

Im Bild oben sehen Sie getrocknete Berberitzen und das aus der Wurzel gewonnene Berberin in Kapseln. Unten ist in den Kapseln Spermidin abgefüllt.

Autophagie, also den zellulären Recyclingprozess, fördert und entzündungshemmend wirkt. Die Forschung zu Spermidin und seinen möglichen gesundheitlichen Vorteilen steht allerdings noch am Anfang. Es gibt derzeit keine ausreichenden klinischen Studien an Menschen, die eindeutig bestätigen würden, dass die Einnahme von Spermidin eine Lebensverlängerung oder bestimmte gesundheitliche Vorteile gewährleistet.

Wenn Sie daran interessiert sind, Spermidin als Nahrungsergänzungsmittel einzunehmen, sollten Sie dies immer mit einem Arzt oder einer Ärztin besprechen. Sinnvoll ist eine ausgewogene Ernährung mit vielen natürlichen Quellen von Polyaminen wie Weizenkeime, Sojabohnen, Pilze, Hülsenfrüchte und gereifter Käse.

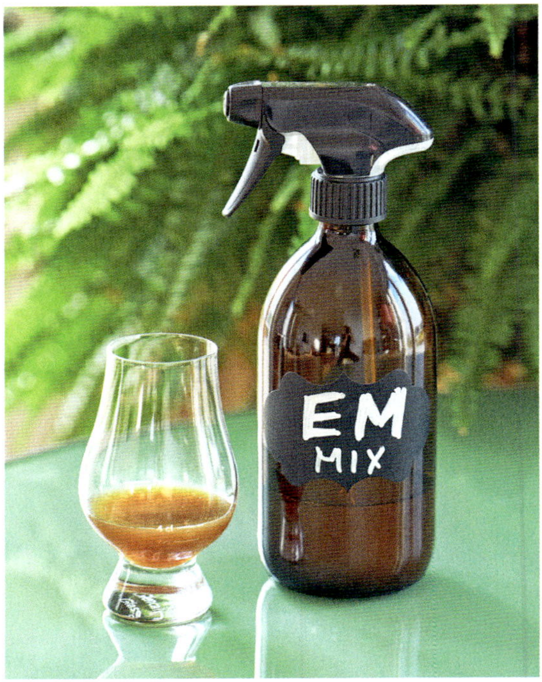

Ich bin ein großer Fan von Effektiven Mikrooganismen. Die lebendigen Kulturen begleiten mich seit Langem im Alltag.

EFFEKTIVE MIKROORGANISMEN

EM® gehören zu mir und meinem Leben seit über zehn Jahren. Die Effektiven Mikroorganismen® sind Probiotika, das heißt Zubereitungen mit lebensfähigen Mikroorganismen, die hilfreich *pro bios,* also »für das Leben« sind.

Die Flüssigkeit enthält eine konzentrierte Mischung aus bestimmten Bakterien und Pilzen, die überall in der Natur vorkommen und lebenswichtige Prozesse für das Wachstum und die Gesunderhaltung aktivieren. Diese positiven (regenerativen) Mikroorganismen verhindern beispielsweise Fäulnis, Schimmelbildung und Oxidation. Außerdem produzieren Effektive Mikroorganismen wichtige Stoffe wie Vitamine und Enzyme aus organischem Material. Dieser Vorgang wird als Fermentation bezeichnet und ist vom Sauerkraut her bekannt.

Selbst die Schulmedizin beginnt zu akzeptieren, dass es einen Zusammenhang gibt zwischen unserem Mikrobiom im Darm, früher Darmflora genannt, einem starken Immunsystem und einer guten Gesundheit, sowohl physisch als auch psychisch. Die Einnahme von Effektiven Mikroorganismen kann dazu beitragen, schädliche Bakterien, Pilze und pathogene Organismen im Darm zu verdrängen und ein Milieu zu schaffen, in dem sie sich gar nicht ansiedeln können. Dadurch wird das Risiko von Krankheiten verringert.

Mittlerweile gibt es von verschiedenen Herstellern spezielle EMs für den Darm, andere für den Garten und wieder andere für den Haus-

Schwarzkümmel ist innerlich und äußerlich eine entzündungshemmende Wohltat. Hier sehen wir ihn sowohl als Samen als auch nach der Kaltpressung als Öl.

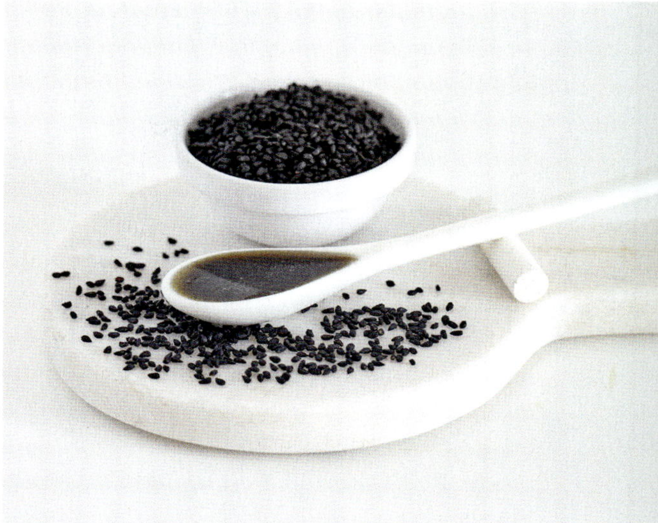

halt. Ich benutze allerdings für alles dieselben – mit großem Erfolg. Sehr ausführlich habe ich die EMs in meinem Buch *Alles sauber … oder was?* vorgestellt.

SCHWARZKÜMMELÖL

Ein weiteres sehr wichtiges Hilfsmittel für mich ist das Schwarzkümmeöl – ich schwöre auf die äußerliche Anwendung und setze Schwarzkümmelöl als natürliches Repellent gegen Zecken und andere Insekten ein. Ein Repellent ist eine chemische Substanz, die auf Insekten abstoßend wirkt, ohne uns zu schaden. Es gibt meines Wissens noch keinen ausreichenden wissenschaftlichen Nachweis über diese Wirkung, aber bei uns funktioniert es. Ich habe dazu schon vor vielen Jahren ein OH LALA & SO LALA-YouTube-Video gemacht, und es bewahrheitet sich immer wieder.
Schwarzkümmelöl hat aufgrund seiner Inhaltsstoffe auch potenzielle gesundheitliche Vorteile für uns. Es wird oft als Nahrungsergänzungsmittel eingenommen und in manchen Kulturen auch in der Küche und als traditionelles Heilmittel eingesetzt. Einige der Inhaltsstoffe haben entzündungshemmende, antioxidative, antimikrobielle und cholesterinregulierende Eigenschaften. Das Öl enthält gesunde Omega-3- und Omega-6-Fettsäuren, die insbesondere für das Herz-Kreislauf-System, das Gehirn und die Hautgesundheit wichtig sind.

Anwendung als Zeckenrepellent

Zecken mögen erwiesenermaßen den Geruch von Schwarzkümmelöl nicht. Um sie fernzuhalten, können Sie das Öl wie folgt anwenden:

- Kaufen Sie reines, kalt gepresstes Schwarzkümmelöl aus vertrauenswürdigen Quellen, um sicherzustellen, dass es von guter Qualität ist.
- Um mögliche Hautreizungen zu minimieren, können Sie das Öl zum Beispiel mit Kokosöl 1:1 oder 1:2 verdünnen.
- Tragen Sie das Öl vorsichtig auf die Haut auf, vor allem an exponierten Stellen wie Handgelenken, Knöcheln und Hals.
- Sie können mithilfe einer speziellen Ölsprühflasche auch Ihre Kleidung einsprühen.
- Ich gebe immer mit einer Pipette je 2 Tropfen an den Rand meiner Schuhe – und meinem Hund pro Pfote 1 Tropfen zwischen die Krallen.

Tees mit Well-Aging-Potenzial

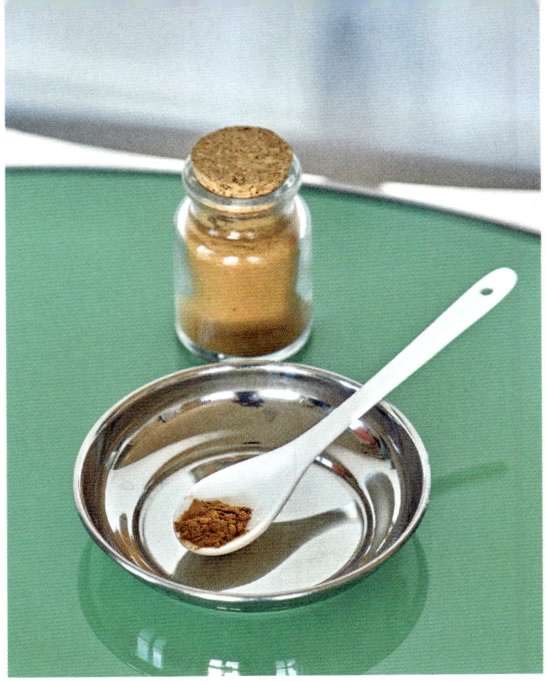

Grüntee-Extrakt in Pulverform schenkt uns neue Power und mehr geistige Leistungsfähigkeit.

EGCG IM GRÜNTEE

EGCG kürzt den schönen Zungenbrecher Epigallocatechingallat ab und ist eine biochemische Verbindung, die zu den Catechinen gehört, die wiederum Flavonoide sind, die zu den Polyphenolen gehören und somit zu den sekundären Pflanzenstoffen. Alles klar? Einfacher ausgedrückt: EGCGs gehören zu den Antioxidantien. Eine bekannte EGCG-Quelle ist der grüne Tee. Rund ein Drittel der Trockenmasse entfallen auf die Verbindung. Sie gilt mittlerweile als Wundermittel gegen Krebs, Alzheimer, hohen Blutzucker oder Entzündungen. Studien rund um die Gehirngesundheit deuten darauf hin, dass EGCG neuroprotektiv wirkt, also Nervenzellen vor Defekten oder dem Absterben schützen und so den Verlauf neurodegenerativer Erkrankungen wie Alzheimer und Parkinson verzögern könnte.

Potenzielle Anti-Aging-Wirkungen

EGCG ist ein starkes Antioxidans, kann also helfen, oxidativen Stress zu reduzieren und unsere Zellen vor Schäden durch freie Radikale zu schützen. Studien haben gezeigt, dass EGCG auch positive Auswirkungen auf die Hautgesundheit haben kann. Es hilft, die Haut vor UV-Strahlung und Umweltschadstoffen zu schützen, die zur vorzeitigen Hautalterung beitragen können. Darüber hinaus kann EGCG die Kollagenproduktion fördern und die Elastizität der Haut verbessern.

Für die Herzgesundheit kann EGCG beitragen, den Cholesterinspiegel zu senken, den Blutdruck zu regulieren und die Funktion der Blutgefäße zu verbessern.
Relevant sind auch die entzündungshemmenden Eigenschaften, denn EGCG kann dabei helfen, chronische Entzündungen zu reduzieren, die mit dem Alterungsprozess in Verbindung gebracht werden.
EGCG kann den Stoffwechsel anregen und die Fettverbrennung erhöhen. Es wird vermutet, dass es den Appetit reduzieren und die Gewichtsreduktion unterstützen kann.
Nicht zuletzt zeigt EGCG vielversprechende Eigenschaften bei der Bekämpfung von Krebszellen und kann womöglich dazu beitragen, das Risiko bestimmter Krebsarten zu reduzieren.
Nun müsste man schon sehr, sehr viele Tassen Grüntee trinken, um auf eine relevante Menge

an EGCG zu kommen. Da ist es realistischer, konzentriert zu supplementieren. Diesen Tipp habe ich von meiner Freundin, der Neurologin. Ich nehme EGCG kurmäßig dreimal im Jahr für etwa vier bis sechs Wochen ein.
Da eine zu hohe Dosierung die Leber schädigen kann, sollten Sie es nicht übertreiben und zudem regelmäßig Ihre Leberwerte checken lassen.

OOLONG

Auch das ist ein für mich sehr interessanter Tee. Der Oolong ist ein halboxidierter Tee, liegt also zwischen grünem Tee, der gar nicht oxidiert ist, und dem schwarzen Tee, der volloxidiert ist. Er soll durch seine antibakterielle Wirkung die Bildung von Zahnplaque reduzieren und damit die Gesundheit der Zähne fördern, was mit zunehmendem Alter immer wichtiger wird.
Oolong-Tee ist in Deutschland noch ein Geheimtipp, in weiten Teilen der Welt aber sehr populär. Gerade im asiatischen Kulturraum wird morgens gern Tee statt Kaffee getrunken, und Oolong-Tee hat aufgrund seines Koffeingehalts eine intensiv aufmunternde Wirkung. Forscher interessieren sich jedoch auch für seine potenziell krebshemmenden Eigenschaften. So zeigte eine Studie mit Oolong-Extrakt, dass er das Wachstum von Brustkrebszellen eindämmen konnte. Zudem soll der Tee bei schmerzhaften Entzündungen und Infektionen helfen. Überdies wird Oolong-Tee gerne zum Entschlacken und Ausleiten von Toxinen empfohlen, etwa bei lymphatischen und kardiovaskulären Beschwerden.
Oolong enthält komplexe Aminosäuren und Polyphenole, die in vielen Medikamenten für eine entzündungshemmende Wirkung eingesetzt werden. Inzwischen ist auch bekannt, dass Oolong-Tee EGCG enthält. Zudem konnten japanische Wissenschaftler feststellen, dass die Polyphenole im Oolong-Tee einen basischen Effekt auf Pankreas und Darm haben und somit zur Linderung von Beschwerden des Magen-Darm-Trakts beitragen können.
Ich finde den Tee erfrischend, eine tolle Alternative zu Schwarz- und Grüntee und einen idealen Begleiter unserer Zellkur (Seite 133).

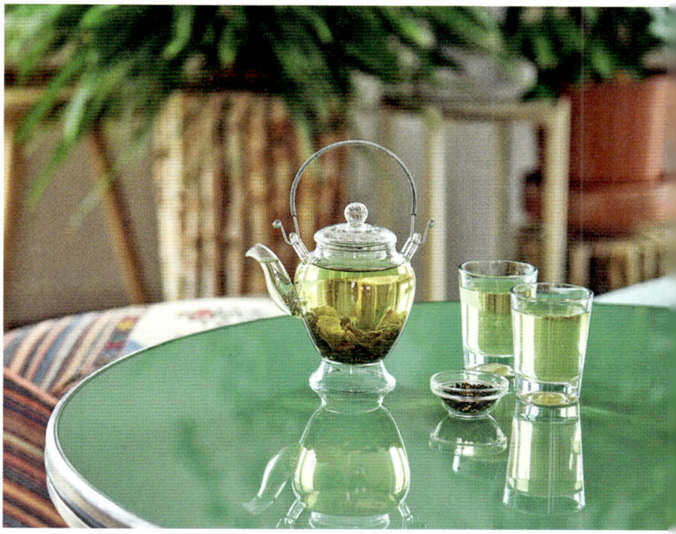

Oolong-Tee zu trinken ist für mich ein schönes Ritual, bei dem ich mir vorstelle, was der Tee alles Gutes für mich tut.

JIAOGULAN

Die Pflanze, die ich Ihnen jetzt vorstelle, ist auch als Unsterblichkeitskraut oder Frauenginseng bekannt. Wer sich gegen körperlichen und seelischen Stress schützen möchte, für den könnte dieses Antioxidans sehr interessant sein.

Ich habe viel zu dieser Pflanze und ihren Einsatzgebieten recherchiert und Ihnen das Wichtigste hier zusammengetragen.

Das Kraut der Unsterblichkeit

Jiaogulan (sprich: Dschiau-gu-lan) ist ein traditionelles Heilkraut aus China und Japan, und seine Wirkung wird gern mit der von Ginseng verglichen. Es gilt als echtes Adaptogen, gehört also zu den Pflanzenstoffen, die dem Körper helfen sollen, besser mit Stress umzugehen. Ein Teeaufguss mit Jiaogulan kann körperlich und psychisch ausgleichend wirken, also bei chronischer Müdigkeit, niedrigem Blutdruck und Kraftlosigkeit ebenso helfen wie bei Schlafstörungen und Bluthochdruck. »Frauenginseng« wird es deshalb genannt, weil es für Frauen besser verträglich sein soll als Ginsengextrakt.

Ob getrocknet oder als Topfpflanze: Jiaogulan sollte meiner Meinung nach in keinem Haushalt fehlen.

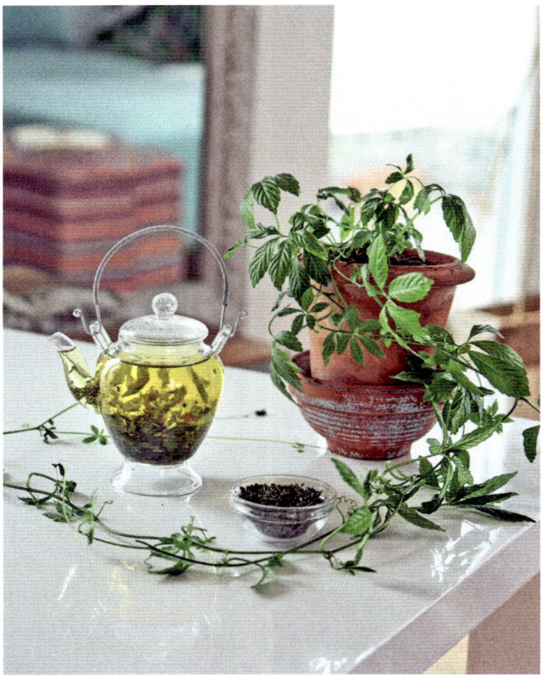

Die Pflanze enthält sehr interessante Inhaltsstoffe, vor allem Saponine, die entzündungshemmend wirken und Cholesterin binden. Weiterhin finden sich zahlreiche Vitamine, Mineralstoffe, Spurenelemente und essenzielle Aminosäuren. Die Inhaltsstoffe sind tatsächlich zum Teil mit denen von Ginseng identisch. Während Ginseng aber nur etwa 20 Saponine enthält, sind in Jiaogulan *(Gynostemma pentaphyllum)* über 80 Saponine nachweisbar. Saponine sind natürliche organische Verbindungen, die unter anderem an der Hormonsynthese beteiligt sein sollen. Jiaogulan enthält sogar eine eigene Klasse von Saponinen, die Gypenoside, die hauptsächlich für seine wohltuende Wirkung verantwortlich sind.

Heilkraut ohne Zulassung

Aufgrund der Novel-Food-Verordnung der EU darf Jiaogulan in Europa nicht als Lebensmittel oder Tee vertrieben werden. Lebensmittel, die bis 1997 nicht in Europa verkauft wurden, müssen demnach gesundheitlich bewertet werden, bevor sie zugelassen werden. Dennoch kann man Jiaogulan als Pflanze kaufen, und ihre getrockneten Blätter werden als Potpourri, Badetee und Ähnliches deklariert angeboten.
Ich möchte hier ausdrücklich darauf hinweisen, dass mein Umgang mit Jiaogulan selbstverständlich kein Maßstab für andere ist. Aber ich erzähle nun mal in diesem Buch von allen Well-Aging-Erkenntnissen und -Mitteln, die ich im Laufe meines Lebens auf Herz und Nieren getestet habe. Und dazu gehört auch Jiaogulan.
Ich esse das Kraut gern frisch, denn die jungen, knackigen Triebspitzen schmecken wunderbar

JIAOGULAN SELBST ANBAUEN

Die winterharte Kletterstaude aus der Familie der Kürbisgewächse lässt sich leicht selbst ziehen, auch im Topf. *Gynostemma pentaphyllum* wächst in nährstoffreicher Erde schnell und kann 4 bis 8 Meter lange Ranken bilden. Schon nach wenigen Wochen kann man erste Blätter ernten. Im Herbst zieht sie ein und treibt aus Rhizomen im nächsten Frühjahr wieder neu aus.

exotisch im Salat. Und ich trinke auch den Tee aus getrockneten oder frischen Blättern.
Nun wende ich das Kraut der Unsterblichen noch nicht lange genug an, um selbst ein Beweis für seine lebensverlängernde Wirkung zu sein – und Sie wissen ja, abgerechnet wird immer zum Schluss. Aber in der südchinesischen Provinz Guizhou werden die Menschen sehr alt.
Die Verordnung, dass Jiaogulan nicht als Lebensmittel gehandelt werden darf, gilt ja nur in der EU, nicht aber in Asien. In Thailand, Korea, Malaysia, Indien, Japan und China und auch in den USA ist das Kraut sehr beliebt als preisgünstige Alternative zu Ginseng.
Zurück in die Provinz Guizhou: Im bergigen Südwesten Chinas trinkt man den süß-herb schmeckenden Aufguss schon seit Jahrhunderten. Dass überdurchschnittlich viele 100-Jährige dort leben, wird auf den regelmäßigen Genuss von Jiaogulan-Tee zurückgeführt. Es heißt, Jiaogulan wirke wie Ginseng, nur besser!
Um es mit der EU-Kommission zu halten, empfehle ich Ihnen den Genuss des Tees aber nicht! Es ist nur ein schönes Kraut …

ACKERSCHACHTELHALM

Der Ackerschachtelhalm *(Equisetum arvense)* wird auch Zinnkraut oder Katzenwedel genannt und ist reich an Kieselsäure in Form von Siliziumdioxid (SiO_2). Das farnartige Gewächs wird daher oft als natürliche Kieselsäurequelle verwendet und in verschiedenen Formen wie Tee oder Nahrungsergänzung angeboten.

Silizium satt

Das Spurenelement ist für Haut, Haare, Nägel und Bindegewebe wichtig. Man nimmt an, dass es die Produktion von Kollagen unterstützen und die Hautelastizität verbessern kann, wenn man es einnimmt. Darüber hinaus wird es zur Unterstützung der Gesundheit von Knochen, Gelenken, Muskeln und Sehnen eingesetzt.
Der Ackerschachtelhalm mit seinem hohen Kieselsäuregehalt ist also die Pflanze unserer Begierde, wenn wir uns schöne Haut und Haare wünschen und unsere Knochen vor Osteoporose schützen wollen.
Ich bin ein Megafan von Zinnkraut. Ihm habe ich meine Abschlussarbeit in meiner Ausbildung zur Phytotherapeutin gewidmet, und das nicht zuletzt wegen der tollen Kieselsäure.
Ich könnte also viel mehr über diese faszinierende Pflanze schreiben, aber das würde hier zu weit führen. Deshalb nur noch ganz kurz: Der Ackerschachtelhalm ist eine der ältesten Pflanzen der Welt. Schon vor 400 Millionen Jahren, noch zu Zeiten der Dinosaurier, gab es ihn – damals aber als drei Meter hohen Baum. Zwar ist er im Laufe der Zeit deutlich geschrumpft, aber er ist immer noch da. Ich stelle mir vor, dass sich etwas von dieser unglaublichen Standhaftigkeit und Langlebigkeit auf unsere Knochen und

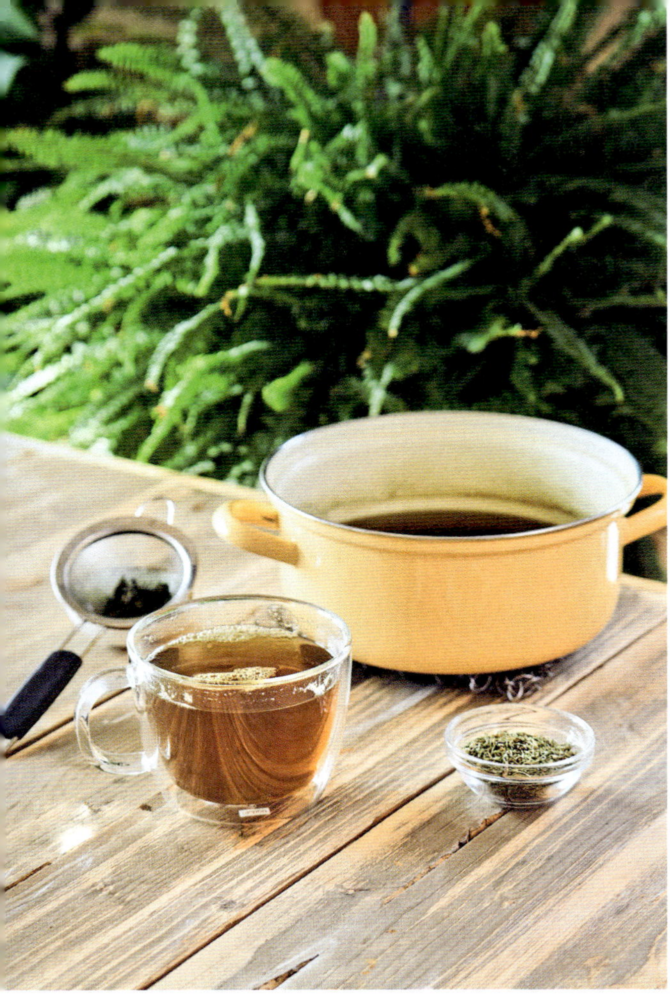

Ackerschachtelhalmtee enthält Silizium und stärkt damit Haut und Haare ebenso wie Knochen und Gelenke.

unser Bindegewebe überträgt, wenn wir den Ackerschachtelhalm als Heilpflanze nutzen. Übrigens steckt Silizium auch in Steinen und in Sand, im menschlichen Körper kommt es in fast jeder Zelle vor, und es wird zum Beispiel in Solaranlagen und Computerchips verwendet, in Zukunft vermutlich auch in Handyakkus, weil Akkus auf Siliziumbasis ein Vielfaches an Energie speichern können als die aktuellen Lithium-Ionen-Akkus.

Meine Kur für starke Knochen

Ich mache 2- bis 3-mal im Jahr eine zweiwöchige Kur. Dazu habe ich schon vor Jahren ein Video gemacht, auch weil meine Hausärztin eine Ackerschachtelhalm-Kur zur Vorbeugung von Osteoporose empfiehlt. So bereiten Sie den Ackerschachtelhalmtee *(Equiseti herba)* zu:

- 4–5 Teelöffel getrocknetes Kraut in 1 Liter Wasser aufkochen und 30 bis 40 Minuten ziehen lassen. Dann durch ein feines Sieb abseihen.
- Täglich drei Becher à 300 ml Tee trinken.

BUCHWEIZENKRAUT

Buchweizentee ist ein traditionelles Mittel zur Kräftigung von Venen und Gefäßen. Er wirkt auch antioxidativ und hat das Zeug zu einem tollen Anti-Aging-Drink.
Aus eigener Erfahrung empfehle ich Buchweizentee vor allem als Mittel gegen Migräne, mit der ich früher sehr zu kämpfen hatte. Auch dazu habe ich schon vor einigen Jahren ein Video gemacht und den Inhaltsstoff Rutin, der im Buchweizenkraut steckt, vorgestellt. Hierauf habe ich von vielen Betroffenen sehr positive Rückmeldungen bekommen, was mich natürlich freut.

Für jugendliche Gefäße: Rutin und Quercetin

Sowohl Rutin als auch Quercetin sind Superstars für jugendliche Gefäße, und Buchweizen ist eine der besten Quellen für Rutin. Das Flavonoid ist ein Glycosid des sekundären Pflanzenstoffs Quercetin, das heißt eine Verbindung von Quercetin mit einem bestimmten Zuckermolekül.

Der gelbe Farbstoff wird von vielen Pflanzen zum Schutz gegen UV-Strahlung gebildet. Neben Zitrusfrüchten, Äpfeln und Buchweizen enthalten ihn auch einige Kräuter wie Brennnessel und Ginkgo biloba. In Buchweizenblättern steckt oft mehr Rutin als in den Körnern.

Rutin ist für seine antioxidativen, entzündungshemmenden und gefäßstabilisierenden Eigenschaften bekannt. Es kann dazu beitragen, die Durchlässigkeit und Brüchigkeit der Blutgefäße zu verringern, indem es die Wirkung von Enzymen blockiert, die zu einer Schädigung der Gefäßwände führen können. Studien zufolge hilft Rutin bei Venenschwäche, indem es die Durchblutung in den kleinen Gefäßen (Venolen und Kapillaren) verbessert. Weil es die Brüchigkeit der Kapillaren reduziert, kann weniger Flüssigkeit aus den Gefäßen in das umgebende Gewebe austreten.

Durch die Stärkung der Gefäße tritt bei regelmäßiger Anwendung des rutinhaltigen Tees der »Buchweizeneffekt« ein: die Linderung der Migräneschmerzen.

Rutin wird im Darm zu Quercetin und Phenylessigsäure abgebaut und gelangt als Quercetin-3-glucosid ins Blut. Rutin und Quercetin sind eng miteinander verwandt, werden aber etwas anders verstoffwechselt und haben daher vermutlich auch eine etwas andere Wirkung.

Quercetin steckt in einer Vielzahl von Obst- und Gemüsesorten wie Äpfeln, Zwiebeln, Beeren und Trauben sowie in grünem Tee. Es ist ebenfalls für seine antioxidativen, entzündungshemmenden und gefäßstärkenden Eigenschaften bekannt und wird in der Naturheilkunde häufig verwendet. Seit einer Weile erforscht man seine mögliche Rolle bei der Stärkung des Immunsystems, der Unterstützung der Herzgesundheit, der Bekämpfung von Entzündungen und der Förderung der kognitiven Funktionen. Es besteht weiterer Forschungsbedarf, um die genauen Wirkungen besser zu verstehen.

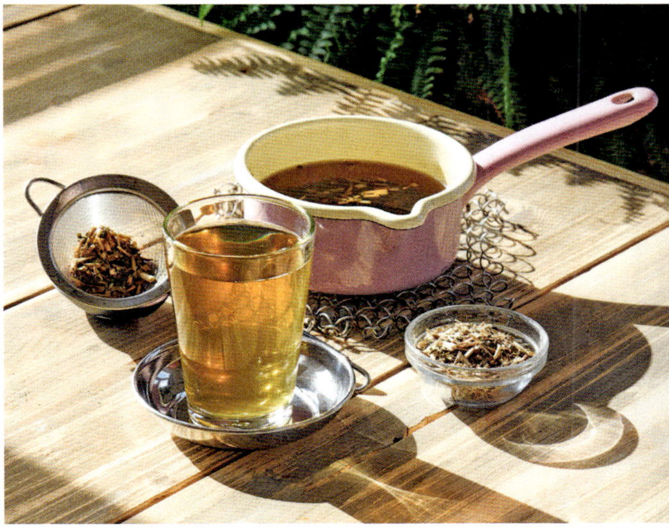

Tee aus Buchweizenkraut stabilisiert die Gefäßwände.

Mein Anti-Migräne-Tee

Der Buchweizentee *(Fagopyri Herba),* der aus dem ganzen Kraut, also aus Blüten, Blättern und Stängeln besteht, schmeckt leicht nussig und malzig und lässt sich gut trinken. Um einen guten Pegel an Rutin im Körper aufzubauen, empfehle ich:

- Übergießen Sie 4 Teelöffel Buchweizenkraut mit 1 Liter kochendem Wasser. Lassen Sie den Tee 10 Minuten abgedeckt ziehen und seihen Sie ihn durch ein Sieb ab.
- Trinken Sie 4 bis 8 Wochen lang 3 bis 4 Tassen à 300 ml Tee pro Tag.

Der Darm – oder: Ende gut, alles gut

Last, but not least werfen wir noch einen Blick in ein weiteres hochkomplexes System unseres Körpers: die Verdauung. Sie sorgt dafür, dass all die wichtigen Vitalstoffe in den Organismus eingeschleust und unbrauchbare Reste wieder ausgeschieden werden. Aber nicht nur das.

Für ein gutes und gesundes Leben brauchen wir ein starkes Herz, einen klaren Verstand, ein dickes Fell, also eine gesunde Haut, und, wie wir heute wissen, auch einen Darm mit einem funktionierenden Mikrobiom. Im Darm findet ja nicht nur die Verdauung statt, sondern hier ist auch ein Großteil unseres Immunsystems begründet. Wie gesagt: Ist der Darm gesund, ist es auch der Mensch!

Der Darm ist, falls Sie es noch nicht wussten, unser zentrales Anti-Aging- und Well-Aging-Organ. Und hier kommt der Clou: Der Zustand unseres Darms, speziell die Darmflora (das intestinale Mikrobiom), entscheidet nicht nur darüber, wie gut unser Körper funktioniert, sondern auch über unsere Stimmung und indirekt sogar über unsere geistige Leistungskraft.

Seit ein paar Jahren spricht man darüber, dass der Darm unser zweites Gehirn ist. Der gesamte Magen-Darm-Trakt ist von einem komplexen Nervengeflecht durchzogen. Und die Verknüpfungen von Darm und Hirn werden immer klarer. Über das Nervensystem, speziell über den Nervus vagus, über Botenstoffe und mikrobielle Stoffwechselprodukte kommunizieren Darm und Gehirn miteinander. Man nennt das die Darm-Hirn-Achse.

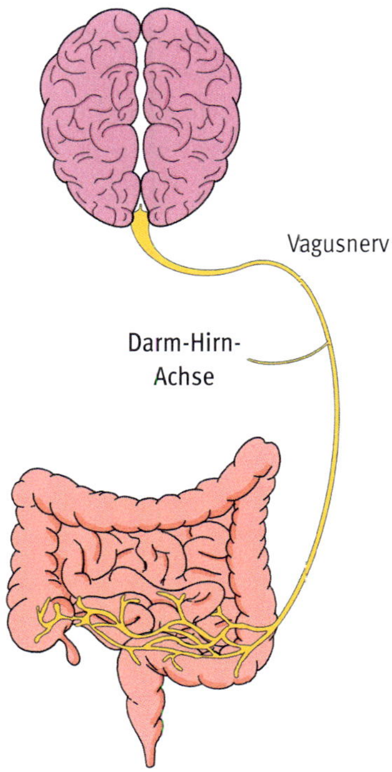

Darm und Hirn kommunizieren über den Nervus vagus, der an der Regulation fast aller inneren Organe beteiligt ist.

Man vermutet heute aber auch, dass neurodegenerative Erkrankungen wie Morbus Alzheimer und Morbus Parkinson ihren Verlauf in der Magendarmschleimhaut starten, und zwar womöglich Jahre oder Jahrzehnte, bevor sie ihre Zerstörungstätigkeit im Hirn beginnen.

Ich beschäftige mich seit Jahren mit dem Darm, auch im Zusammenhang mit Well-Aging. Obwohl man doch meinen möchte, dass in diesem Zusammenhang alles andere erst mal wichtiger sein müsste als ausgerechnet der Darm – aber weit gefehlt, denn: Alle Well-Aging-Faktoren, die ich in diesem Buch beschreibe, wirklich alle,

laufen hier zusammen – das werden Sie in diesem Kapitel merken.
Gut, es fällt nicht jedem leicht, über seinen Darm zu sprechen, zum einen, weil der im Verborgenen arbeitet und wir daher wenig Bezug zu ihm haben (es sei denn, er macht Probleme), und zum anderen, weil dieser Bereich schambesetzt ist. Aber hier sollten wir uns weiterentwickeln – was nicht heißen soll, dass wir ab jetzt mit jedem angeregt über unseren Stuhlgang plaudern, aber wir sollten unserem Darm etwas mehr Beachtung schenken.
Sehr empfehlenswert sind Vorsorgeuntersuchungen des Darms: Männern wird ab 50 und Frauen ab 55 empfohlen, eine Darmspiegelung zu machen. Sie ist noch zuverlässiger als ein Stuhltest, und Krebsvorstufen können sofort entfernt werden. Bei einem unauffälligem Befund muss die Koloskopie erst nach 10 Jahren wiederholt werden.
Ein darmgesunder Mensch braucht übrigens kaum Toilettenpapier, weil der Stuhl den Körper sauber verlässt. Wenn das bei der Mehrheit der Menschen so wäre, dann hätte es vermutlich keine Toilettenpapier-Hamsterkäufe zu Pandemiezeiten gegeben. Auch die Benutzung von Feuchtpapier würde sich massiv reduzieren lassen, aber das nur nebenbei!

DAS SUPERORGAN UND SEIN MIKROBIOM

Weil der Darm so zentral für unsere Gesundheit ist, habe ich hier einige wichtige Infos über das Superorgan zusammengetragen.
Nur langsam setzt sich die Erkenntnis durch, dass der Darm weit mehr als nur ein Ort der Verdauung ist. So steht die Erforschung der Darm-Hirn-Achse noch ganz am Anfang. Und erst seit etwa einem Jahrzehnt ist die Wissenschaft verstärkt dem Mikrobiom, also der Besiedelung des Darms mit verschiedenen Bakterienstämmen, auf der Spur. Immer mehr Studien konnten in den letzten Jahren zeigen, dass das Darmmikrobiom wichtig für die Gesunderhaltung des Menschen ist. Dennoch sind viele Schulmediziner nach wie vor zurückhaltend, wenn es darum geht, die inzwischen bekannten Zusammenhänge zwischen Lebensqualität, körperlicher und geistiger Leistungsfähigkeit, psychischer Verfassung, Immunsystem und Darm offiziell anzuerkennen.
Nicht von der Hand zu weisen ist jedenfalls, dass sich die sogenannten Zivilisationskrankheiten in dieser Region unseres Körpers ausbreiten wie ein Buschfeuer. CEDs, also chronisch entzündliche Darmerkrankungen wie Leaky-Gut-Syndrom, Morbus Crohn, Colitis ulcerosa oder das Reizdarmsyndrom, betreffen Hunderttausende von Menschen, und es werden ständig mehr. Entzündliche Darmerkrankungen erhöhen übrigens laut einer Studie das Risiko für Morbus Parkinson.
Hier spielen unser Lifestyle und unsere Ernährungsweise eine große Rolle. Aber wie kann es in unserer so hoch und weit entwickelten Gesellschaft dazu kommen, dass immer mehr Menschen Darmprobleme haben? Ganz einfach: Wir essen die falschen Sachen! Hier ein kleiner, aber sehr wichtiger Exkurs.

Glyphosat in der Darmflora

Im Kapitel über Zucker & Co (Seite 85) bin ich schon auf verschiedene Stoffe eingegangen, die wir über die Nahrung aufnehmen und die für den Körper schädlich sind, doch einen möchte ich hier noch genauer vorstellen. Wer meine OH LALA & SO LALA-Videos auf YouTube kennt, der weiß, dass ich seit Jahren nicht müde werde, darauf aufmerksam zu machen, dass Glyphosat, das meistverkaufte Unkrautvernichtungsmittel der Welt, ein sogenanntes »Totalherbizid« ist und einer der größten Feinde unserer Gesundheit. Es tötet jede Pflanze, die nicht gentechnisch so verändert wurde, dass sie den Herbizideinsatz überlebt. Es kann dazu beitragen, Unkraut zu kontrollieren und somit das Wachstum der Nutzpflanzen zu erhöhen, was potenziell zu höheren Erträgen führt.

Zwar dürfen in Europa keine genmanipulierten Pflanzen angebaut werden, doch die Bauern wenden Glyphosat vor oder kurz nach der Saat an, um vorbeugend alles Unkraut abzutöten, und mittlerweile auch ein paar Tage vor der Ernte, um das Getreide haltbarer zu machen.

Glyphosat trägt maßgeblich zum Artensterben in der Agrarlandschaft bei. Da es alle Pflanzen tötet, die nicht resistent sind, verkleinert sich der Lebensraum vieler Tiere, weil Wildpflanzen auf und neben den Äckern fehlen. Aber genau hier leben viele Insekten, die Hauptnahrung für andere Tiere, zum Beispiel Vögel, sind. Weniger Insekten heißt weniger Vögel. Weniger Insekten heißt auch weniger Bestäuber für Obst & Co. So wird durch Glyphosat eine tragische Abwärtsspirale in Gang gesetzt.

Mir liegt dieses Thema seit Jahren am Herzen. Aber um nun zur konkreten Wirkung auf unsere Darmschleimhaut zu kommen: Glyphosat hemmt ein wichtiges Enzym in bestimmten entzündungshemmenden Darmbakterien. Das führt zu einer Dysbiose, also zu einem Ungleichgewicht im Mikrobiom (siehe Kasten) zugunsten von entzündungsfördernden Bakterien, die gegen Glyphosat resistent sind.

In der Produktbeschreibung steht, Glyphosat (N-(phosphonomethyl)glycin) sei ein Breitbandherbizid. Es wirkt zudem ähnlich wie ein stark selektives Antibiotikum, das nur bestimmte Bakterien ausschaltet. Dummerweise reagieren vor allem nützliche Mikroorganismen besonders sensibel auf Glyphosat – wie die eben erwähnten entzündungshemmenden Bakterien in unserer Darmflora.

Zudem hat Glyphosat dazu geführt, dass Antibiotikaresistenzen zugenommen haben.

Unser täglich Gift im Brot

Getreide enthält besonders häufig Glyphosat. Wir essen wegen des Überangebots und aus Bequemlichkeit so viel Getreide, also Backwaren, wie nie zuvor in der Geschichte der Menschheit: Brötchen, Brot, Croissants, Kuchen, Kekse, Pizza, Nudeln, Müsli … Wenn wir hier nicht aufpassen und das ganze Gebäck zumindest in Bioqualität zu uns nehmen (denn im Bioanbau ist Glyphosat verboten), dann sind wir, ohne auch nur die leiseste Gefahr zu wittern, ständig durch einen Giftstoff belastet, der den Darm schädigt, weil er Entzündungen in der Darmschleimhaut fördert (siehe etwa folgende Studie von 2019: Rueda-Ruzafa, L. et al.: *Gut microbiota and neurological effects of glyphosate)*.

Die Toxine aus der Landwirtschaft gelangen über zwei Wege in unseren Darm: Entweder nehmen wir sie mit der Nahrung auf, oder sie landen beim Einatmen auf den Schleimhäuten von Nase und Mund und treten so die Reise in den Magen-Darm-Trakt an, wie man bei erkrankten französischen Landwirten nachgewiesen hat.

Wie es zu einer Mangelversorgung kommt

Fürs Anti-Aging ist ein funktionierender Darm auch deshalb sehr wichtig, weil wir teilweise mehr Nährstoffe brauchen als in jüngeren Jahren. Doch ist unser Körper ja, wie Sie bereits wissen, mit zunehmendem Alter schlechter in der Lage, die Nährstoffe aufzunehmen. Der gesamte Zellstoffwechsel verlangsamt sich. So können zum Beispiel Antioxidantien wie Vitamin C und all die anderen wichtigen Vitamine und Mineralstoffe nicht mehr so gut verarbeitet und transportiert werden.

Wenn unser Magen-Darm-Trakt dann zudem nicht bestmöglich funktioniert, kann er die Nährstoffe aus dem vorverdauten Speisebrei erst recht nicht in ausreichendem Maße aufnehmen. Das nennt man Malabsorbtion. Werden die Bestandteile unserer Nahrung nur schlecht verdaut und resorbiert, gelangen auch nicht genügend Nährstoffe zu den Zellen. So geraten wir in eine Mangelversorgung, selbst wenn, und das ist wichtig, wir gute Lebensmittel zu uns nehmen, denn der Aufnahmeweg ist gestört.

SYM- & DYSBIOSE IM MIKROBIOM

Das mit der Symbiose, also der mikrobiellen Besiedelung im Darm, und der Dysbiose habe ich in meinem Buch *Alles sauber ... oder was?* ausführlich erklärt. Wer es hat, kann dort gern noch mal alles darüber nachlesen. Hier nur so viel: Gesund und wünschenswert ist eine ausgewogene Besiedelung des Darms mit unterschiedlichen Mikroorganismen, vor allem mit ausreichend »guten«, regenerativen Bakterienstämmen. Diese sind nicht nur für die Verdauung wichtig. Das menschliche Immunsystem benötigt sie auch für eine funktionierende Abwehr. Dysbiose nennt man die aus dem Lot geratene Situation, eine krankhafte Unordnung durch die Fehlbesiedelung mit zu vielen »schlechten« Darmbakterien, den degenerativen Stämmen. Dies ist das Fundament für Erkrankungen jeglicher Art.

KRANKHEITEN AUS DEM DARM

Wenn wir beim Thema Aging sind, dann ist es schon auch klar, dass wir uns über Sachen wie Demenz unterhalten. Zum Beispiel Morbus Alzheimer: Dabei handelt es sich um eine unheilbare Störung des Gehirns. Menschen, die an der Alzheimer-Krankheit leiden, werden zunehmend vergesslich, verwirrt und orientierungslos. Dies ist auf das Absterben von Nervenzellen im Gehirn zurückzuführen.

Zum Beispiel Morbus Parkinson: Dies ist eine chronische Erkrankung des Nervensystems, bei der Nervenzellen im Mittelhirn sukzessive absterben. Als typische Symptome gelten Zittern, Bewegungsarmut und Muskelstarre.

Beides sind neurodegenerative Erkrankungen. Professor Heiko Braak von der Uni Ulm hat dazu mehrere Studien veröffentlicht. Seine Hypothese lautet: Parkinson beginnt nicht im Gehirn, sondern möglicherweise gelangt ein Faktor von außen durch die Nase und den Magen in das Nervensystem des Magen-Darm-Traktes und wandert dann mit der Zeit über den Nervus vagus in das Zentralnervensystem.

Braak konnte zeigen, dass er die Alpha-Synuclein-Ablagerungen, die für Morbus Parkinson charakteristisch sind, im Anfangsstadium der Krankheit in Nervenzellen des Riechkolbens und Magen-Darm-Trakts gefunden hatte und sie sich erst im weiteren Verlauf ins Gehirn ausbreiteten. Braak vermutet, dass solche veränderten Nervenzellen schon Jahre bevor die Krankheit ihr Zerstörungswerk im Hirn beginnt, in Nase, Magen und Darm vorkommen. Auslöser könnte ein Umweltgift sein oder ein auf Nervenzellen spezialisiertes Virus. Dazu muss aber noch viel weitergeforscht werden.

Es ist also denkbar, dass Toxine, die wir über die Atemwege oder übers Essen aufnehmen, neurodegenerative Erkrankungen verursachen. Ein Grund mehr für mich, gesund und bio zu leben und Gifte wie Glyphosat zu meiden.

Ja, es gibt auch genetische Veranlagungen für neurodegenerative Erkrankungen, diese spielen aber offenbar nur eine geringe Rolle. Darmbakterien hingegen könnten eine entscheidende Rolle beim Fortschreiten der Alzheimer-Demenz spielen. Eine Analyse der Stuhlproben von Alzheimer-Demenz-Patienten ergab im Vergleich zur gesunden Kontrollgruppe eine reduzierte mikrobielle Vielfalt im Darm.

Die »schlechten«, degenerativen Darmbakterien können den Untergang von Nervenzellen verursachen. Hierbei wird der Nervus vagus als eine Art Autobahn genutzt. Man weiß schon seit einiger Zeit, dass 90 Prozent der Signale vom Darm in Richtung Gehirn laufen und nur 10 Prozent vom Gehirn zum Darm.

Über den Nervus vagus werden auch fehlgefaltete Proteine transportiert, die durch ein gestörtes Mikrobiom entstehen. Dazu gibt es Studien. Diese Proteine sind unter anderem für neurodegenerativen Erkrankungen wie Alzheimer und Parkinson verantwortlich. Wenn Sie sich jetzt fragen: Was bitte sind fehlgefaltete Proteine?, dann finden Sie auf Seite 131 mehr dazu.

NEUE FORSCHUNG – ALTES WISSEN

Die Forschung steckt hier noch in den Kinderschuhen, denn es sind noch längst nicht alle Zusammenhänge verstanden und erforscht. Dass der Darm aber ein zentrales Organ für unser Well-Living und somit auch Well-Aging ist, wusste bereits der berühmteste Arzt der Antike. Hippokrates erkannte die Bedeutung des Darms schon um 300 vor Christus: »Ein gesunder Darm ist die Wurzel aller Gesundheit.«

Wir müssen uns das heute erst wieder durch Studien beweisen. Aber wir sehen, dass diese Erkenntnis nicht ganz neu ist. Sie beruht auf Empirik, also auf Erfahrung und Beobachtung. Meine Oma – von der ich ja immer wieder gern erzähle – hat mir viel altes Wissen über Magen, Darm und Immunsystem mitgegeben, das ebenfalls auf Empirik beruht.

Sie wusste genau, dass Darmgesundheit und Ernährung nicht voneinander zu trennen sind – wie Asterix & Obelix, Tim & Struppi, Ernie & Bert oder Bernhard & Bianca. Deshalb hatte sie viele einfache und letztlich sehr logische Tipps für den Alltag in petto:

Für die Verdauung und zur Entlastung des Magens ist es hilfreich, gründlich zu kauen; das macht auch früher satt. Zum Essen soll man nichts trinken, denn das verdünnt den Magensaft, der wichtig für die Verdauung der Nahrung ist. Außerdem hat sie immer gesagt, ich solle nicht zu oft zwischendurch essen, sondern auf die nächste richtige Mahlzeit warten. Und den Salat soll man immer vor dem Hauptgericht essen. Für den Darm hat sie Sauerkraut und anderes Fermentiertes in den Speiseplan eingebaut. Für das Immunsystem hatte sie verschiedenste Tipps im Angebot, zum Beispiel

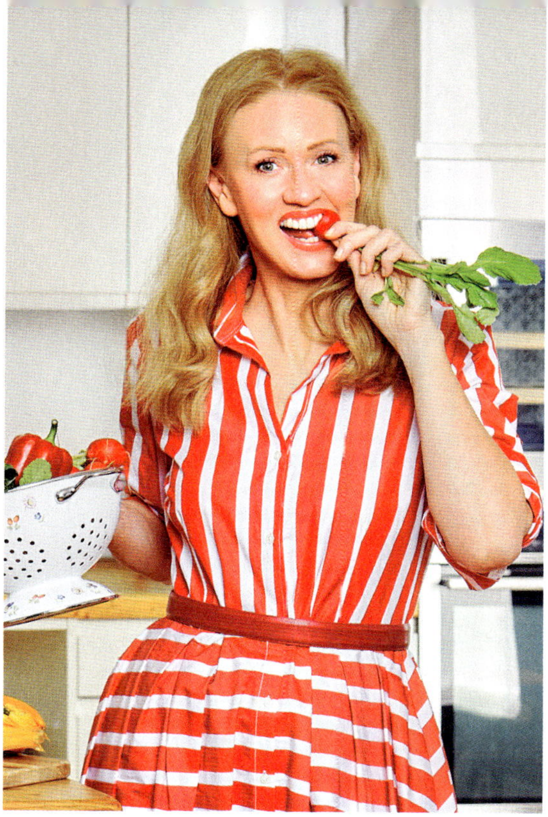

Eine ausgewogene Ernährung mit vielen knackig frischen pflanzlichen Lebensmitteln, die ihn optimal mit Ballast- und Nährstoffen versorgen, ist eine Freude für unseren Darm.

Holunderbeerensaft, Lindenblütentee und getrocknete Hagebutten.

Als ich dann die Ausbildungen zur ganzheitlich zertifizierten Ernährungsberaterin und Phythotherapeutin, also Pflanzenheilkundlerin, absolviert habe, sind dort all die Themen und viele Anwendungen und Tipps, die ich von meiner Oma kannte, wieder aufgetaucht.

Früher hat man das Wissen von Generation zu Generation weitergegeben, und das gehört für mich heute auch zum Älterwerden dazu: sein Wissen, seine Erfahrungen an die nächste Generation weiterzugeben. Dadurch lebt man ja auch irgendwie weiter.

EIN PAAR FAKTEN ZUM DARM

Der Darm ist zwischen fünf und acht Meter lang – das ist von Mensch zu Mensch unterschiedlich – und er teilt sich in Dünndarm und Dickdarm. Billionen Bakterien leben in Symbiose mit ihm – damit Sie sich das besser vorstellen können: Ihr Mikrobiom bringt circa zwei Kilogramm auf die Waage.

Der Darm verfügt nach dem Gehirn über die meisten Nervenzellen und wird deshalb auch das zweite Gehirn genannt. Und Sie wissen auch schon: Der Großteil unseres Immunsystems sitzt im Darm.

Eine zentrale Aufgabe des Darms ist es, Nahrung zu verdauen, in ihre Nährstoffe zu zerlegen und diese über die Wand des Dünndarms ins Blut weiterzuleiten. Wenn seine Funktion gestört ist, dann geraten wir unter anderem in einen Nährstoffmangel. Im Laufe unseres Lebens werden im Darm rund 30 Tonnen Nahrung verarbeitet. Aber nicht nur das, der Darm entzieht dem Nahrungsbrei auch rund 50 000 Liter Flüssigkeit. Der Darm ist nämlich mitverantwortlich für die Regulierung des Wasserhaushalts in unserem Körper.

Was das Mikrobiom stört

Der Darm ist stark und gesund, wenn sein Mikrobiom in Balance ist – das bedeutet, dass unterschiedliche Bakterienstämme in einer ausgewogenen Biodiversität angesiedelt sind.

Doch Antibiotika zum Beispiel zerstören meist diverse Bakterienstämme. Zucker füttert die falschen Bakterien, ein Zuwenig an Ballaststoffen in der Ernährung lässt die guten Bakterien verhungern, und Gluten (mit dem meist dazu gelieferten Glyphosat) lässt Entzündungen im

Darm entstehen. Wenn das Gleichgewicht der Bakterienstämme im Darm aus den Fugen gerät, dann ist – um das hier mal mit aller Entschiedenheit klarzustellen – die Kacke am dampfen.

Solch eine Dysbiose, also ein Ungleichgewicht der Mikroorganismen, entsteht durch unsere heutige Lebensweise so leicht wie nie, und unser Darm gerät schneller in Schwierigkeiten, als wir schauen können. Kommt dann noch Stress hinzu, der über Nervensystem und Hormone Einfluss nimmt, haben Magen und Darm endgültig ein Problem.

Das Ergebnis: Wir haben Schwierigkeiten mit der Verdauung und der Nährstoffaufnahme, was uns beim Well-Aging nicht unterstützt. Wir fühlen uns schlapp und energielos, nach dem Essen aufgebläht, leiden unter Sodbrennen, Magenschmerzen, Koliken, Durchfall oder Verstopfung. Das Immunsystem ist nicht stark, sondern schwächelt vor sich hin, was sich durch ständige Infekte, zum Beispiel Mandelentzündungen, Nasennebenhöhlenentzündungen und Blasenentzündungen, bemerkbar macht. Hautprobleme können das Resultat sein, emotionale Verstimmungen sowie die sogenannten Zivilisationskrankheiten (das wird dann wahrscheinlich an einer überzivilisierten Gesellschaft liegen). Und: Abzunehmen ist schwieriger, weil das maßgeblich im Darm entschieden wird, in dem über 200 Enzyme gebildet werden, die für den Kohlenhydratabbau verantwortlich sind.

Für all das spielt nicht nur eine große Rolle, was wir essen, sondern auch, wann wir das tun. Unser Magen-Darm-Trakt braucht Pausen, um sich zu regenerieren (siehe Seite 132), womit wir wieder beim intermittierenden Fasten wären (siehe Seite 42).

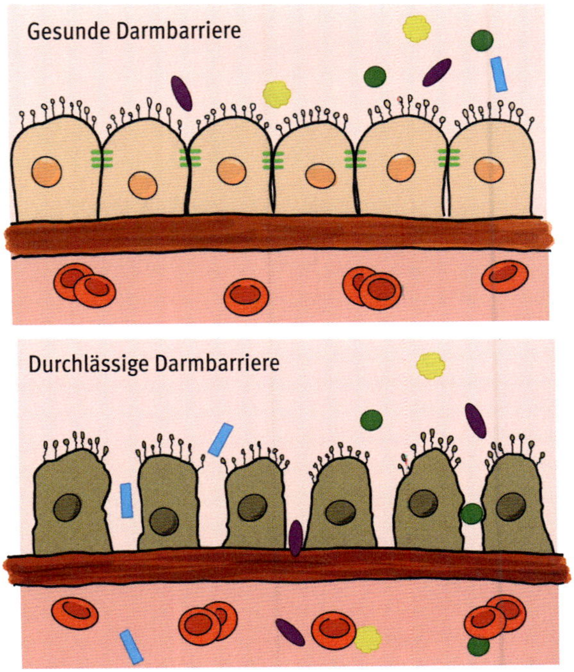

Nährstoffe gelangen durch die Wand des Dünndarms in den Blutkreislauf. Feine Ausstülpungen in der Wand, die Darmzotten, bilden die Durchgänge, die zusätzlich von Mikroorganismen und einer Schleimschicht bewacht werden. Eine gesunde, dichte Darmbarriere (oben) lässt Nährstoffe passieren, schädliche Substanzen aber nicht.
Bei Entzündungen im Darm ist ihre Durchlässigkeit deutlich erhöht, und es gelangen Toxine, Krankheitserreger und unverdaute Nahrungspartikel in den Blutkreislauf (unten). Dafür wird oft der Begriff »Leaky-Gut-Syndrom« verwendet. Durch die Eindringlinge können Entzündungen im Körper auslöst werden, die mit vielerlei Gesundheitsproblemen in Verbindung gebracht werden, darunter allergische Reaktionen, Autoimmunerkrankungen, Hauterkrankungen, Verdauungsprobleme und auch psychische Störungen.
Ursache können unter anderem Nahrungsallergene, Keime, Toxine und Medikamente sein, die im Darm Entzündungen fördern und die Darmbarriere schwächen, ebenso chronisch entzündliche Darmerkrankungen, Organschwächen, ungesunde Ernährung und chronischer Stress.

Der pH-Wert im Darm

Der Säure-Basen-Haushalt (Seite 98) spielt in Bezug auf die Darmflora eine wichtige Rolle. Ein gesunder Stuhl-pH-Wert liegt bei 5,5 bis 6,5. Bei unserer üblichen mitteleuropäischen Ernährung steigt der pH-Wert aber oft auf 6 bis 7 oder auch darüber an. Ein leicht saurer Dickdarm-pH ist jedoch nicht nur wichtig für eine gesunde Darmflora, sondern auch für die gesunde Funktion anderer Organe und des Gehirns.

Darm und Gehirn im Konflikt

Bakterien im Darm können pathologische Proteinfragmente und andere Entzündungsmediatoren produzieren. Bei einem Ungleichgewicht der Darmbesiedlung und durch den Alterungsprozess können diese Substanzen eine Proteinablagerung im Gehirn begünstigen. Fehlgefaltete Proteine werden vermutlich über den Nervus vagus direkt ins Gehirn transportiert.

Proteine sind kettenartige Riesenmoleküle aus Aminosäuren, die sich zu komplizierten dreidimensionalen Formen falten. Doch dieser Prozess kann schiefgehen. Die fehlgefalteten Proteine können unlöslich verklumpen, was durch mangelnde Autophagie begünstigt wird. Eine Übertragung dieser sogenannten Aggregate, das heißt eine Ansteckung von Zelle zu Zelle, ist möglich. Sie spielen eine Rolle bei der Entstehung neurodegenerativer Erkrankungen.

Andererseits produziert das alternde Gehirn Substanzen, die die Darmbakterien beeinflussen. Das kommt im Alter noch hinzu und belastet den Darm zunehmend.

Fürs Alter vorsorgen

Der Darm als unser zentrales Anti-Aging-Organ sollte also gut gepflegt und gefüttert werden, und zwar ein Leben lang. Mit zunehmendem Alter reduziert sich die Biodiversität der Mikroorganismen im Darm ohnehin, und ab dem 70. Lebensjahr nimmt die Vielfalt der Mikroben noch mal stark ab. Vor allem die »guten« Darmbakterien reduzieren sich. Und jetzt wird es sehr interessant: Das passiert nicht bei den Menschen, deren Mikrobiom bereits in jüngeren Jahren überdurchschnittlich vielfältig war! Auch hier fängt das Well-Aging also schon früh an. Wer in jungen Jahren oder in seinen besten Jahren ein gut aufgestelltes Mikrobiom hat, den erwischt der altersbedingte Abbau zumindest nicht so stark. Deshalb ist es äußerst wichtig, dass wir hier nicht erst handeln, wenn das Kind schon in den Brunnen gefallen ist, sondern bevor die guten Bakterien in der Kloschüssel landen. In unseren Ernährungsplan gehört also alles, was das Mikrobiom stärkt: vor allem Ballaststoffe, aus denen die Bakterien unter anderem die für sie lebenswichtigen kurzkettigen Fettsäuren bilden, sowie pflanzenbasierte Proteine.

FUTTER FÜR DEN DARM

Wichtige Vitalstoffe

Die folgenden Inhaltsstoffe von Nahrungsmitteln werden allgemein empfohlen:

- **Ballaststoffe (Präbiotika)** sollten eine große Rolle in der Ernährung spielen, denn das ist das Futter für die »guten Bakterien«. Es sind faserreiche Bestandteile pflanzlicher Lebensmittel, meist Kohlenhydrate, die unverdaut bis in den Dickdarm gelangen. Sie stecken vor allem in Vollkorngetreide, Hülsenfrüchten, Obst, Gemüse, Nüssen und Saaten.

- **Probiotika** sind Produkte, die spezielle Bakterienkulturen enthalten, und sollten auch in die Ernährung eingebaut werden. Ich empfehle sie gern in Form der Effektiven Mikroorganismen® (EM), die ich in *Alles sauber … oder was?* ausführlich vorgestellt habe. Damit können wir die Biodiversität unseres Mikrobioms wieder aufbauen.
- Achten Sie auf hochwertige **Kohlenhydrate,** denn hier gibt's unglaubliche Unterschiede. Sehr zu empfehlen sind Kohlenhydrate, die sich in resistente Stärke umwandeln, zum Beispiel Kartoffeln, Reis oder Nudeln, die nach dem Kochen mindestens 12 Stunden im Kühlschrank gestanden haben.
- **Antioxidantien** in jeglicher Form sind empfehlenswert, gern auch als Vitamin C.

Wichtig ist nicht Masse, sondern Klasse! Nicht die Menge der Nahrungsmittel, sondern die Nährstoffdichte zählt. Qualität vor Quantität – sonst verhungern wir vor vollen Tellern.

Sekundäre Pflanzenstoffe

Sekundäre Pflanzenstoffe, also Farb- und Duftstoffe, wirken antioxidativ und sind hilfreich für den Darm (mehr über ihre Wirkung auf Seite 58 und 134). Hier einige Vertreter:

- **Polyphenole** finden sich zum Beispiel reichlich im Schwarzen Holunder.
- **Flavonoide** sind eine Untergruppe der Polyphenole und stecken in Grünkohl, roten Zwiebeln, Staudensellerie, Brunnenkresse, Rucola, Thymian und Petersilie sowie in dunkler Schokolade.
- Grüntee enthält **EGCG,** das unter anderem neurodegenerativen Erkrankungen vorbeugen kann (siehe Seite 118).
- **Curcuminoide** sind die Farbstoffe im Kurkuma, die in Kombination mit Pfeffer noch besser wirken.
- **Resveratrol** gehört zu den Polyphenolen und ist in größeren Mengen vor allem in der Schale von roten Trauben zu finden (deshalb wird gern Rotwein empfohlen), aber ebenso in Erdnüssen und im Japanischen Staudenknöterich *(Polygonum japonica, Polygonum cuspidatum)*.
- Viel **Quercetin** (Seite 122) steckt in Kapern, Liebstöckel, Äpfeln, Zwiebeln (besonders in den äußeren Ringen), Brokkoli und grünem Blattgemüse, in Zitrusfrüchten, roten Trauben, Kirschen und Beeren wie Himbeere und Heidelbeere, außerdem in grünem und schwarzem Tee.
- **Xanthohumol** wirkt wie die anderen Flavonoide auch antikanzerogen und ist im Hopfen enthalten.
- **Omega-3-Fettsäuren** liefert Leinöl.

Außerdem sinnvoll

- Durch längere **Essenspausen** können wir die Autophagie stimulieren. Sie erlauben dem Darm auch, in Ruhe zu arbeiten und sich zu regenerieren.
- Ausreichend **körperliche Aktivität** ist nicht nur hilfreich für die Verdauung, sondern kann unter anderem das Risiko von neurodegenerativen Erkrankungen um rund 40 Prozent reduzieren.
- Ausreichend **Schlaf** gibt dem Immunsystem im Darm Zeit zur Regeneration. Auch das Abfallentsorgungssystem unseres Körpers braucht diese Phase, um den ganzen angefallenen Stoffwechselmüll loszuwerden. Unser Gehirn kann das überhaupt nur nachts (mehr dazu auf Seite 183 und 186).

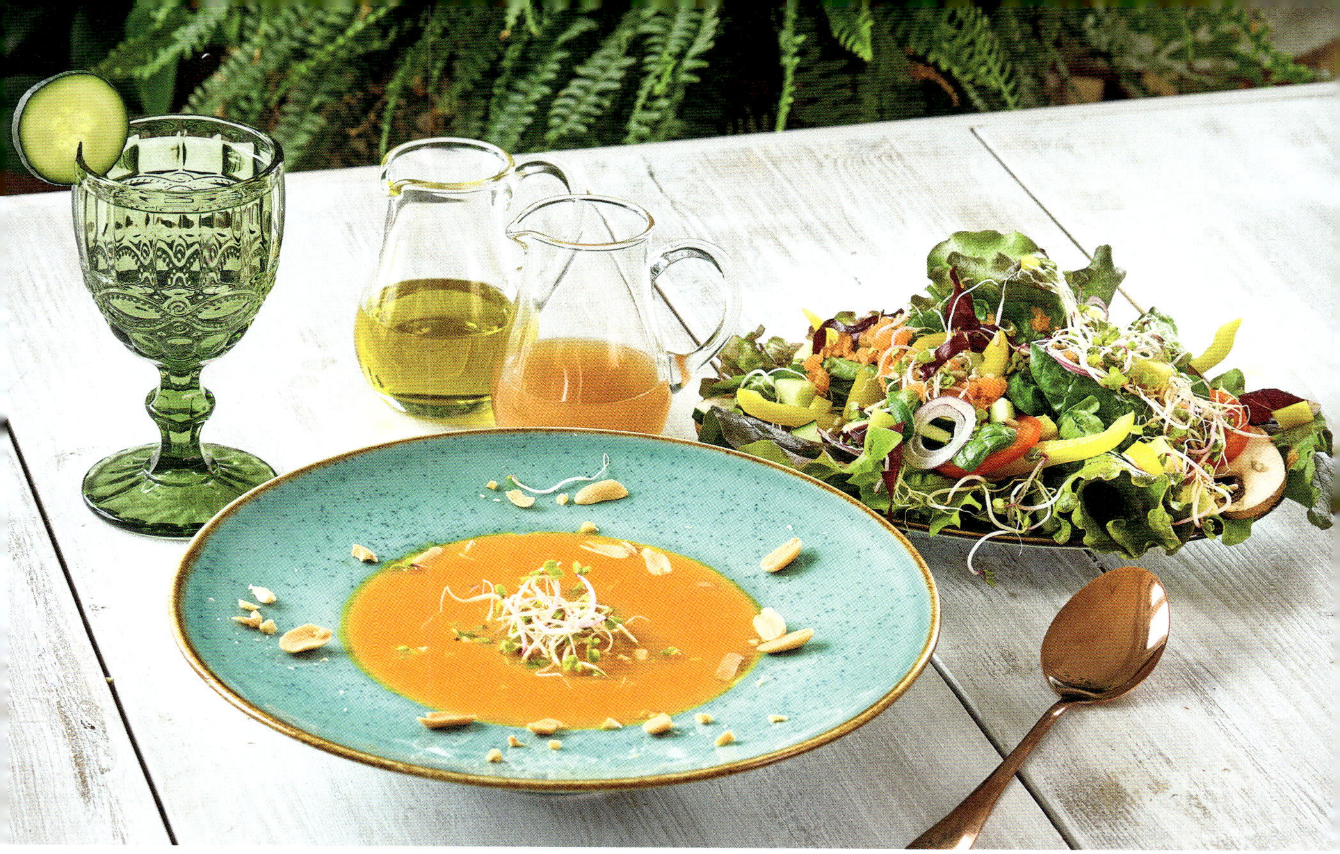

Meine Challenge: die Zellreinigungskur

Ich habe es schon im ersten Kapitel angekündigt, und hier kommt nun endlich der Ernährungsplan mit Rezepten für meine spezielle Well-Aging-Zellreinigungskur. Die Challenge: die Finger komplett von Weißmehl und Gluten jeglicher Art lassen, also kein Brot, keine Nudeln, kein Backwaren! Dazu 16:8-Intervallfasten und eine rein grüne, frische, pflanzliche und sehr ausgewogene Ernährung.

Und um es gleich vorweg zu sagen: Mir hat diese Ernährungsform so gutgetan, dass ich die eine geplante Woche spontan auf drei erweitert habe. Das hat mir unglaublich viel gebracht: Ich habe meine Fettdepots am Bauch verloren und, was noch viel wichtiger ist, eine straffere und reine Haut gewonnen, ein festeres Gewebe, eine bessere Verdauung, mehr Energie, einen besseren Schlaf und generell ein leichteres Lebensgefühl. Deshalb kann ich diese Kur wirklich nur empfehlen!

Es ist günstig, während der Kur zu Hause zu sein, weil man die Salate frisch zubereiten sollte. Man muss die Kur aber nicht am Stück im Urlaub oder Homeoffice machen, sondern kann auch einfach freie Tage und Wochenenden nutzen. Jeder einzelne zellreinigende Tag zählt.

DAS GEHEIMNIS: SIRTUINE PLUS INTERVALLFASTEN

Im Zusammenhang mit Well-Aging und Zellerneuerung hört man immer mehr über eine Sirtuin-Ernährung. Viele der für mich seit Langem normalen Lebensmittel werden auch als Sirtuin-Aktivatoren beschrieben. Sie finden sich bei mir in meinen Videos und Kochbüchern seit Jahren als fester Bestandteil meiner Rezepte für eine ausgewogene pflanzliche, frische, grüne und rote Ernährung. Deshalb habe ich das Gefühl, dass es wirklich die Kombination macht: In meiner Zellreinigungskur trifft die Autophagie (durch das Intervallfasten) auf eine enzymaktivierende Sirtuin-Ernährung.

Das heißt, wir kombinieren die Fastenphase, in der wir in die Autophagie kommen und die Zelle zu einem Reinigungsprozess anregen, mit einer Essphase, in der wir durch spezielle Lebensmittel die Sirtuine bei ihren Aufgaben in den zellulären Prozessen unterstützen.

Was sind Sirtuine?

Sirtuine sind eine Gruppe von Enzymen, die in verschiedenen Organismen und in jeder unserer Zellen vorkommen. Sie spielen eine wichtige Rolle bei der Regulation diverser zellulärer Abläufe und sind an der Steuerung des Stoffwechsels, der Zellalterung, der DNA-Reparatur, der Entzündungsreaktion und anderer lebenswichtiger Funktionen beteiligt.

Einige Studien haben gezeigt, dass bestimmte sekundäre Pflanzenstoffe, vor allem Polyphenole, die Aktivität dieser Enzyme erhöhen können. Dazu gehören unter anderem Resveratrol (zum Beispiel in roten Trauben und einigen Nüssen), Quercetin (etwa in Zwiebeln, Äpfeln und Beeren), Epigallocatechingallat (EGCG im grünen Tee), Curcumin (in Kurkuma) und OPC (zum Beispiel in dunkler Schokolade). Sie alle gelten als potenzielle Sirtuin-Aktivatoren, können also eine positive Wirkung auf die Sirtuin-Enzymaktivität haben. (Mehr über diese Stoffe finden Sie im Kapitel über Nahrungsergänzung ab Seite 112.)

Im folgenden Kasten gebe ich einen Überblick über Lebensmittel, die reich an solchen Stoffen sind und deshalb auf Ihrem Teller nicht mehr fehlen sollten. Mit dieser Erkenntnis, finde ich, macht es doppelt Spaß, altbekannte Lebensmittel neu für sich zu entdecken.

SIRTFOOD – FUTTER FÜR SIRTUINE

Sirtfood enthält besonders viele sekundäre Pflanzenstoffe, die Sirtuine aktivieren können.

- **Gemüse:** grünes Gemüse, zum Beispiel Brokkoli, Spinat, wildes Blattgemüse, aber auch Chicorée, Kohl, Rettich, Knoblauch, weiße und rote Zwiebeln und Artischocken
- **Obst:** Äpfel, Beeren, Kirschen, rote Weintrauben, Datteln und Zitrusfrüchte
- **Nüsse & Samen:** Erdnüsse, Cashewkerne, Walnüsse, Chiasamen, Pistazien, Sonnenblumenkerne
- **Kräuter & Gewürze:** Chili, Süßholzwurzel, Ingwer, Kurkuma, Thymian, Minze, Petersilie, Liebstöckel, Oregano, Salbei, Schnittlauch
- **Getränke:** Kaffee, grüner Tee, Kakao (85 %, ohne Zucker), Rotwein
- **Sonstiges:** Kapern, Tofu, Quinoa, Olivenöl, dunkle Schokolade (mind. 85 % Kakaoanteil)

Autophagie und Sirtuine

Es besteht eine enge Verbindung zwischen der Autophagie und einer Sirtuin-Ernährung.

Zur Erinnerung: Autophagie ist ein natürlicher Prozess in Zellen, bei dem beschädigte oder nicht mehr benötigte Zellbestandteile abgebaut und recycelt werden. Dieser Prozess ist wichtig für die Aufrechterhaltung einer gesunden Zellfunktion, die Beseitigung von schädlichen Substanzen und die Reparatur von Zellschäden.

Sirtuine sind an der Regulation der Autophagie beteiligt und können deren Aktivität beeinflussen. Eine gut funktionierende Autophagie kann wiederum die Sirtuinaktivität erhöhen.

Intermittierendes Fasten, also 16:8-Intervallfasten oder Ähnliches (Seite 42), regt die Autophagie an. Immer mehr Menschen praktizieren diese Fastenform, und sie findet allgemein mehr Akzeptanz, was, wie ich finde, eine sehr gute Entwicklung für unser aller Gesundheit ist.

Meistens wird intervallgefastet, um abzunehmen, aber wir können noch einen kleinen und sehr bewussten Schritt weitergehen und darauf achten, unseren Zellen dabei wichtige und wertvolle Nährstoffe zuzuführen. Die Sirtuin-Diät legt im Übrigen auch Wert auf eine kalorienreduzierte Ernährung, da einige Studien gezeigt haben, dass eine moderate Einschränkung der Kalorienzufuhr die Aktivität von Sirtuinen erhöhen und positive Auswirkungen auf die Gesundheit haben kann.

Die Verbindung zwischen Sirtuinen und Autophagie ist komplex und wird immer noch erforscht. Man nimmt an, dass die Aktivierung von Sirtuinen und die Förderung der Autophagie dazu beitragen können, das Altern zu verlangsamen und das Risiko für altersbedingte Erkrankungen zu verringern.

PLUS ENTZÜNDUNGSHEMMER

Um noch mehr fürs Well-Aging zu tun, achte ich auch auf Lebensmittel, die besonders entzündungshemmende Eigenschaften haben und dazu beitragen können, stille Entzündungen im Körper zu reduzieren. Man vermutet, dass sie mit dem Alterungsprozess zu tun haben.

Was sind stille Entzündungen?

Sie werden auch als chronische niedriggradige oder leise Entzündungen bezeichnet – und meiner Meinung nach deutlich unterschätzt. Entzündungen sind eine Reaktion des Körpers auf schädliche Reize wie Verletzungen, Infektionen oder Fremdkörper. Sie sollen ihn vor weiteren Schäden schützen und den Heilungsprozess fördern. Akute Entzündungen machen sich deutlich mit Rötung, Schwellung, Erwärmung und Schmerz bemerkbar. Stille Entzündungen hingegen verlaufen sehr unauffällig und können daher chronisch werden. Sie entstehen im Inneren des Körpers auf zellulärer Ebene durch verschiedene Faktoren, zum Beispiel durch ungesunde Ernährung, Rauchen, chronischen Stress und Bewegungsmangel. Bei Übergewicht produzieren bestimmte Fettzellen Entzündungsbotenstoffe. Mit der Zeit verursachen stille Entzündungen Schäden im Körper, die zu chronischen Erkrankungen wie Herzkrankheiten, Diabetes Typ 2, manchen Krebsarten, Autoimmunerkrankungen und neurodegenerativen Krankheiten beitragen können.

Es gibt wissenschaftliche Hinweise darauf, dass stille Entzündungen im Laufe des Lebens zunehmen können. Dieser Prozess wird oft als *»Inflammaging«* bezeichnet, eine Kombination aus den Begriffen *Inflammation* (Entzündung) und *Aging* (Altern). Inflammaging soll eine Rolle bei der Entstehung vieler altersbedingter Krankheiten spielen.

ESSEN GEGEN ENTZÜNDUNGEN

Hier einige Lebensmittel, die entzündungshemmende Stoffe enthalten. Regelmäßig gegessen können sie helfen, Entzündungen im Körper vorzubeugen und zu reduzieren. Informationen zu den genannten Stoffgruppen finden Sie auf Seite 46, 58 und 105.

- **Beeren** wie Blaubeeren, Himbeeren, Erdbeeren und Brombeeren enthalten Antioxidantien wie Vitamine und Flavonoide.
- **Grünes Blattgemüse** wie Spinat, Grünkohl und Mangold sind reich an sekundären Pflanzenstoffen, Vitaminen und Mineralstoffen.
- **Nüsse und Samen** wie Walnüsse und Mandeln oder Leinsamen und Chiasamen enthalten gesunde Fette, Ballaststoffe und Antioxidantien.
- **Pflanzenöle** wie Leinöl oder Algenöl enthalten reichlich Omega-3-Fettsäuren, die das Gleichgewicht zwischen entzündungsfördernden und entzündungshemmenden Prozessen unterstützen können.
- **Gewürze** wie Kurkuma, Ingwer, Knoblauch und Zimt enthalten heilsame Inhaltsstoffe wie Curcumin, Gingerol, Allicin und Zimtaldehyd.
- **Olivenöl** enthält insbesondere das Antioxidans Oleocanthal. Wählen Sie extra natives Olivenöl, da es einen höheren Gehalt an entzündungshemmenden Verbindungen aufweist.
- **Grüner Tee** enthält ebenfalls Antioxidantien, insbesondere das Polyphenol EGCG.

Die Identifizierung und Bekämpfung stiller Entzündungen kann also für unsere Gesundheit von großer Bedeutung sein.
Es gibt übrigens Hinweise darauf, dass die Autophagie eine Rolle bei der Reduzierung stiller Entzündungen im Körper spielt. Sie kann die Ansammlung von toten Zellen, Zelltrümmern und Entzündungsmediatoren in Geweben beseitigen, mit der die Entzündungen vermutlich einhergehen, und somit das Risiko von Entzündungen verringern.
Ich hoffe, das alles motiviert Sie noch mehr, sich die Zellreinigungskur zu gönnen.

MEIN TAGESPLAN

Ich habe immer gegen 19 Uhr zu Abend gegessen und war damit um 20 Uhr fertig. Am nächsten Tag habe ich dann um 12 Uhr mit dem Essen angefangen. So hatte ich meine 16-stündige Fastenphase am besten im Griff.

Viel trinken!

Mein Morgen beginnt immer damit, ein gutes Maß an Getränken herzurichten, die ich über den ganzen Vormittag verteilt trinke.

- Grüner Tee, Jiaogulan oder Oolong
- Kaffee (schwarz)
- Zitronenwasser
- Infused Water: zum Beispiel Liebstöckel (alternativ Ingwer, Gurke oder Minze) in lauwarmem Wasser etwa 1 Stunde ziehen lassen (siehe auch das Rezept auf Seite 182).

Somit habe ich schon am Vormittag eine Menge Flüssigkeit aufgenommen. Denn auch Getränke können ein Sättigungsgefühl einleiten. Und viel Trinken ist ja sowieso sehr wichtig.

Mitttags einfach, aber gut

Mittags habe ich nie besonders extravagant gekocht – hier habe ich über die Wochen sehr gern leicht variiert das Gleiche gegessen: meinen Green-Power-Cellfood-Salat.

Bei so einer Kur ist es entscheidend, dass wir sie über einen bestimmtem Zeitraum konsequent durchhalten. Damit uns das leichter fällt, sollten wir nicht ständig einkaufen müssen und neue aufwendige Gerichte zubereiten. Bei einer Ernährungsumstellung kommt es darauf an, sich ohne Stress und mit viel Spaß und Freude an Neues zu gewöhnen. Nur so kann es langfristig zu einer erfolgreichen Umstellung von Gewohnheiten und der damit verbundenen Ernährung kommen.

Meine Rezepte sorgen für alles, was wir an Makro- und Mikronährstoffen brauchen. Die Gerichte enthalten zudem jede Menge sekundärer Pflanzenstoffe und wertvoller Ballaststoffe, und viele Zutaten sind Sirtuin-Aktivatoren.

Pausen einhalten

Nach dem Mittagessen habe ich wirklich bis zum Abendessen um 19 Uhr nichts gesnackt, denn das ist eine weitere wichtige Facette dieser Kur. Hier wird in den acht zur Verfügung stehenden Stunden nur zweimal, aber das mit sättigenden Portionen, gegessen. Durch diese Pausen entlasten Sie Magen und Darm. An Ihrer Verdauung und auch an Ihrer Energie werden Sie merken, wie sehr Ihr Körper und Ihre Organe diese Ruhezeiten brauchen.

Nach den ersten zwei Tagen, an denen es sich etwas ungewohnt anfühlt und Sie vielleicht ins Zweifeln kommen, ob Sie das durchhalten, werden Sie schnell merken, dass es sich lohnt. Mir hat in der Essenspause sehr geholfen, richtig viel zu trinken, vor allem Infused Water jeder Geschmacksrichtung.

Es gab aber konsequent keine Zwischenmahlzeit – mit dem Resultat, das ich mich sehr auf mein Abendessen gefreut habe. Das ist eine weitere Facette dieser Kur: Freude und Genuss neben mehr Klarheit und Bewusstsein.

Sie werden, wenn Sie sich an diese Essenspausen halten, auch wenn es nicht immer ein Kinderspiel ist – oder eben gerade, weil es kein Kinderspiel ist –, sehr stolz auf sich sein. Mir jedenfalls geht es so, und dann habe ich automatisch ein sehr zufriedenes Lächeln im Gesicht, das mich gleich jünger wirken lässt …

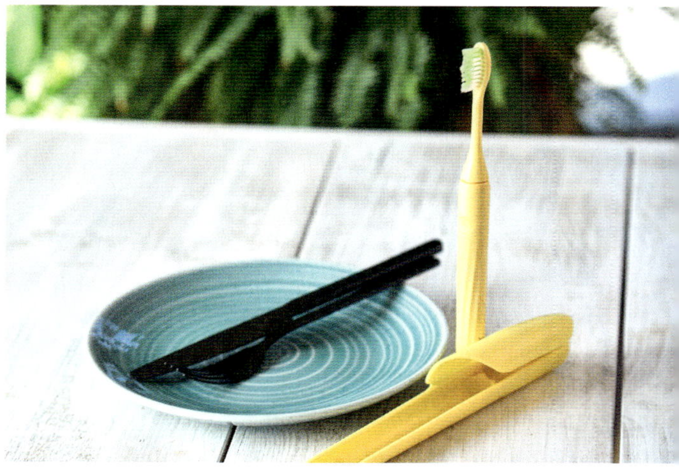

Mein Tipp für lästige Pausengelüste und gesunde Zähne

Für den Fall, dass der »kleine Hunger zwischendurch« anklopft, erinnere ich hier noch mal an meine kleine List, die ich Ihnen schon weiter vorn im Buch verraten habe: Zähneputzen nach dem Essen! Ich habe damit mein kleines Verlangen gut in den Griff bekommen.

»Nach dem Essen Zähneputzen nicht vergessen!« ist nicht nur ein sehr guter Rat, um Heißhungerattacken wegzudrücken, sondern auch aus Well- und Anti-Aging-Gründen. Denn zum gesunden und guten Altwerden gehören gesunde Zähne, nicht nur wegen des Aussehens, sondern auch für ein genussvolles Essen und das für die Verdauung wichtige Kauen. Das wird schwierig und schmerzhaft, wenn man Probleme mit den Zähnen hat wie Zahnfleischentzündungen, Entmineralisierung, Karies, Zahnverlust … Und Zahnersatz passt nicht immer perfekt und ist auch sehr teuer. Also sollten wir frühzeitig und nicht erst, wenn der erste Zahn gezogen werden muss, mit dem Well-Aging anfangen. Gerade bei den Zähnen sollten wir damit eigentlich schon im Kindesalter beginnen, deshalb lassen Sie uns doch den alten, aber guten Slogan »Nach dem Essen Zähneputzen nicht vergessen« wieder in Mode bringen, damit wir bis ins hohe Alter über beide Backen strahlen können wie ein Honigkuchenpferd und kauen können wie ein Nilpferd!
Ein weiterer Tipp, und zwar zur Wahl der Zahnpasta: Wir wollen ja entgiften, also ab- und eingelagerte Stoffwechselendprodukte und Toxine abbauen – und keine neuen aus synthetischen Zahnpasten voller dubioser Zusatzstoffe hinzufügen. Deshalb habe ich mir eine Biozahnpasta mit Lakritz- und Minzegeschmack ausgesucht, quasi als Nachtisch.

Abends ein Drei-Gänge-Menü

Abends habe ich ausgiebiger und viel bewusster gegessen als früher. Es gab immer zuerst einen gemischten Salat, anschließend eine Suppe und dann ein Hauptgericht. Diese Reihenfolge ist für den Blutzuckerspiegel sehr wichtig. Dadurch, dass der Magen zuerst mit den Ballaststoffen des Salats gefüllt wird, werden die Kohlenhydrate, die dann folgen, gewissermaßen »gefiltert«, und die Zucker gelangen langsamer ins Blut. Dadurch steigt der Blutzuckerspiegel nicht so schnell an und fällt auch nicht zu schnell wieder ab. Das beugt Heißhungerattacken vor, und Sie bleiben länger satt. Diese Reihenfolge beim Essen ist, ob in dieser Kur oder ohne, immer sehr zu empfehlen.

DIE MITTÄGLICHE BASIS

Ein Tipp vorab: Ich empfehle Ihnen, alle Zutaten für die Gerichte möglichst in Bioqualität zu kaufen!

Green-Power-Cellfood-Salat

Bio

Mit diesem Salat bin ich herzhaft, basisch, grün und ganz frisch in meine tägliche Essphase gestartet. Ich habe ihn ursprünglich als gute Grundlage für meine Kur gesehen, aber er ist mir bis heute nicht langweilig geworden. Vielleicht sieht das Rezept auf den ersten Blick harmlos aus, aber der Salat hat es faustdick hinter den Ohren! Sie werden nämlich für viele Stunden satt und befriedigt sein.

Zutaten für 1 Portion

2–4 Blätter Mangold
2 Handvoll grüner Blattsalat mit Bitterstoffen (Rucola oder Feldsalat oder Endiviensalat)
2–3 Tomaten
1 Gartengurke (Landgurke)
1 Zwiebel, rot oder weiß (sind milder als gelbe)
4–5 Stängel Petersilie
4–5 Stängel Liebstöckel
3–4 EL Sprossen

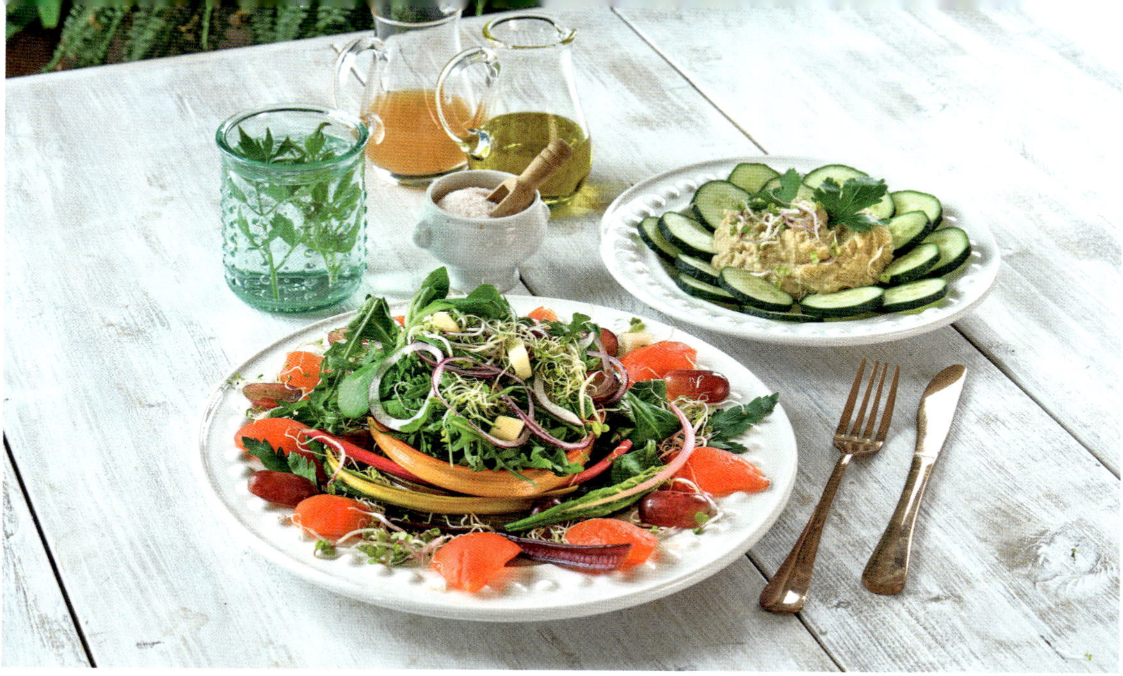

Mein Green-Power-Cellfood-Salat mit reichlich Proteinen, Ballast- und Vitalstoffen bildet den Grundstock für diese Zellkur.

10 rote Weintrauben oder ½ Birne
Apfelessig
Olivenöl
etwas Steinsalz
Dazu gibt es 150–180 g Hummus (Rezept Seite 140)

Mein Tipp: Die Sprossen habe ich immer mal wieder gewechselt: Es gibt Alfalfa-, Brokkoli-, Radieschen-, Mungobohnen-, Kresse-, Sonnenblumen-, Kichererbsen-, Leinsamen-, Linsen- und Erbsensprossen.

Zubereitung

- Die Mangoldblätter waschen und für 3 bis 4 Minuten leicht dämpfen.
- Salate, Gemüse, Kräuter, Sprossen und Obst waschen und gut abtropfen bzw. trocken tupfen.
- Die Tomaten nach Belieben schälen (siehe Kasten Seite 140) und dann achteln. Die Gurken in Scheiben schneiden. Die Zwiebel schälen und in feine Ringe hobeln. Die Kräuter fein hacken.
- Die Weintrauben halbieren bzw. die Birne in Stücke schneiden.
- Die gedämpften Mangoldblätter im Ganzen auf dem Teller zu einem Ring drapieren. Darin Blattsalate, Kräuter, Sprossen und Obst anrichten.
- Aus Essig, Öl und Salz eine Salatsoße anrühren und über den Salat geben.
- Gurke und Tomate außen herumlegen oder auf einen separaten Teller geben, damit sie besser mit dem Hummus belegt werden können.

Mein Tipp: Essen Sie diesen Salat in aller Ruhe mit Messer und Gabel. Die Zellstruktur erfordert, dass Sie kräftig kauen, und das regt alle Prozesse in Ihrem Verdauungstrakt an. Sie sind so eine Weile mit dem Essen beschäftigt und werden merken, dass Sie anfangen, bewusster zu essen.
Was ich hiermit bezwecke, ist, dass wir nicht einfach einen weichen, laschen Salat in uns reinmampfen, sondern ein wirklich prächtiges Essen mit verschiedenen

Geschmäckern und allen wichtigen Nährstoffen genießen. Sie werden mit diesem Salat sehr lange satt sein, denn er ist eine volle Mahlzeit. Die Bissfestigkeit des Mangolds, kombiniert mit dem Hummus, sorgt für ein anhaltendes Sättigungsgefühl.
Übrigens: Wer sich die Zeit nimmt, um sich etwas zu gönnen, und die Tomaten schält (siehe Kasten), wird von dem Ergebnis überrascht sein. Die dadurch veränderte Bissfestigkeit der Tomaten verleiht dem Salat eine besondere Note.

Dazu gibt's Hummus

Zutaten für 4 Portionen
1 Dose Kichererbsen (ca. 265 g Abtropfgewicht)
60 g Tahini (Sesampaste)
3 Zehen Knoblauch, geschält
½ TL Kreuzkümmel oder mehr, je nach Geschmack
½ TL Steinsalz
Saft von 1 Zitrone
4 EL Olivenöl
ca. 40 ml Wasser

Zubereitung
- ► Kichererbsen abgießen und abtropfen lassen. (Das Abtropfwasser dabei auffangen und in einem sauberen Deckelglas gekühlt aufbewahren, denn das ist das Aquafaba, das Sie für das Zitronensorbet auf Seite 152 brauchen werden.)
- ► Mit dem Mixer oder Pürierstab alle Zutaten cremig pürieren, dabei nach und nach das Wasser bis zur gewünschten Konsistenz hinzugeben.

Mein Tipp: Sie können auch gleich die doppelte Menge an Hummus zubereiten, wenn Sie die Kur so machen wollen wie ich.

ABENDLICHE ENTREES: SALAT UND SUPPE

Beginnen Sie Ihr Abendessen immer mit einem frischen, knackigen, gemischten Salat, den Sie nach Belieben zusammenstellen können. Würzen Sie ihn mit frischen Kräutern und einer Essig-Öl-Soße. Als zweiten Gang gibt es dann die warme Suppe.

Blumenkohlsuppe

Zutaten für 4 Portionen
1 Zwiebel
3 Knoblauchzehen
1 Blumenkohl
4 Kartoffeln (mehlig kochend)
1 EL Rapsöl
600 ml Gemüsebrühe (siehe Tipp Seite 143)
etwas Steinsalz und frisch gemahlener Pfeffer
1 Prise Muskatnuss

EXTRA-TIPP: TOMATEN SCHÄLEN

- Befreien Sie die Tomate vom Strunk und ritzen Sie sie mit einem Küchenmesser mit Sägeschliff auf der Unterseite kreuzweise ein.
- Legen Sie die Tomate in eine Schüssel und übergießen Sie sie mit kochendem Wasser – für höchstens 8 bis 12 Sekunden.
- Geben Sie die Tomate danach mit einem Löffel in eine Schale mit Eiswasser. Das verhindert, dass die Tomaten schnell matschig werden oder die Farbe verlieren.
- Jetzt können Sie die Haut mithilfe eines Messers vorsichtig abziehen.

Zum Garnieren (optional)

2–3 EL Kürbiskerne und/oder Sonnenblumenkerne

frische Petersilie, gehackt, oder Schnittlauch, in Röllchen geschnitten

Zubereitung

- Die Zwiebel schälen und würfeln, die Knoblauchzehen schälen und hacken.
- Den Blumenkohl waschen und in Röschen schneiden, die Kartoffeln schälen, waschen und klein würfeln.
- Das Öl in einem großen Topf erhitzen (nicht zu heiß), und die Zwiebelwürfel darin etwa 5 Minuten anbraten, bis sie weich und karamellisiert sind. Den Knoblauch hinzufügen und für 30 Sekunden mitbraten.
- Die Kartoffelwürfel und zwei Drittel der Blumenkohlröschen dazugeben und etwas anbraten.
- Das Gemüse mit der Brühe ablöschen und zum Kochen bringen. Dann die Hitze reduzieren, einen Deckel auf den Topf legen und das Ganze 15–20 Minuten köcheln lassen, bis das Gemüse weich ist.
- In der Zwischenzeit die restlichen Blumenkohlröschen in dünne Scheiben schneiden. Etwas Öl in einer Pfanne erhitzen und die Blumenkohlscheiben darin unter gelegentlichem Rühren ein paar Minuten lang anbraten, bis sie leicht gebräunt sind. Sie können dann entweder zum Gemüse gegeben werden oder als Topping auf die fertige Suppe kommen.
- Sobald das Gemüse weich ist, die Gewürze hinzufügen und alles mit dem Pürierstab cremig mixen.
- Nach Belieben mit den Blumenkohlscheiben sowie mit Kürbis- und/oder Sonnenblumenkernen, Petersilie oder Schnittlauch garnieren.

Die Reihenfolge macht's: Immer zuerst den Salat essen, dann folgt die Suppe. Das gilt auch für alle kommenden Tage.

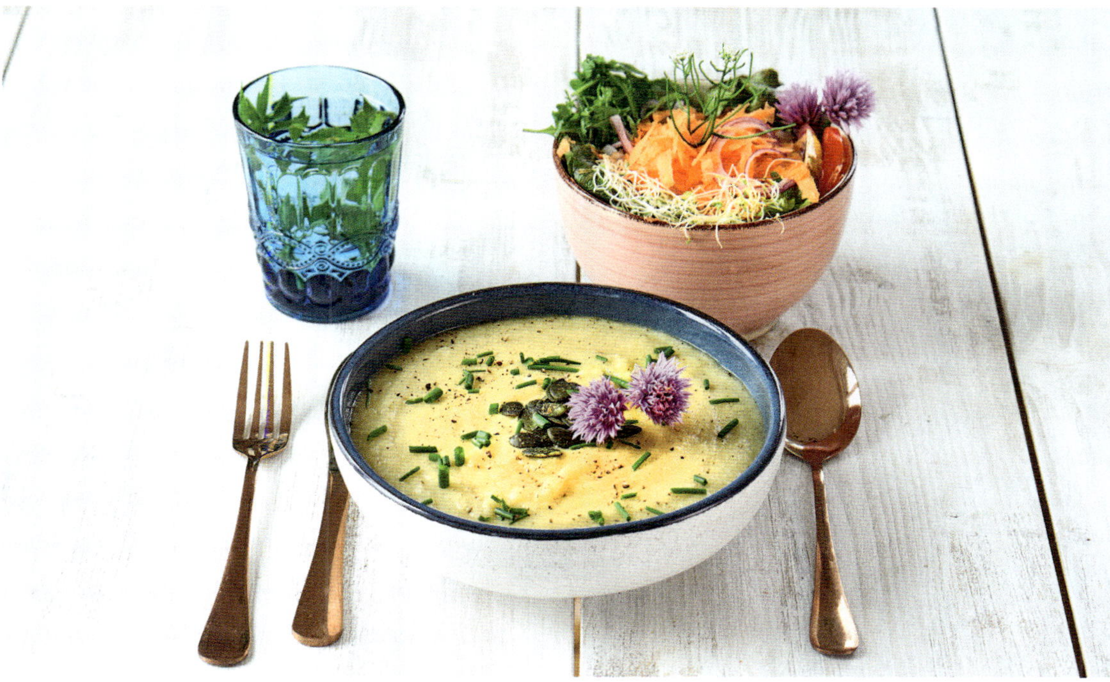

Brennnesselsuppe

Ab Mai ist eine gute Erntezeit für Brennnesseln, und dann beginnt auch der Borretsch zu blühen, der sich sehr hübsch als Topping macht.

Zutaten für 2 Portionen

2 Knoblauchzehen
2 Zwiebeln
3 Kartoffeln
400 g Brennnesseln
1 EL Rapsöl
800 ml Gemüsebrühe (siehe Tipp Seite 143)
etwas Steinsalz und frisch gemahlener Pfeffer
1 Prise Muskatnuss

Im Frühjahr gibt's bei mir Suppe aus selbst gepflückten Brennnesseln, dekoriert mit essbaren Blüten.

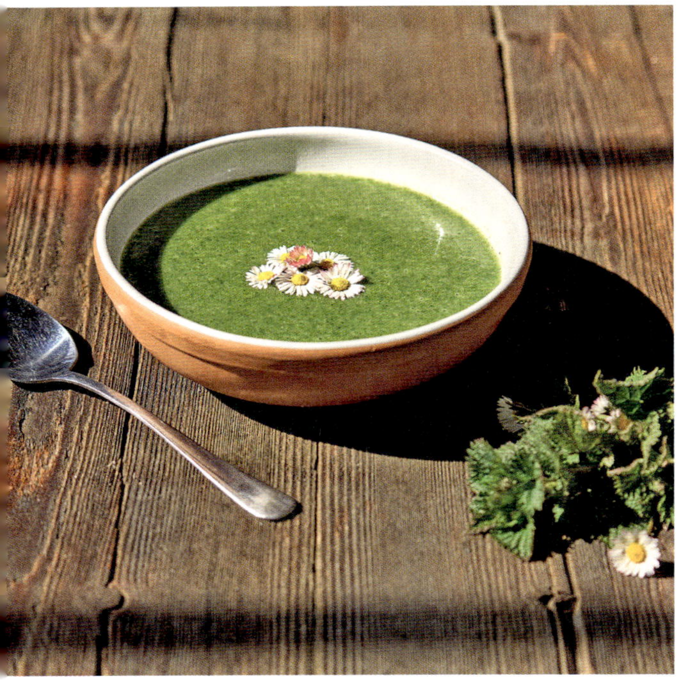

Zum Garnieren (optional)

2–3 EL Kürbiskerne und/oder Sonnenblumenkerne
Gänseblümchen oder Borretschblüten

Zubereitung

- Den Knoblauch schälen und hacken, die Zwiebeln und Kartoffeln schälen und würfeln. Die Brennnesseln waschen und abtropfen lassen.
- Das Öl in einem großen Topf erhitzen (nicht zu heiß werden lassen), die Zwiebelwürfel hinzufügen und etwa 5 Minuten anbraten. Den Knoblauch dazugeben und kurz anbraten. Die Kartoffelwürfel hinzugeben und weitere 10 Minuten anbraten.
- Danach mit der Gemüsebrühe ablöschen und zum Kochen bringen. Die Hitze reduzieren, einen Deckel auf den Topf geben und das Gemüse 15–20 Minuten köcheln lassen, bis die Kartoffeln weich sind.
- Die Brennnesseln in den Topf geben und für 5 Minuten mitköcheln lassen.
- Nun die Gewürze hinzufügen und alles mit einem Pürierstab cremig mixen.
- Nach Belieben in einer Pfanne die Sonnenblumen- oder Kürbiskerne ohne Öl leicht anrösten. Die Suppe mit ihnen und den Blüten garnieren.

Mein Tipp: Pflücken Sie immer nur die oberen, ganz frischen Blätter der Brennnessel. Die Brennhaare lassen sich relativ gut abschütteln und auch durch Abwaschen entfernen. Falls Sie empfindlich sind, ziehen Sie Handschuhe beim Pflücken und Verarbeiten an.
Brennnesseln haben entzündungshemmende Eigenschaften, die äußerlich und innerlich angewendet zur Linderung von Schmerzen und Entzündungen bei Gicht und Rheuma beitragen können. Beim Anfassen wirken sie auch durchblutungsfördernd, was zu Erwärmung und Rötung der Haut und dem typischen Prickeln führt. Ich finde das nicht weiter schlimm, sondern belebend, und liebe die Brennnessel sehr.

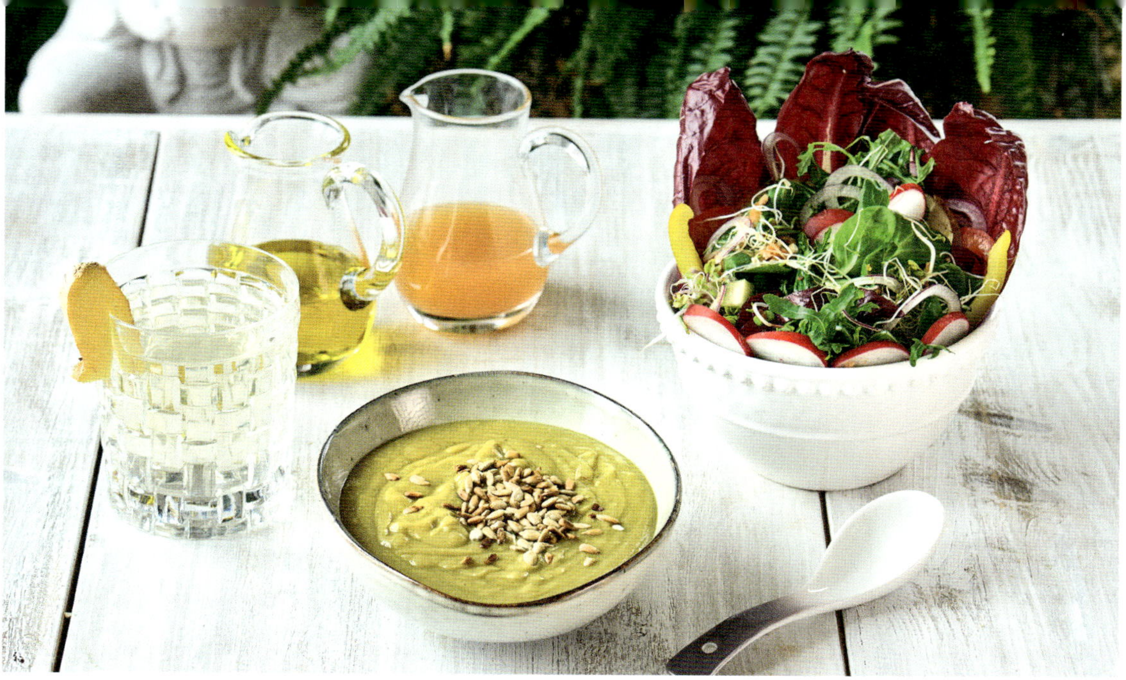

Beim abendlichen Salat ist Kreativität gefragt, damit es nie langweilig wird. Lassen Sie sich von den Fotos inspirieren.

Brokkolisuppe

Zutaten für 4 Portionen
3 Knoblauchzehen
1 Zwiebel
1 Kopf Brokkoli
4 Kartoffeln (mehlig kochend)
1 EL Rapsöl
600 ml Gemüsebrühe (siehe Tipp)
etwas Steinsalz und frisch gemahlener Pfeffer
1 Prise Muskatnuss
als Topping: Sonnenblumenkerne, angeröstet

Zubereitung

- Den Knoblauch und die Zwiebeln schälen und würfeln. Den Brokkoli waschen und klein schneiden, die Kartoffeln schälen, waschen und würfeln.
- Etwas Öl in einem großen Topf erhitzen (nicht zu heiß) und die Zwiebelwürfel etwa 5 Minuten darin anbraten, bis sie weich und karamellisiert ist. Den Knoblauch hinzugeben und kurz mit anbraten. Dann die Kartoffelwürfel für 4–5 Minuten mit anbraten, danach die Brokkolistücke kurz anbraten.
- Mit der Gemüsebrühe ablöschen und zum Kochen bringen. Die Hitze reduzieren, einen Deckel auf den Topf legen, und alles circa 10–15 Minuten köcheln lassen, bis das Gemüse al dente ist.
- Die Gewürze dazugeben und das Ganze mit einem Pürierstab cremig mixen. Als Topping schmecken angeröstete Sonnenblumenkerne.

Mein Tipp: Ich koche aus nährstoffreichen Gemüseschalen eine köstliche Brühe. Dafür sammle ich in Gefrierboxen sämtliche brauchbaren Gemüsereste, alles bio und gründlich gesäubert. Wenn ich ein Volumen von circa 3 Litern zusammenhabe, koche ich das Gemüse mit derselben Menge Wasser einmal auf und lasse es dann bei mittlerer Temperatur 20–30 Minuten köcheln. Als Gewürze nehme ich Steinsalz, Lorbeerblätter, Piment, Pfeffer, Bohnenkraut, Kurkuma ... Köstlich!

Kürbissuppe

Zutaten für 4 Portionen

1 Hokkaidokürbis, ca. 1 kg
1 mittlere Süßkartoffel, ca. 250 g (optional)
etwas Olivenöl
2 rote Zwiebeln
2 Knoblauchzehen
ein kleines Stück Ingwer, ca. ein halber Daumen groß
1 EL Kokosöl
1 TL rotes Paprikapulver, gerne geräuchert
½ TL Kurkuma
½ TL Koriander
etwas Steinsalz und frisch gemahlener Pfeffer
ca. 500 ml Gemüsebrühe (siehe Tipp Seite 143)
1 Dose Kokosmilch, ca. 400 ml

Nicht nur an Herbstabenden ein Genuss: die Kürbissuppe.

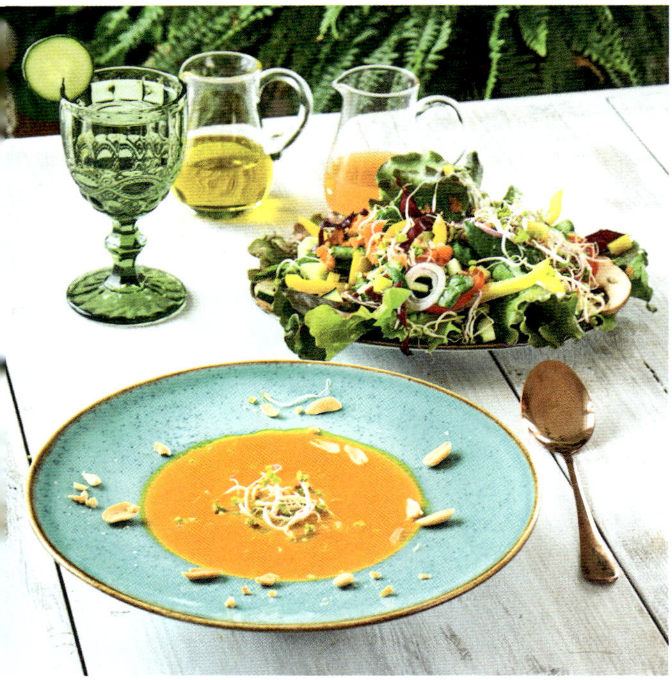

Als Garnitur nach Belieben:

Erdnüsse, knusprig geröstete Kichererbsen, Sprossen, gehackter Koriander oder Petersilie

Zubereitung

- Den Ofen auf 200 °C vorheizen.
- Den Kürbis und die Süßkartoffel waschen und mit einer Gemüsebürste schrubben – beide Gemüse können mit Schale gekocht werden.
- Den Kürbis halbieren und die Kerne mit einem Löffel herausschaben. Dann jede Kürbishälfte in Viertel schneiden. Die Süßkartoffel ebenfalls vierteln. Kürbis- und Süßkartoffelviertel mit etwas Olivenöl bepinseln und auf ein mit Backpapier ausgelegtes Backblech legen. Etwa 40 Minuten im Ofen backen, bis Kürbis und Süßkartoffel weich sind.
- In der Zwischenzeit die Zwiebeln schälen und würfeln, den Knoblauch schälen und hacken, den Ingwer schälen und fein reiben.
- Das Kokosöl in einem großen Topf bei mittlerer Hitze erwärmen und die Zwiebeln circa 6–8 Minuten darin anschwitzen. Knoblauch und Ingwer hinzugeben und unter Rühren eine weitere Minute mitbraten.
- Die weich gegarten Süßkartoffel- und Kürbisstücke und die Gewürze in den Topf geben und mit der Brühe und Kokosmilch aufgießen. Zum Kochen bringen, dann die Hitze reduzieren und 5–10 Minuten köcheln lassen, damit sich die Aromen entfalten können.
- Anschließend die Suppe vom Herd nehmen und entweder mit einem Pürierstab im Topf cremig pürieren oder portionsweise in einem Mixer.
- Bei Bedarf noch einmal nachwürzen und, wenn die Suppe noch zu dickflüssig ist, etwas mehr Brühe hinzugeben.
- Die Kürbissuppe nach Belieben mit Erdnüssen oder knusprig gerösteten Kichererbsen, Sprossen, gehacktem Koriander oder Petersilie garniert servieren.

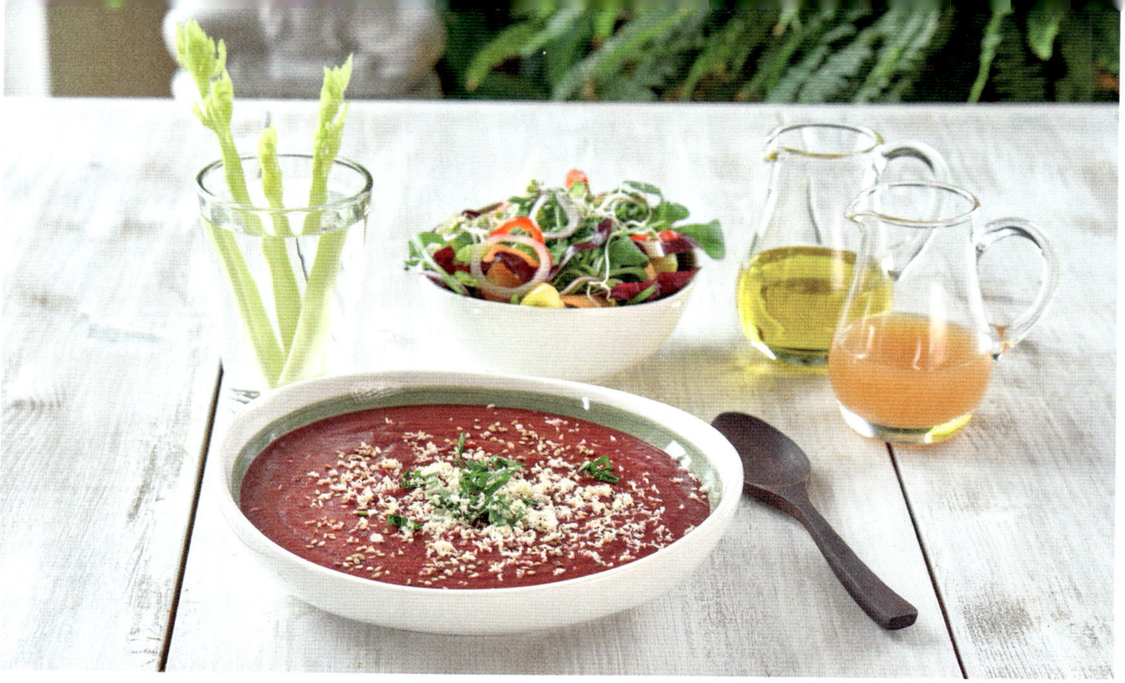

Die Rote-Bete-Suppe ist ein farbenfroher Hingucker und wie alles, was wir hier sehen, komplett basisch.

Rote-Bete-Suppe

Zutaten für 4 Portionen

500 g Rote Bete (kann auch vorgekocht sein)
400 g Kartoffeln (mehlig kochend)
1 rote Zwiebel
2 Knoblauchzehe
1 Stück frischer Ingwer, ca. daumengroß
2 TL frischer Meerrettich, gerieben
1 EL Rapsöl
1 l Gemüsebrühe (siehe Tipp Seite 143)
etwas Steinsalz und frisch gemahlener Pfeffer
150 ml Kokosmilch

Für das Topping

frisch geriebener Meerrettich
frische Petersilie oder andere frische Kräuter
Sesam oder andere Kerne/Saaten/Nüsse

Zubereitung

- Die Roten Beten und Kartoffeln schälen und in 2 cm große Würfel schneiden. Die Zwiebel abziehen und würfeln. Den Knoblauch schälen und fein hacken. Ingwer und Meerrettich schälen und fein reiben.
- Das Öl in einem großen Topf erhitzen und die Zwiebelwürfel darin unter gelegentlichem Rühren circa 3 Minuten glasig dünsten. Knoblauch und Ingwer dazugeben und 1 Minute mitbraten. Dann die Kartoffeln hinzugeben und ebenfalls kurz mitrösten.
- Jetzt die Roten Beten hinzugeben und die Gemüsebrühe angießen. Mit etwas Steinsalz und Pfeffer würzen, alles zum Kochen bringen und mit geschlossenem Deckel und bei mittlerer Hitze in 20–25 Minuten weich kochen.
- Sobald das Gemüse gar ist, die Kokosmilch und den Meerrettich hinzugeben und die Suppe mit dem Pürierstab oder in einem Mixer cremig pürieren.
- Nach Geschmack mit Meerrettich, Petersilie und Sesam garnieren.

KÖSTLICHE HAUPTGERICHTE

Marinierte Zwiebeln auf gebratener Hirse

Das ist mein absolutes Lieblingsessen, auch weil es so viele Super-Sirtuin-Aktivatoren und gesunde Fettsäuren liefert. Leinöl enthält ja Omega-3- (ALA, Seite 106) und Omega-6-Fettsäuren in einem ausgewogenen Verhältnis. Es soll blutdrucksenkend und entzündungshemmend wirken, die Gehirnleistung verbessern und die Konzentration fördern.

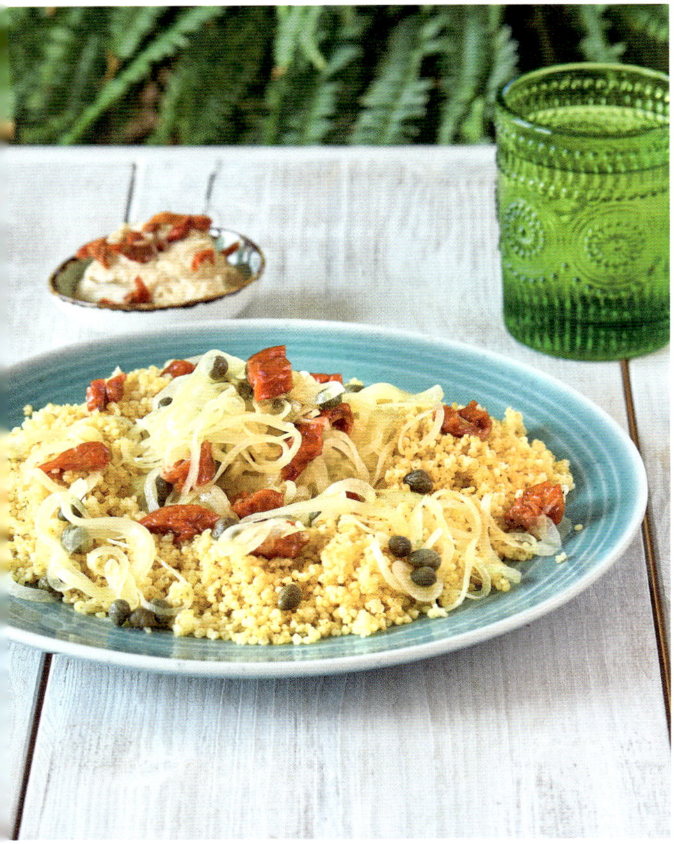

Zutaten für 4 bis 5 Portionen
400 g Zwiebeln
100–150 ml Leinöl
2–3 EL Kapern (in Salzlake)
2–3 EL kleine getrocknete Tomaten
250 g Goldhirse

Zubereitung

- Die Zwiebeln schälen und in feine Ringe oder Streifen hobeln. In eine Schüssel mit Deckel geben und mit dem Leinöl übergießen. Die Kapern abtropfen lassen und dabei 1 EL Kapernwasser auffangen.
- Die Tomaten, falls nötig, klein schneiden. Die Kapern und Tomaten zu den Zwiebeln geben. Alles mit dem Öl verrühren und 1 EL Kapernwasser dazugeben. Es wird besonders gut, wenn die marinierten Zwiebeln ein paar Stunden ziehen können; sie halten mehrere Tage lang und werden von Tag zu Tag noch etwas besser.
- Die Hirse in einem feinen Sieb gründlich mit Wasser abspülen. In einen Topf geben und mit der doppelten Menge Wasser aufkochen lassen. Dann die Hitze reduzieren und die Hirse mit geschlossenem Deckel garen lassen, bis das Wasser aufgesogen ist. Den Topfdeckel währenddessen nicht anheben und die Hirse nicht umrühren. Sie braucht 20–25 Minuten, bis sie gar ist. Dann die Hirse mit einer Gabel auflockern und etwas abkühlen lassen.
- Entweder die warme Hirse gleich mit den marinierten Zwiebeln essen oder, wenn sie ganz abgekühlt ist, in einer Pfanne leicht anbraten. Das verleiht der Hirse einen ganz besondern Geschmack.

Mein supergesundes Lieblingsessen: Marinierte Zwiebeln auf gebratener Hirse.

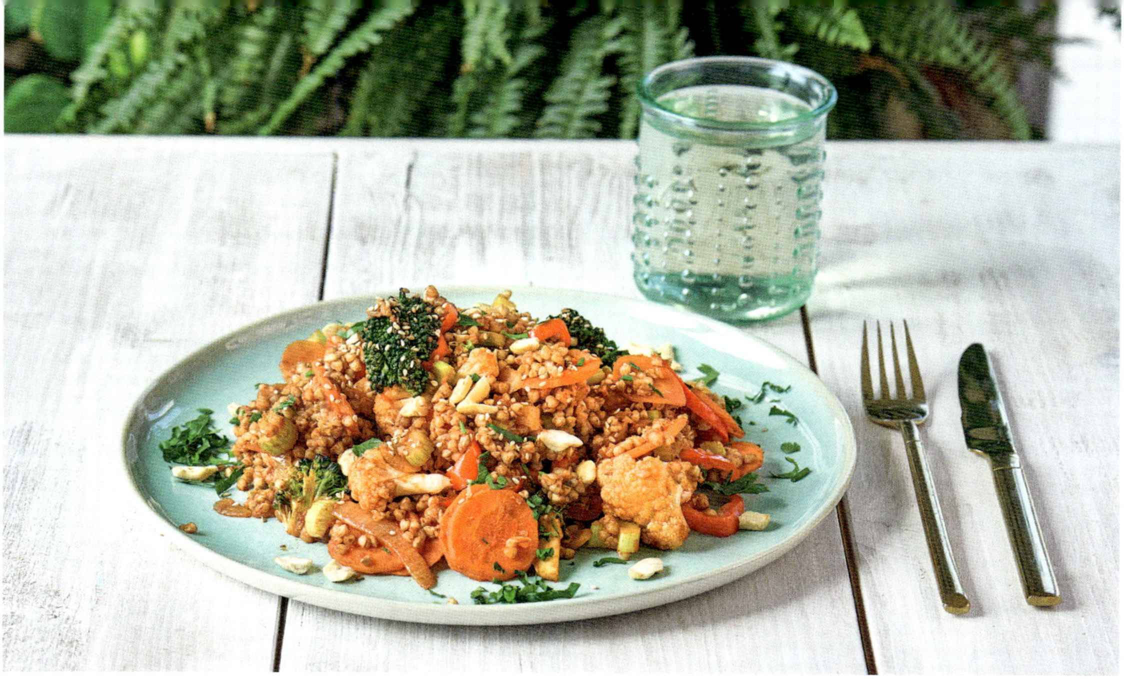

Knackiges Gemüse mit Buchweizen ist so richtig was zum Kauen und stärkt damit nebenbei die Jawline (siehe Seite 171).

Knackiges Gemüse mit Buchweizen

Zutaten für 2 Portionen

2 Schalotten
2 Knoblauchzehen
1 EL Rapsöl
1 TL geriebener Ingwer
200 g Buchweizen
600–700 ml Gemüsefond oder -brühe (siehe Tipp Seite 143)
2 Möhren
3 Stangen Staudensellerie
1 rote Spitzpaprikaschote
3 große Röschen Blumenkohl
3 große Röschen Brokkoli
etwas Steinsalz
1 EL Tomatenmark
100 ml Hafermilch
Pfeffer, frisch gemahlen
Cashewnüsse, Sesam und gehackte Petersilie

Zubereitung

- Schalotten und Knoblauch schälen und fein würfeln. In einem größeren Topf im Rapsöl glasig andünsten. Den Ingwer schälen, reiben und dazugeben.
- Den Buchweizen in einem Sieb gut abspülen, in den Topf geben und unter Rühren kurz anbraten. Nun mit Gemüsefond oder -brühe ablöschen und aufkochen lassen. Etwa 10 Minuten bei mittlerer Hitze köcheln lassen, dabei immer wieder umrühren.
- Die Möhren schälen oder gründlich bürsten und in dünne Scheiben schneiden. Das restliche Gemüse waschen, putzen und klein schneiden. Alles mit dem Salz und dem Tomatenmark in den Topf geben.
- Weitere 10 Minuten köcheln lassen. Dann die Hafermilch dazugeben, mit Pfeffer würzen und alles gut vermengen. Bei schwacher Hitze 5–10 Minuten mit geschlossenem Deckel quellen lassen. Den Topf vom Herd nehmen und das Gemüse kurz ruhen lassen.
- Zum Anrichten mit Cashewnüssen, Sesam und Petersilie bestreuen.

Artischocke mit Kräuterdip

Zutaten für 1 Portion
1 große fleischige Artischocke
1 Biozitrone
50 ml Apfelessig
etwas Steinsalz

Für den Dip
2–3 vorgekochte Pellkartoffeln
1–2 Knoblauchzehen
1 Bund Koriander oder Petersilie
Steinsalz
30 ml Olivenöl
1 Schuss unpasteurisierter Bioapfelessig

Zubereitung

- Die Spitzen der Artischockenblätter oben etwas abschneiden und den Stängel am unteren Ende fruchtnah abschneiden. Die Zitrone gut waschen und 2 Scheiben abschneiden.
- Auf beide Enden der Artischocke eine Zitronenscheibe legen und sie mit Küchengarn zu einem Paket schnüren. Es ist empfehlenswert, die Schnüre am oberen Ende lang zu lassen, dann kann man die Artischocke später sehr gut aus dem Wasser ziehen und servieren, ohne sich die Finger zu verbrühen.
- Wasser in einem großen Topf zum Kochen bringen und Essig und Steinsalz hinzugeben. Die Artischocke in das kochende Wasser legen und von Zeit zu Zeit wenden. Sie sollte etwa 30–45 Minuten gekocht werden, je nach Art und Größe.

Die Artischocke mit basischem Kräuterdip schmeckt sowohl warm als auch kalt köstlich!

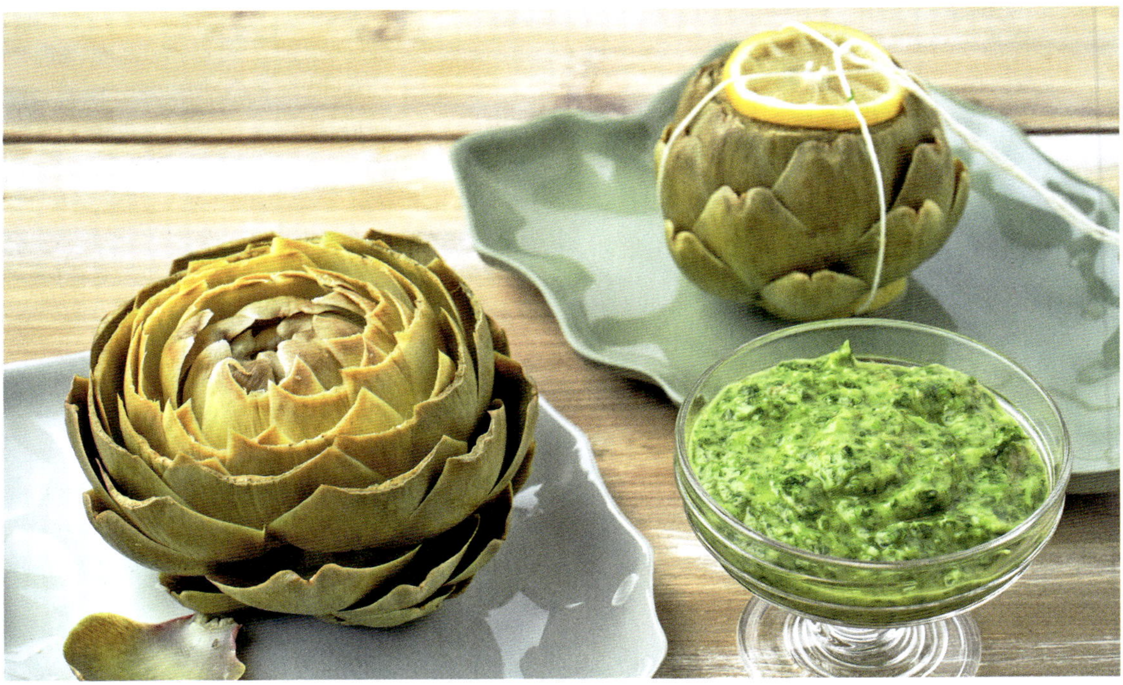

- In der Zwischenzeit die Kartoffeln und den Knoblauch für den Dip schälen. Koriander oder Petersilie waschen und trocken schütteln. Alles in einen Mixer geben, Olivenöl und Apfelessig hinzufügen und das Ganze gut pürieren. Bis zur Verwendung in den Kühlschrank stellen.
- Die Artischocke an den Schnüren aus dem Wasser ziehen, abtropfen lassen und auf einem Teller zusammen mit dem Dip servieren.

Und so wird's gegessen

Für alle, die sich unsicher sind, wie man so eine Artischocke richtig isst, hier eine kleine Anleitung. Eigentlich ist es ganz einfach, und diesen besonderen Genuss sollten Sie sich keinesfalls entgehen lassen.

- Man zupft die Blätter der Artischocke nach und nach ab und zieht den unteren, fleischigen Teil eines jeden Blattes durch die Zähne. Diese Methode ist absolut nach Knigge. So wird Blatt für Blatt in den Dip getunkt und ausgesaugt.
- Im Inneren der Artischocke kommen dann nach einer Weile die Distelhaare zum Vorschein: Diese werden nicht mitgegessen, sondern mit einem Esslöffel abgekratzt, bis das köstliche, fleischige Artischockenherz zum Vorschein kommt. Schneiden Sie es wie ein Steak und genießen Sie es Bissen für Bissen.

Mein Tipp: Das Artischockenherz schmeckt speziell mit Cashewkernen und Petersilie einfach herrlich!

Kurkumareis mit Erbsen und Ofenaubergine

Zutaten für 1 bis 2 Portionen

1 Aubergine
2–4 EL Olivenöl
2 Knoblauchzehen

Zutaten für den Reis für 4 Portionen

300 g Basmatireis
2 EL Pflanzenöl
595 ml Wasser
1 TL Steinsalz
eine Prise frisch gemahlener Pfeffer
1–2 TL Kurkumapulver
250 g Tiefkühl-Erbsen
2 TL Pflanzenfett-Margarine

Zubereitung der Aubergine

- Den Ofen auf 160–180 °C Umluft vorheizen.
- Währenddessen die Auberginen der Länge nach halbieren, dann das Fruchtfleisch mit einem Messer in Rauten einschneiden, ohne die Schale zu verletzen. Die Auberginenflächen mit Öl bestreichen, sodass sich die beim Einschneiden entstandenen Ritzen mit Öl füllen können. Das entspricht etwa 2 EL Öl pro Hälfte.
- Den Knoblauch durch eine Presse drücken und in den Einschnitten verteilen.
- Die Auberginenhälften mit der Schnittfläche nach oben in eine Auflaufform legen und im Ofen circa 30 Minuten lang backen.

Mein Tipp: Sie können gern mehrere Auberginen vorbereiten, denn sie schmecken auch kalt am nächsten Tag, zum Beispiel zum Salat, sehr gut.

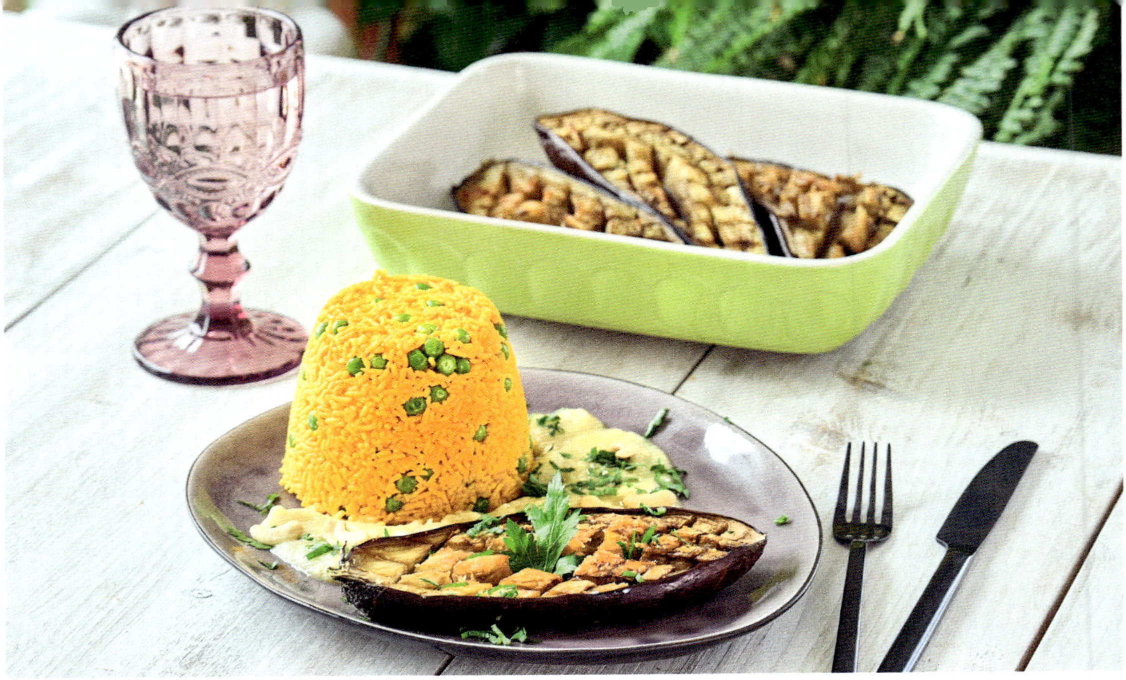

Kurkumareis mit Erbsen und Ofenaubergine – ein einfaches, aber grandioses Essen, das alles vereint, was wir uns in einer modernen Ernährung wünschen: Ballastoffe, Mineralien, Vitamine, Antioxidantien, Eiweiß und wenig Kalorien.

Zubereitung des Reises

- Den Basmatireis in einem Sieb gut abwaschen und circa 20 Minuten lang einweichen, dann noch mal abspülen, bis das Wasser klar und die Stärke aus dem Reis gewaschen ist.
- Das Pflanzenöl in einem Topf erhitzen (bitte nicht zu heiß – auf den Rauchpunkt achten!).
- Den abgetropften Reis in den Topf geben und im Öl anschwitzen, bis ein nussiger Geruch entsteht.
- Das Wasser in einem Wasserkocher zum Kochen bringen und zu dem angeschwitzten Reis in den Topf schütten. Mit Salz, Pfeffer und Kurkuma würzen. Alles gut verrühren, einmal aufkochen lassen und dann die Temperatur auf Stufe 2–3 herunterdrehen. Den Topf mit dem Deckel schließen und den Reis bei niedriger Temperatur 14–15 Minuten köcheln lassen.
- Die Erbsen dazugeben, unterheben und alles weitere 3–4 Minuten köcheln lassen.
- Den Topf von der Herdplatte nehmen und die Pflanzenmagarine unter den Reis rühren. Den Topf wieder abdecken und das Ganze noch 5–10 Minuten nachziehen lassen.
- Nun ist der köstliche, gesunde und sehr fein fluffige Reis fertig!

Mein Tipp: Als Sugo kann die Brokkoli-, Blumenkohl-, Hokkaidokürbis- oder Rote-Bete-Suppe genommen und der Reis damit verziert werden.

Quinoagemüse auf Löwenzahn mit Kürbiskernen

Zutaten für 2 Portionen

250 g Quinoa
4 große Tomaten
½ Salatgurke
3 Möhren
3 Frühlingszwiebeln
½ Bund große Löwenzahnblätter
½ Bund Petersilie
1 Knoblauchzehe
150 ml Olivenöl oder Senföl
80–100 ml Apfelessig
Saft von ½ Zitrone
¼ TL Kreuzkümmel
etwas Steinsalz und frisch gemahlener Pfeffer
¼ Brokkoli als Rohkostbeilage
Zum Garnieren: Kürbiskerne und Kürbisöl

Zubereitung

- Die Quinoa in einem Sieb abspülen. Mit der zweifachen Menge Wasser, in diesem Fall 500 ml, zum Kochen bringen. Dann bei niedriger Hitze circa 20 Minuten köcheln lassen. Vom Herd nehmen und noch 5 Minuten abgedeckt nachziehen lassen, bis das Wasser vollständig aufgesogen ist.
- Die Tomaten, Gurke und Möhren waschen, putzen und in kleine Würfel schneiden.
- Die Frühlingszwiebeln, den Löwenzahn und die Petersilie waschen, trocken schütteln und fein schneiden, den Knoblauch pressen. Alle Zutaten unter die Quinoa heben und gut vermengen.
- Öl, Essig und Zitronensaft, Kreuzkümmel, Salz und Pfeffer dazugeben und alles gut durchmischen.
- Den Brokkoli in feine Röschen teilen und zum Salat als Rohkostbeilage anrichten. Mit Kürbiskernen und Kürbisöl garnieren.

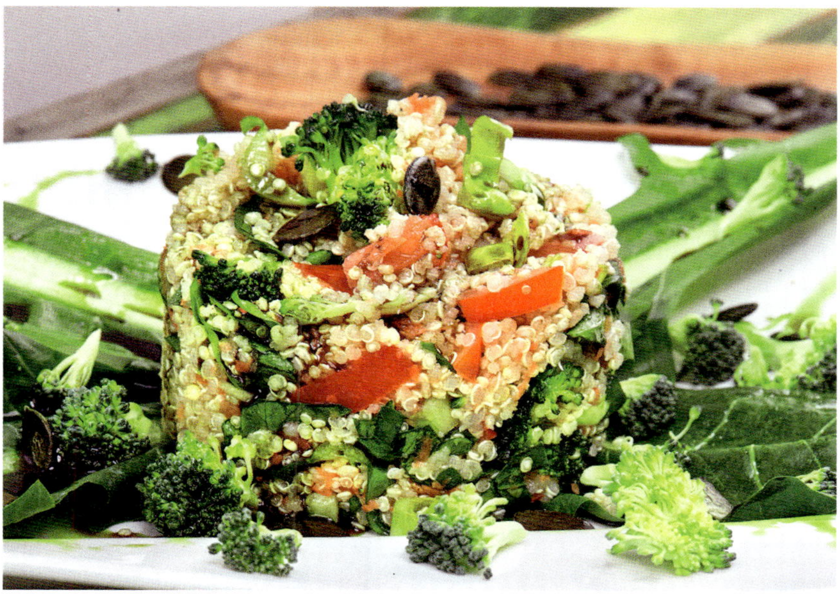

Mein Tipp: Dieses Quinoa-Taboulé schmeckt auch sehr gut lauwarm oder am nächsten Tag leicht aufgewärmt als Beilage.

UND ZUM DESSERT?

Zitronensorbet!

Zum Nachtisch habe ich mir immer zwei Kugeln Zitronensorbet gegönnt. Die Zubereitungszeit ist einschließlich der Gefrierzeit etwas länger (5 bis 7 Stunden), deshalb habe ich jeweils eine größere Menge gemacht.

Zutaten für 8 bis 10 Eiskugeln
½ Bund Minze
6 Biozitronen
80 g Xylit oder 90–100 g Erythrit
80 ml veganer Bioweißwein
2 EL Aquafaba (Kichererbsenwasser, siehe Seite 140)
etwas dunkle Schokolade (mind. 85 %)

Zubereitung

- Die Minze waschen und trocken schütteln. Einen Teil zum Garnieren beiseitelegen, den Rest in feine Streifen schneiden.
- Die Zitronen heiß waschen und gründlich abbürsten. 2 Zitronen auspressen und fürs Servieren aufbewahren. Von den restlichen 4 Zitronen mit einem Sparschäler die gelbe Schale abschälen. Die geschälten Zitronen in einen Mixer geben und und fein pürieren.
- Zitronenschale, Süßungsmittel und Weißwein zum Kochen bringen, dann abkühlen lassen und durch ein Sieb abgießen. Das Zitronenpüree hinzugeben und alles erneut gut mixen.
- Das Aquafaba aufschlagen und unter die Masse ziehen. Zitronensaft und Minze unterrühren, alles in eine Gefrierdose füllen und 2–3 Stunden lang im Tiefkühler cremig gefrieren lassen. Zwischendurch immer wieder mal mit einer Gabel umrühren.
- Das Sorbet in die ausgehöhlten Zitronen füllen und weitere 3–4 Stunden gefrieren. Zum Servieren mit Minzblättchen und dunkler Schokolade garnieren.

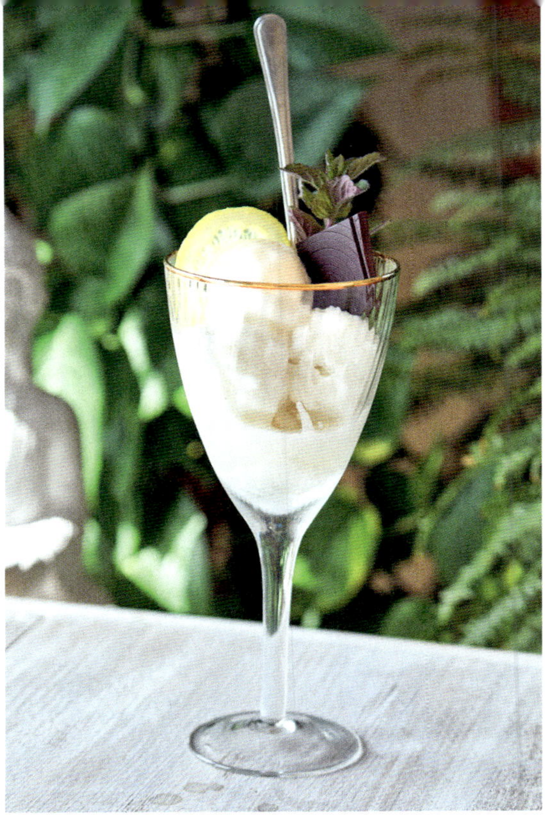

Das Zitronensorbet friere ich auch gern in den ausgehöhlten Zitronen ein, was praktisch ist und zudem eine sehr hübsche Alternative fürs Servieren.

EIN GLÄSCHEN WEIN DAZU?

Wenn wir nun beim Essen sind, dann stellt sich natürlich für viele auch die Frage nach einem guten Glas Wein. Ich könnte uns jetzt den Rotwein schönreden – so wird das ja gern und seit Jahrzehnten gemacht, schon seit Luis Trenkers Zeiten, der ein bis ins hohe Alter ziemlich fitter, berühmter Bergsteiger und Filmregisseur war. Er wurde immer nach dem Geheimnis seiner Fitness gefragt, und die Antwort war: ein Glas Rotwein am Tag.
Dass manch einer hofft, da könne etwas dran sein, liegt an einem sekundären Pflanzenstoff,

der in den Schalen der Trauben und dann auch im Rotwein steckt: Resveratrol (Seite 113) ist ein sehr geschätztes Antioxidans, das gerade im Fokus der Langlebigkeitsforschung steht. Doch es gibt da ein gewichtiges Gegenargument: Alkohol ist ein Zellgift, das sich übers Blut in unserem ganzen Körper verteilt. Manche Organe, das Gehirn zum Beispiel, sind empfindlicher für die Wirkung von Alkohol als andere. Im Gehirn beeinflusst Alkohol verschiedene Botenstoffe, die dafür zuständig sind, Informationen zwischen Nervenzellen zu übermitteln. Demgegenüber ist die mit dem Rotwein aufgenommene Menge an Resveratrol sehr gering. Wir müssten wirklich viele Gläser trinken, damit eine antioxidative Wirkung eintritt.

Damit fällt das Argument pro Rotwein eigentlich weg – aber verstehen Sie mich nicht falsch, ich trinke sehr gern ein gutes Glas Rotwein, und zwar weil er mir schmeckt, nicht wegen des Resveratrols. Ich achte dabei allerdings penibel darauf, dass die Trauben aus biologischem Anbau stammen und der Wein am besten bio und außerdem vegan ist. Und ja, es gibt mittlerweile hervorragende Weine dieser Art. Warum mir das wichtig ist?

Weintrauben gehören zu dem »schmutzigen Dutzend«. Damit ist Obst und Gemüse gemeint, das eine besonders hohe Pestizidbelastung aufweist. Weil Weintrauben häufig von Schädlingen und Krankheiten befallen werden, ist es üblich, sie mit Pestiziden zu behandeln. Fungizide können ebenfalls eingesetzt werden. Weintrauben aus konventionellem Anbau sind nach einer neuen Untersuchung von Greenpeace immer stärker mit solchen Giften belastet. Deshalb achte ich sehr genau auf die Biozertifizierung beim Wein.

MEIN FAZIT

Während dieser Challenge habe ich jeden Tag wirklich sehr gut und bewusst gegessen, ich habe kein Gefühl von Verzicht verspürt. Es ging mir von Tag zu Tag besser, und ich kann nur mit viel Freude von diesem Stolz berichten, den ich empfunden habe und immer wieder empfinde, wenn ich mich nicht von Werbung, Verlockungen und ständigen Angeboten zum Essen, von den »schnell verfügbaren Snacks« verführen lasse. So leicht bin ich nicht mehr für jeden Keks zu haben!

In diesen drei Wochen habe ich fünf Kilo an Gewicht verloren – und zwar genau da, wo es sein sollte: Meine Bauchfettrolle ist verschwunden. Mein gesamtes Gewebe ist straffer und klarer geworden. Mein Energiepegel ist gestiegen, und ich habe sehr gut geschlafen. Meine Verdauung und mein Stuhlgang waren vorbildlich.

Die Änderungen der Gewohnheiten konnte ich durch die positiven Erfahrungen zum großen Teil in meinen Alltag integrieren. Das unbewusste Zwischendurch-Essen habe ich sehr gut und dauerhaft im Griff, und ich versuche so oft wie möglich, meine 16:8-Essensphasen einzuhalten. Es geht nicht immer, aber immer öfter.

Im Großen und Ganzen denke ich, dass es auf die Gesamtzeit in einem Jahr oder einem ganzen Leben ankommt, in der wir unseren Zellen die Möglichkeit zur Autophagie, also zur Zellreinigung und Selbstheilung, geben. So können wir uns auf eine sehr effektive Art selbst verjüngen und fit und gesund halten.

Und jetzt fehlen nur noch ein wenig Training für Gesicht und Körper, dazu wohltuende Gesichtspflege und Entspannung, dann ist unser Well-Aging-Programm komplett.

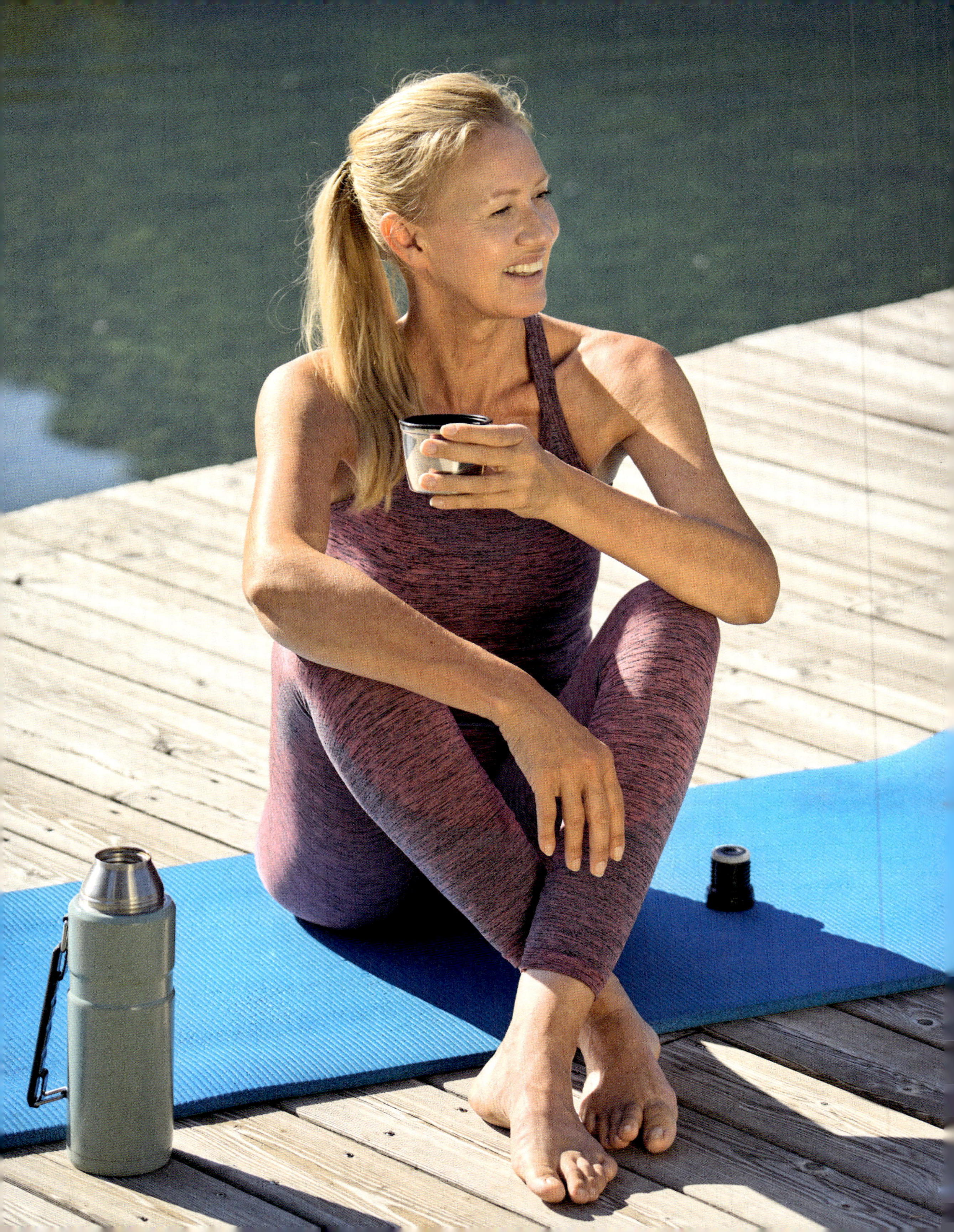

Ganzheitlich schön & fit bleiben

So, jetzt ist es so weit für die »Ich-Zeit«, die nur uns selbst gehört! Zeit, um uns zu verwöhnen und zu erholen, unsere Haut intensiv zu pflegen, uns mit viel Spaß Bewegung zu verschaffen, tief durchzuatmen und in Ruhe zu meditieren. Zeit, um uns vom Alltagsstress zu erholen und unser Wohlbefinden ganzheitlich zu fördern. Das brauchen wir mehr denn je! Gehen Sie daher großzügig und liebevoll mit sich und Ihrer Zeit um – das ist das wahre Well-Aging. Zur Anregung zeige ich Ihnen hier nun meine Selfcare-Rituale.

Falten im Zaum halten

So, wie fange ich nun dieses doch sehr umfangreiche und heikle Thema an? Denn selbstverständlich müssen wir uns beim Well-Aging auch über Falten unterhalten. Ich würde mal wieder sagen: Wo gehobelt wird, da fallen Späne. Will heißen: Wer nicht lacht, nicht lebt, nicht weint, keinen Ärger oder Zorn durchlebt, bei dem könnte es auf dem Weg ins Alter eventuell zu etwas weniger Faltenbildung kommen. Aber das Leben hinterlässt nun mal seine Spuren, und dies sind unter anderem eben auch Falten. Manche Menschen meinen sogar, anhand der Faltenmenge und deren Verlauf auf den Charakter einer Person schließen zu können. Das sei dahingestellt.

Fest steht: Das Gesicht einen Menschen nehmen wir immer zuerst wahr – und anziehend wirkt vor allem eine freundliche und positive Ausstrahlung, die meiner Meinung nach nicht von der Menge der Falten abhängig ist.

SPUREN DES LEBENS

Um das gleich festzuhalten: Ich finde viele meiner Falten schön und habe sie mir schwer erarbeitet. Das ist nun mal bei einer ausgeprägten Mimik so, und das finde ich auch schön. Ganz im Gegenteil, ein Gesicht ohne Falten und Mimik ist für mich schwer einschätzbar und auch nicht erstrebenswert.

Obwohl Falten ein normaler Teil des Alterungsprozesses sind, kann man ihr Auftreten durch ungünstiges Verhalten und falsche oder fehlende Pflege forcieren. Aber es ist auch bis zu einem bestimmten Grad möglich, die Faltenbildung durch einen gesunden Lebensstil und sorgfältige Pflege hinauszuzögern oder sogar bereits vorhandene Falten abzumildern.

Auch wenn es gerade ein Trend ist, finde ich nicht unbedingt, dass faltenfreie Gesichter jünger aussehen. Zu einem jugendlichen oder dynamischen Auftritt gehört doch mehr als nur ein glattes Gesicht.

Die schönsten sind die Lachfalten

Ich bin stolz auf meine Lachfalten, sie erinnern mich an die schönen Momente, an die Situationen, in denen ich lache – und Lachen ist nicht nur die beste Medizin, sondern auch das fröhlichste Fitnessstudio der Welt. Beim Lachen betreiben wir nämlich Hochleistungssport: Vom Gesicht bis zum Bauch sind circa 300 verschiedene Muskeln beteiligt. Wann immer Sie also können, lachen Sie, was das Zeug hält! Dabei entstehen die schönsten Falten, die es für mich gibt. Und weil das Leben für uns, gerade auch mit zunehmenden Alter, nicht immer etwas zum Lachen bereithält: Feiern wir die Feste, wie sie fallen!

Anderen Falten vorbeugen durch bewährte Tipps und Kuren

Falten und Zeichnungen im Gesicht, die nicht vom Lachen kommen, versuche ich durch verschiedene Maßnahmen, die ich Ihnen auf den folgenden Seiten zeigen werde, zu vermeiden und zu glätten. So gibt es zum Beispiel gegen die Zornesfalte spezielle Übungen, und Schlaffalten kann man mit dem richtigen Kissen vermeiden. Kurztipp vorab: Nicht mit Strohhal-

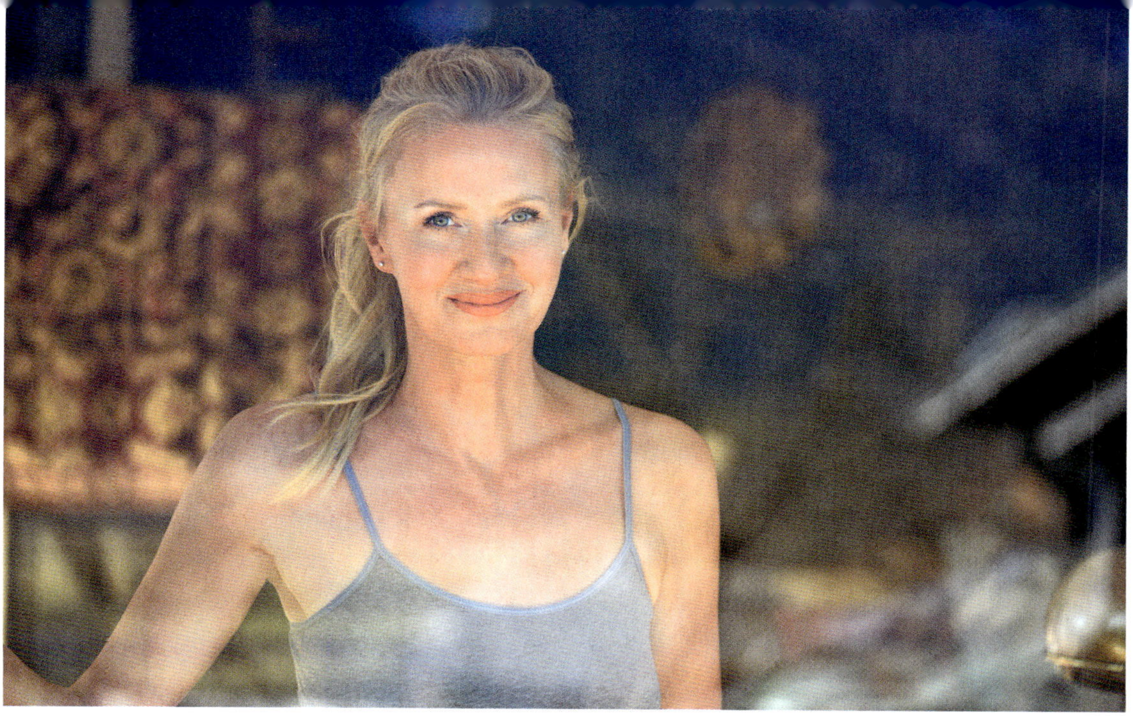

Ich habe mich dafür entschieden, statt Zornesfalten lieber Lachfalten zu haben.

men zu trinken beugt vertikalen Lippenfalten vor! Außerdem habe ich ein paar wirklich tolle DIY-Kosmetikrezepturen mit Vitamin C und Hyaluron in petto. Zudem gehen wir in die Tiefen unseres Gewebes, trainieren, massieren, walken und schröpfen es.

Alle Anwendungen, die ich Ihnen in diesem Buch empfehle, praktiziere ich selbst seit Jahren in wechselnden Anwendungsphasen. Ich setze sie immer nur kurweise ein, ob Basen- oder Intervallfasten, Eisbaden oder Körpertraining. Auch das Schröpfen mache ich nicht dauernd, sondern über 14 Tage regelmäßig täglich, und dann pausiere ich wieder ein bis drei Monate, je nachdem, wann ich Zeit dafür finde. Während der Kurphasen bin ich total motiviert und ziehe die Anwendungen konsequent durch.

Auf diese Weise wird es mir nie langweilig, mich um meinen Körper zu kümmern. Es ist wie mit einer ausgewogenen Ernährung: Nur wenn man sich saisonal und abwechslungsreich ernährt, kann man all seine diversen Nährstoffdepots auffüllen. Dasselbe gilt auch für andere Pflegemaßnahmen.

Warum entstehen Falten?

Was hat sich die Natur nur dabei gedacht, uns Kerben in die Haut zu schlagen? Wer weiß … Aber *wie* sie es macht, erkläre ich hier.

Kollagene und elastische Fasern in unserer Haut und im Gewebe verlieren mit zunehmendem Alter an Elastizität. Das beginnt bereits zwischen dem 20. und 30. Lebensjahr.

Bis zu diesem Alter produziert der Körper ausreichend Kollagen, also das Protein, das in Haut, Knochen, Muskeln, Sehnen und Faszien steckt und für Festigkeit und Struktur im Körper sorgt. Das Gewebe ist dank dem Kollagen

stabil und durch Elastinfasern trotzdem dehnbar. Der Prozess der Hautalterung ist anfangs noch nicht wirklich zu erkennen, aber insgeheim schon in Arbeit.
Oxidativer Stress, AGEs und UV-Licht beeinträchtigen jedoch die Gewebestrukturen. Sie schädigen Moleküle, Gefäße und Zellen und fördern Entzündungen in der Haut. Freie Radikale beschleunigen zum Beispiel einen Prozess, in dem kollagene und elastische Fasern durch spezielle Enzyme, sogenannte Matrix-Metalloproteinasen (MMP), abgebaut werden. AGEs, die Glykationsendprodukte, zerstören das Kollagen. UV-Licht schädigt die elastischen Fasern des Bindegewebes und zudem das Erbgut der Hautzellen. Toxine wie Kohlendioxid tun ihr Übriges und heizen die Abbauprozesse weiter an. Als wäre das noch nicht genug, treibt hier auch die Schwerkraft ihr Unwesen.
Es kommt also einiges zusammen. Zudem produziert die Haut mit zunehmendem Alter sowieso weniger Kollagen und Elastin, und die Hautzellen teilen sich langsamer. Das führt nicht nur zu vermehrten Falten, sondern auch zu einem Volumenverlust des Gewebes. Der Wasser- und Fettgehalt in der Haut nimmt ab, sie wird dünner und trockener. Auch die Versorgung der Haut mit Nährstoffen geht zurück. Außerdem spielen Einflüsse wie Rauchen oder zu viel Alkohol sowie die genetische Veranlagung eine Rolle.
Zunächst zeigt sich die Hautalterung durch kleine Fältchen um Augen und Mundwinkel. Das geht ja noch. Doch dann schreitet der Prozess munter voran, wenn wir nicht anfangen, aktiv gegenzusteuern. Denn Lachfalten sind ja schön und gut, aber so richtig runzelig wird wohl niemand gern.

SO SCHÜTZEN SIE IHRE HAUT

Was können wir also tun, um Falten vorzubeugen und die Haut lang jung zu erhalten? Da gibt es einiges, was zu bedenken ist und was von außen und innen helfen kann.

Vorbeugende Maßnahmen

- Achten Sie konsequent auf Sonnenschutz. UV-Strahlung sorgt nicht nur für eine schnellere Hautalterung, sondern erhöht auch das Risiko, an Hautkrebs zu erkranken. Ich setze hier auf Sonnencremes mit anorganischen Lichtschutzfaktoren wie Titandioxid und Zinkoxid, wie schon in meinem Buch *Kann ich selbst, mach ich selbst* beschrieben.
- Ernähren Sie sich bewusst und achten Sie auf gesunde, frische Nahrung – wie ich es in all meinen Büchern und Videos, ob bei YouTube oder Instagram, ausführlich und mit mehr als 1000 Rezepten empfehle.
- Nehmen Sie vitaminreiche Nahrung zu sich und versorgen Sie sich bitte ganz besonders gut mit Vitamin C.
- Achten Sie auf ballaststoffreiche Lebensmittel, damit Ihre Darmflora, das Mikrobiom, optimal genährt wird (Seite 125).
- Trinken Sie viel stilles, pures Wasser und die besten Tees.
- Pflegen Sie Ihre Haut gut! Dazu gehört eine gründliche, aber schonende Hautreinigung: Verwenden Sie niemals Abschminktücher oder -pads oder ölhaltige Augen-Make-up-Entferner für die zarte Haut um die Augen. Diese können das natürlich Hautmilieu zerstören und die Haut schneller altern lassen. Achten Sie auf die Inhaltsstoffe: Vermeiden Sie Reinigungsprodukte mit *Sodium Laureth*

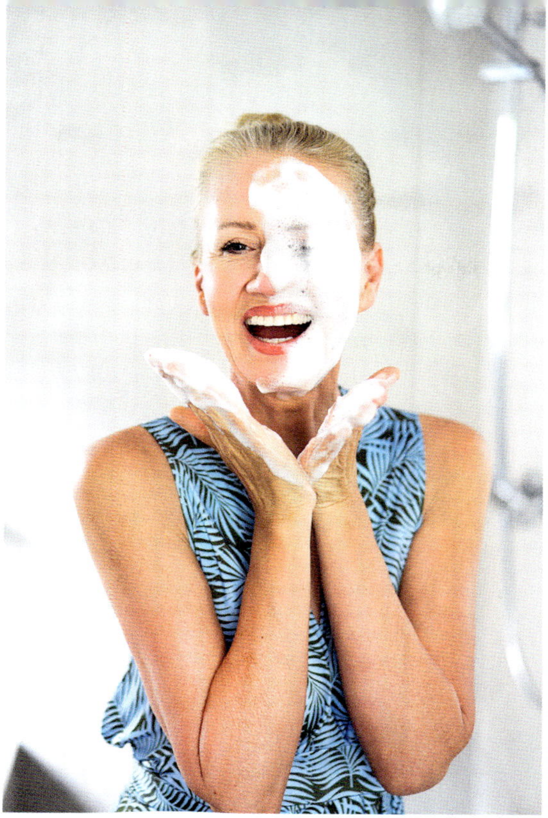

Nutzen Sie fürs Abschminken bitte schonende, umwelt- und hautfreundliche Reinigungsmittel.

Sulfate und *Sodium Lauryl Sulfate,* weil diese Tenside zu den aggressiveren waschaktiven Substanzen gehören. Sie säubern zwar gut, entfernen aber das hauteigene Fett und können die Haut reizen und austrocknen. Empfehlenswert sind milde waschaktive Substanzen auf Basis nachwachsender Rohstoffe, die nicht toxisch oder reizend wirken, sondern gut hautverträglich sind. Zusätzlich kann pflanzliches Glycerin im Produkt enthalten sein, das die Haut beruhigt, einer Entfettung entgegenwirkt und so die reinigenden Substanzen perfekt ergänzt.

- Vermeiden Sie negativen Stress, Ärger und Sorgen, wenn es irgend möglich ist.

VITAMIN C FÜR EIN STRAFFES BINDEGEWEBE

Im Kapitel über Nahrungsergänzung habe ich schon beschrieben, wie wertvoll das Vitamin C für unseren Körper ist und wie man es am besten einnimmt, um Organe, Sehnen, Knochen und Knorpel zu stärken. Es eignet sich aber auch als Anti-Aging-Pflege von außen, um Anzeichen der Hautalterung entgegenzuwirken: Vitamin C hat eine antioxidative Wirkung, lindert Mikroentzündungen in der Haut und hilft so auch bei Akne und Pickeln. Insbesondere unterstützt es die körpereigene Produktion von Kollagen und kann so für ein pralleres, strafferes Hautbild sorgen.

Kollagen und Vitamin C sind wie zwei Partner, die einander unter die Arme greifen. Vitamin C ist eine Grundvorausetzung und Stimulanz für die körpereigene Kollagensynthese. Dies zeigt eine aktuelle Studie an menschlichen Hautfibroblasten (Bindegewebszellen), in der nachgewiesen werden konnte, dass die Langzeitbehandlung mit Vitamin C über fünf Tage die Synthese der Kollagentypen I und IV signifikant verbessert. Dazu nur kurz: Es gibt verschiedene Kollagentypen mit unterschiedlichen Aufgaben. Typ I kommt im Körper am häufigsten vor und ist sehr wichtig für Haut, Haare und Nägel.

Toptrend: Kollagen-Shakes

Momentan ist es absolut hip, Kollagenpulver im Kaffee einzunehmen. Das soll für ein jugendliches Aussehen, schöne Haut und Haare und ein festes Bindegewebe sorgen. Dieser Trend ist mir natürlich nicht entgangen, und von meinen Followern werde ich oft gefragt, ob ich dazu mal ein Video machen könnte oder zumindest

mitteilen würde, was ich davon halte. Ich finde, kein Statement ist auch ein Statement …
Aber um es hier etwas klarer zum Ausdruck zu bringen: Ich halte nichts von diesen Kollagenpulvern. Vielmehr dreht sich mir der Magen um, mir stellen sich die Haare auf und ich muss mich schütteln, wenn ich mir vorstelle, solch ein Pulver zu mir zu nehmen. So kann's einem gehen, wenn man mal hinter die Kulissen geschaut hat und weiß, was wie wo und woraus hergestellt wird.
Dieses Kollagen, ob nun in Pulver-, Kapsel- oder Tablettenform, besteht aus tierischen Proteinen, die aus Schlachtabfällen wie Knochen, Hahnenkämmen, Knorpel, Schweinefüßen und Fischflossen gewonnen werden. Das ist absolut nicht mein Ding. Diesen Preis will ich für dellenfreie Oberschenkel nicht zahlen.
Ich würde das auch gar nicht herunterbekommen – zumal ich ganz klar sagen kann, dass diese Nahrungsergänzung nicht gesund ist! So eine Menge an tierischen Proteinen wird definitiv nicht basisch verstoffwechselt. Bitte denken Sie bei einer Einnahme von Nahrungsergänzung immer ganzheitlich. Die Nachteile einer Übersäuerung habe ich Ihnen im Kapitel über den Säure-Basen-Haushalt beschrieben.
Ich bin überzeugt davon, dass es wesentlich besser ist, unserem Körper ausreichend Vitamin C über die Ernährung und eine Supplementierung zuzuführen, um ihm so die Möglichkeit zu geben, selbst Kollagen zu produzieren. Und zusätzlich können wir die Haut mit einem der folgenden Seren von außen unterstützen.

DIY-Vitamin-C-Serum: Die Vorbereitung

Hier stelle ich Ihnen zwei DIY-Rezepte für Vitamin-C-Seren vor. Diese Seren wirken antioxidativ und entzündungshemmend, können feine Linien und Falten mildern, eine Hyperpigmentierung wie Alters- und Sonnenflecken reduzieren und auch die Regeneration nach UV-Strahlungsschäden unterstützen.

Utensilien für die Herstellung
Bitte verwenden Sie zum Verarbeiten der Zutaten kein Metall, weil das sensible Vitamin C dadurch eher oxidieren könnte. Deshalb sollten alle Arbeitsutensilien aus Glas oder Kunststoff sein.
Wichtig: Achten Sie bitte auf die Sauberkeit der Utensilien. Sie können sie in kochendem Wasser oder mit Isopropanol (70 % Alkohol) desinfizieren. Ich nehme dafür immer unvergällten Weingeist (96 % Alkohol).

Blaunglasflasche mit Pipette
oder Sprühflasche
kleines Becherglas à 100 ml
Glastrichter
1-Gramm-Messlöffel (aus Kunststoff)
Glasrührstäbchen
Pipette
pH-Messstreifen: Stäbchen mit 0,5er-Schritten
und Sticks ab pH 2

Die Konzentration bestimmen
Es ist wichtig, den Vitamin-C-Gehalt im Serum genau zu berechnen. Um sicherzugehen, dass das Serum von der Haut gut aufgenommen wird und es nicht zu Hautreizungen kommt, empfehle ich, mit einer Konzentration von 3–5 % anzufangen. Nach Belieben kann diese Konzentration dann erhöht werden, aber werden Sie bitte nicht übermütig! Vitamin C ist toll und hat seine Wirkung, aber zu viel könnte auch zu Hautreizungen führen.

Hier die Formel, die ich nutze, um die Konzentration auszurechnen:

$$\frac{\text{Prozent} \times \text{ml (Volumen)}}{100}$$

Also zum Beispiel bei 5 %:
5 × 50 ml : 100 = 2,5 g L-Ascorbinsäure

Vitamin-C-Serum: Variante 1

Zutaten

50 ml destilliertes Wasser
2,5 g L-Ascorbinsäure in reiner Form
(= 2 ½ 1-Gramm-Messlöffelchen)
ein wenig Natron

Zubereitung

- Das destillierte Wasser in ein Becherglas füllen. Die Ascorbinsäure sorgfältig mit dem Glasrührstäbchen in das Wasser einrühren, bis die Flüssigkeit glasig ist.
- Nun muss der pH-Wert gemessen werden. Eine hohe Wirksamkeit erzielt man bei einem pH-Wert von 3,5. Um auf diesen Wert zu kommen, ungefähr eine Messerspitze (oder ein Löffelstiel-Ende) Natron hinzugeben, nochmals mit dem Glasrührstäbchen umrühren und mit dem pH-Messstreifen den pH-Wert messen. Zeigt der Messstreifen noch einen niedrigeren Wert als 3,5 an, erneut etwas Natron hinzugeben. Die Menge hängt vom bereits erzielten pH-Wert ab – bitte immer vorsichtig ganz wenig zusetzen.
- Die fertige Lösung in eine Pipetten- oder Sprühflasche füllen und im Kühlschrank lagern.

Mein Tipp: Das Gemisch kann auch direkt in einer Pipettenflasche hergestellt werden. Dazu die Ascorbinsäure mit dem Trichter in die Pipettenflasche schütten und dann das destillierte Wasser nachfüllen. Um den pH-Wert zu messen, empfiehlt es sich, jeweils ein wenig in ein Becherglas umzufüllen.

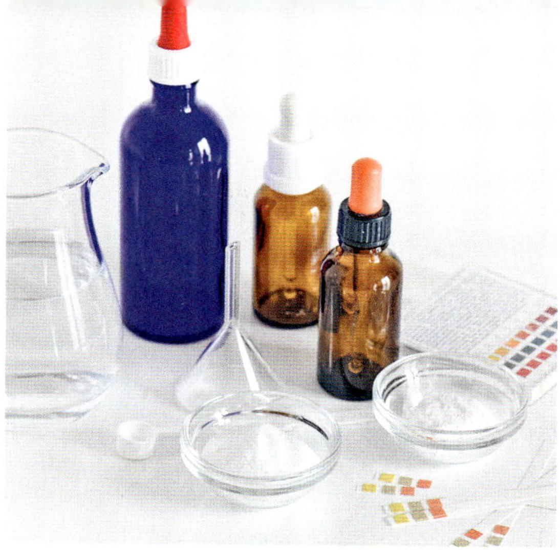

Diese Utensilien brauchen Sie für die Herstellung der Seren.

Vitamin-C-Serum: Variante 2

Diese Variante macht die Haut noch geschmeidiger und spendet mehr Feuchtigkeit.

Zutaten

40 ml + 2,5 ml destilliertes Wasser
2,5 g L-Ascorbinsäure in reiner Form
(= 2 ½ 1-Gramm-Messlöffelchen)
ein wenig Natron
5 ml pflanzliches Glycerin

Zubereitung

- 40 ml destilliertes Wasser in ein Becherglas füllen. Die Ascorbinsäure darin mit dem Glasrührstäbchen verrühren, bis die Flüssigkeit glasig ist.
- Das Glycerin mit einer Pipette hinzugeben.
- Nun mit dem destillierten Wasser auf 50 ml auffüllen und erneut mit dem Glasrührstäbchen durchrühren.
- Nun muss der pH-Wert gemessen werden. Um eine hohe Wirksamkeit des Serums zu erzielen, sollte der Wert bei 3,5, höchstens bei 4 liegen. Gehen Sie so vor, wie bei der Serum-Variante 1 beschrieben.
- Die fertige Lösung in eine Pipetten- oder Sprühflasche füllen und im Kühlschrank lagern.

Die Anwendung der Seren

- Das Serum Ihrer Wahl regelmäßig auf die gereinigte Haut auftragen und etwas einziehen lassen.
- Dann gleich Ihre Lieblingspflege darüber auftragen, denn sonst könnte die wässrige Lösung Ihrer Haut beim Verdunsten Wasser entziehen.

Mein Tipp: Ihr Pflegeprodukt, zum Beispiel eine Creme, sollte einen auf die Haut abgestimmten pH-Wert von höchstens 5,5 haben. Empfehlenswert ist ein Produkt, das Vitamin E (Tocopherol) enthält. Der antioxidative Schutz von Vitamin C und E ist in der Kombination höher.

HYALURON FÜR GLATTE HAUT

Können Falten im Gesicht wieder verschwinden oder abgemildert werden? Hier kommt Hyaluron zum Einsatz. Die Hyaluronsäure kann die Haut aufpolstern, Falten glätten und uns dadurch deutlich frischer aussehen lassen. Die Gesichtshaut wirkt nach dem Auftragen sofort weich und geschmeidig glatt. Auch die Auswirkungen von oxidativem Stress, der die Haut altern lässt, kann Hyaluron reduzieren.

Hyaluronsäure ist eine natürliche, körpereigene Substanz, ein Mehrfachzucker, der vor allem im Bindegewebe, aber auch in größeren Mengen in der Haut, in den Knochen und Knorpeln, in der Gelenksflüssigkeit und im Glaskörper der Augen zu finden ist. In Verbindung mit Wasser bildet Hyaluronsäure ein viskoses Gel. Daher dient die Hyaluronsäure im Körper zur Wasserspeicherung und als Schmiermittel.

Die gelartige, durchsichtige Flüssigkeit bindet auch in der Haut Feuchtigkeit. Dadurch quillt diese leicht auf und wirkt voller und glatter.

Mit den Jahren nimmt das natürliche Hyaluron in unserer Haut nach und nach ab. Deshalb helfe ich mit meinem Hyaluron-Serum nach.

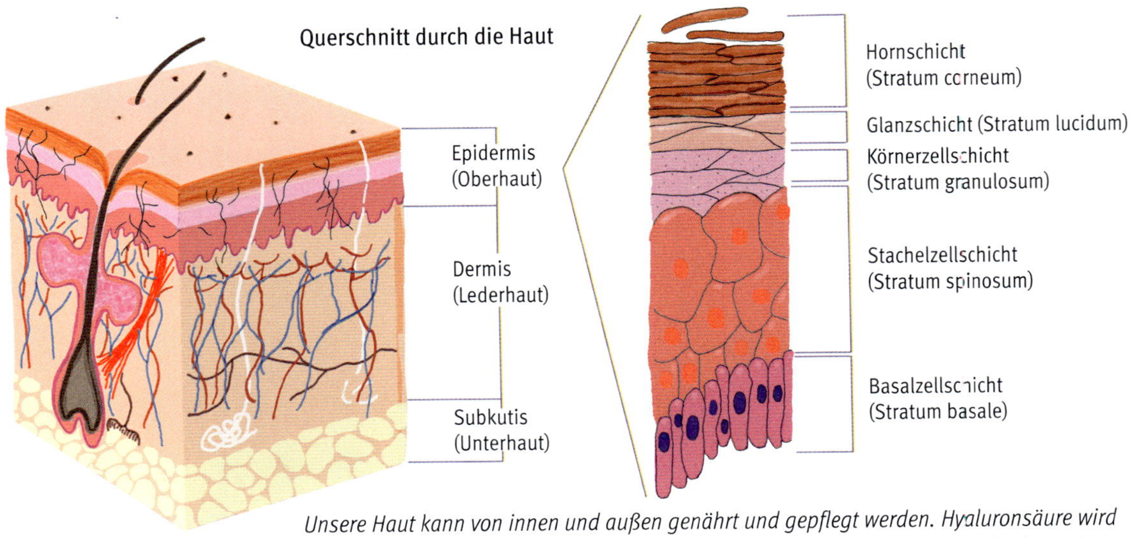

Unsere Haut kann von innen und außen genährt und gepflegt werden. Hyaluronsäure wird in der Epidermis und Dermis gebildet und dringt auch von außen in diese Schichten ein.

Hyaluron-Serum

Dieses Serum wirkt nicht nur hautglättend, sondern sorgt auch durch seine entzündungshemmende Wirkung für ein schöneres Hautbild. Zudem bewirkt es einen lang anhaltenden Wohlfühleffekt.
Ich verwende hier niedermolekulares und hochmolekulares Hyaluron in Kombination. Das niedermolekulare Hyaluron hat die Möglichkeit, etwas tiefer in die oberste Hautschicht der Epidermis, das Stratum corneum, einzudringen und dort die Feuchtigkeit zu binden. Das hochmolekulare Hyaluron liegt auf der Haut und bindet die Feuchtigkeit dort.
Übrigens: Mehr ist nicht gleich mehr! Eine Überdosierung des Hyalurons würde die Wirkung des Serums nicht verbessern.

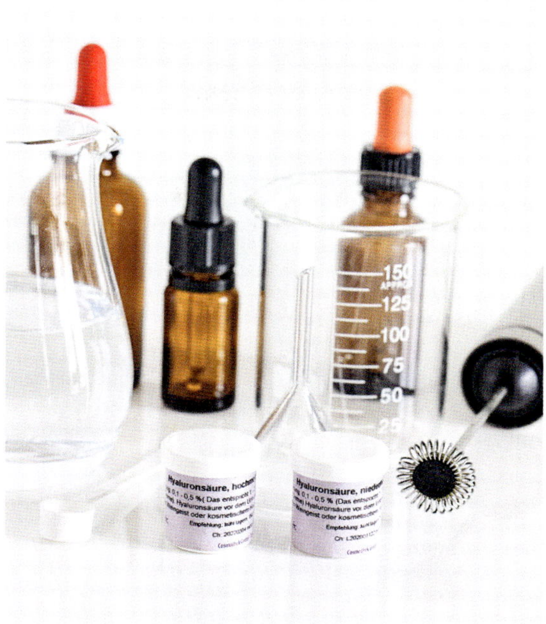

Zur Aufbewahrung setze ich auf dunkle Pipettengläser, damit die Nährstoffe nicht durch Lichteinfall oxidieren.

Zutaten für 90 ml Hyaluron-Serum
50 ml Hamamelis-Hydrolat
40 ml Myrten-Hydrolat
0,25 g niedermolekulares Hyaluron
0,25 g hochmolekulares Hyaluron
Außerdem:
unvergällter Weingeist (96-%iger Alkohol)
1 hitzebeständiger Glasmessbecher (Becherglas)
1 starker batteriebetriebener Milchaufschäumer
1 medizinischer Löffel/Spachtel
1 Braunglas-Pipettenflasche à 100 ml

- Den Arbeitsplatz und die Utensilien mit dem unvergällten Weingeist reinigen.
- Die beiden Hydrolate in einem Glasmessbecher im Wasserbad vorsichtig auf 30–40 °C erhitzen. Dabei darauf achten, dass die Flüssigkeit nicht aufkocht. Diese Temperatur ist wichtig, damit sich das Hyaluronpulver besser auflöst.
- Nun das nieder- und das hochmolekulare Hyaluron nach und nach in die lauwarme Hydrolatflüssigkeit geben und mit dem Milchaufschäumer für weitere 4–5 Minuten verrühren. Wenn Klumpen entstehen, diese mit einem Spachtel am Glasrand zerdrücken und dann weiterrühren. Wenn die Flüssigkeit glasig ist und eine gelartige Konsistenz bekommen hat, ist das Serum fertig.
- In eine Braunglas-Pipettenflasche abfüllen und kühl lagern. Das Hyaluron-Serum ist so circa 10–14 Tage haltbar.

Mein Tipp: Sie können Hydrolate Ihrer Wahl verwenden, um dem Serum eine individuelle Duftnote zu geben. Auf OH LALA & SO LALA zeige ich Ihnen übrigens genau, wie man dieses Serum und auch meine Vitamin-C-Creme (siehe nächste Seite) herstellt.

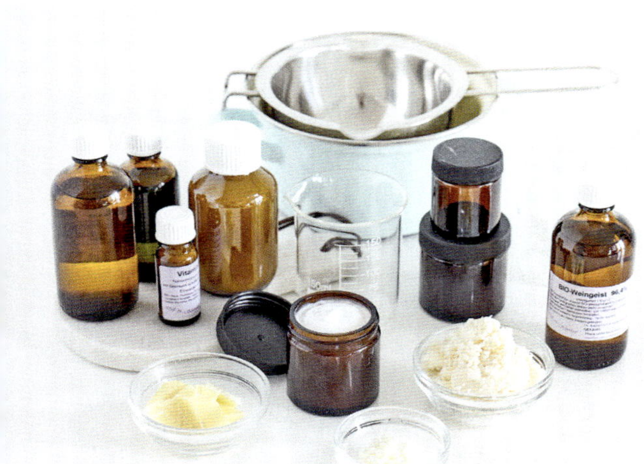

Die Anschaffung der Utensilien, die man braucht, um Kosmetik herzustellen, lohnt sich langfristig auf jeden Fall.

VITAMINREICHE PFLEGE

Die folgende Creme ist reich an Vitaminen, dadurch eine besonders intensive Pflege und eine wunderbare Ergänzung zum Vitamin-C-Serum. Sie lässt sich natürlich auch gut mit dem Hyaluron-Serum kombinieren, und man kann sie sehr einfach herstellen. Sie ist alkoholfrei und enthält als natürlichen Konservierungsstoff Vitamin E. Deshalb pflegt sie auch so gut.

Das Jojobaöl ist reich an Vitamin A, B und E sowie Mineralstoffen. Es enthält 70 Prozent Gadoleinsäure, eine einfach ungesättigte und seltene Omega-9-Fettsäure. Genau genommen ist Jojobaöl gar kein Öl, sondern ein flüssiges Wachs mit einer einzigartigen chemischen Zusammensetzung und mit einzigartigen hautpflegenden Eigenschaften.

Shea- und Kakaobutter pflegen die Haut ebenfalls mit ihren großartigen Nährstoffen. Tegomuls ist ein pflanzlicher Emulgator.

Diese Creme zieht nicht ganz so schnell ein, sondern braucht ein paar Minuten, ist dann aber auch die perfekte Make-up-Grundlage. Sie eignet sich gerade für etwas reife und beanspruchte Haut. Viel Freude damit!

Antioxidative Vitamin-E-Creme

Für circa 60 ml Creme:
12 ml Jojobaöl
4 g Tegomuls
14 g Kakaobutter, unraffiniert in Rohkostqualitat
4 g Sheabutter, unraffiniert
40 ml Grüntee-Hydrolat, organic; alternativ Biorosenwasser (Lebensmittelqualität)
10–15 Tropfen Vitamin E
Außerdem:
unvergällter Weingeist (96-%iger Alkohol)
2 hitzebeständige Glasmessbecher (Bechergläser) à 50–100 ml
1 starker batteriebetriebener Milchaufschäumer
2 Salbentiegel à 30 ml aus Braunglas mit Schraubdeckel

- Den Arbeitsplatz und die Utensilien mit unvergälltem Weingeist reinigen.
- Das Jojobaöl mit dem Tegomuls in ein Becherglas geben und im Wasserbad erwärmen.
- Sobald das Öl warm ist, die Kakaobutter dazugeben und die Temperatur der Herdplatte reduzieren (es soll nicht kochen).
- Wenn die Kakaobutter geschmolzen ist, die Sheabutter dazugeben und ebenfalls schmelzen lassen. Sie ist empfindlich und sollte nicht zu heiß werden, um die sensiblen Inhaltsstoffe nicht zu zerstören.
- Das Grüntee-Hydrolat im zweiten Becherglas ebenfalls im Wasserbad erwärmen.
- Wenn die Ölphase geschmolzen ist, beide Bechergläser aus dem Wasserbad nehmen.

- Das Grüntee-Hydrolat zur Ölmischung geben und alles mit dem Milchaufschäumer etwa 3 Minuten lang verquirlen.
- Die Masse etwas abkühlen lassen, dann das Vitamin E hinzugeben und noch einmal gut durchrühren.
- Die Creme in die Salbentiegel füllen. Cremes mit Tegomuls brauchen eine Weile, bis sie ihre endgültige Konsistenz erreichen, daher wird die Creme erst nach 10–12 Stunden fest sein.
- Im Kühlschrank aufbewahrt, hält die Creme etwa 2 Monate. Zur Anwendung die Creme am besten mit einem sauberen Spatel entnehmen.

MEIN ULTIMATIVER BEAUTY-TIPP: BROKKOLISAMENÖL

... für alle, die ihre Kosmetik nicht selber machen wollen! Und im Übrigen ist es auch mein absoluter Geheimtipp für einen jugendlichen, strahlenden, frischen Teint.

Der fantastische Inhaltsstoff, den wir hier geliefert bekommen, heißt Sulforaphan und ist ein Antioxidans der Extraklasse. Der sekundäre Pflanzenstoff, ein Senföl, gehört zu den Flavonoiden und steckt zum Beispiel in Blumenkohl, Brokkoli oder Meerrettich. Seine antioxidative Wirkung ist noch nicht lange bekannt.

US-amerikanische Forscher haben herausgefunden, dass Sulforaphan auch Rötungen, die durch UV-Strahlung hervorgerufen werden, um bis zu 38 Prozent verringern kann.

Brokkolisamenöl ist ideal zur Pflege reifer Haut geeignet, es schützt und stärkt die Haut, bewahrt sie insbesondere vor schädlichen Umwelteinflüssen und beugt so Hautschäden vor. Das Öl hat außerdem regenerierende und zellaktivierende Eigenschaften.

Die Anwendung

Sie brauchen dazu nur die Gesichtscreme, die Sie sowieso verwenden, und rühren vor jeder Anwendung etwas Brokkolisamenöl hinein. Diese Mischung verleiht Ihner Haut schon nach kurzer Zeit einen jugendlichen Glow.

- Entnehmen Sie die gewünschte Menge an Creme aus dem Spender oder Cremetopf und tupfen Sie sie auf Ihren Handrücken. Geben Sie 1–2 Tropfen Brokkolisamenöl dazu.
- Verrühren Sie beide Zutaten mit dem Zeigefinger und tragen Sie das Cremegemisch wie gewohnt auf Gesicht und Hals auf.
- Durch diese Mischung ist gewährleistet, dass Sie kein pures fettes Öl direkt auf die Haut auftragen und trotzdem in den vollen Genuss der Inhaltsstoffe kommen, denn es war keine Zeit für eine Oxidation.

So reichern Sie Ihre Gesichtscreme mit Brokkolisamenöl an.

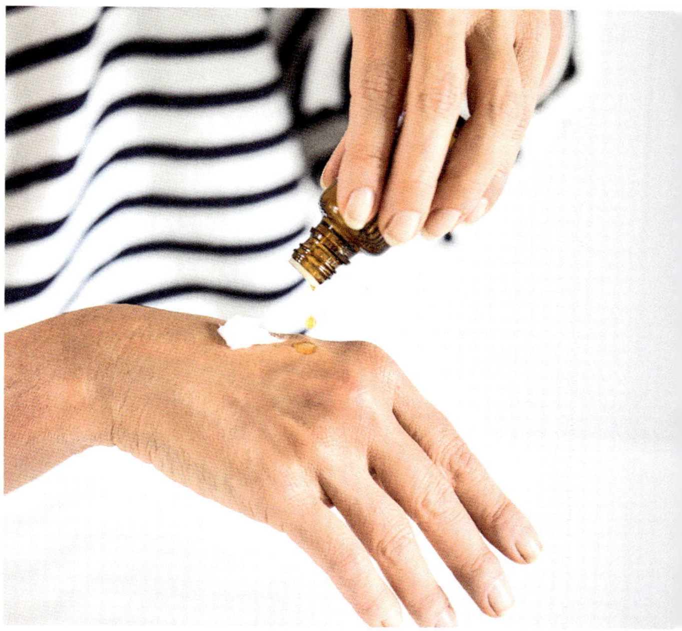

Fitnesstraining fürs Gesicht

In diesem Kapitel möchte ich mit Ihnen ein Fitnessstudio fürs Gesicht eröffnen. Warum es das noch nicht gibt, ist mir ein Rätsel. Bauchmuskeln und Bizeps können wir öffentlich trainieren und dafür Bewunderung ernten – zu beobachten etwa am Muscle Beach in Venice nahe Los Angeles, wo einst Schwarzenegger groß rauskam. Jetzt stellen wir uns mal vor, wir würden uns dort exponiert hinstellen und unsere Gesichtsmuskeln trainieren … Da würden wir sicher ungläubige Blicke ernten.

Mag ja sein, dass Facebuilding nicht genauso »cool« ist wie Bodybuilding, aber ganz sicher ist es mindestens genauso effektiv. Das werden Sie bald sehen! Natürlich nur, wenn Sie regelmäßig trainieren, denn von nichts kommt nichts. Verstehen Sie mich nicht falsch: Ich möchte auf keinen Fall (und halte es auch für sehr unwahrscheinlich), dass Sie nach den Übungen, die ich Ihnen empfehle, wie Arnold Schwarzenegger aussehen. Aber es ist hier wie bei allem, was ich empfehle: Sobald wir uns bewusst mit unserem Körper auseinandersetzen und besser spüren, was wo wie und warum funktioniert, bekommen wir ein ganz neues Körpergefühl.

Wenn Sie erst einmal angefangen und die Wirkung gespürt haben, dann wird es Ihnen leichtfallen, die Übungen und Tipps ganz einfach in Ihren Alltag einzubauen. Gut, die Gesichtsgymnastik in der U-Bahn zu machen, wird für Irritation bei den Mitfahrer*innen sorgen, aber im Auto oder beim Fahrradfahren ist es schon manchmal möglich.

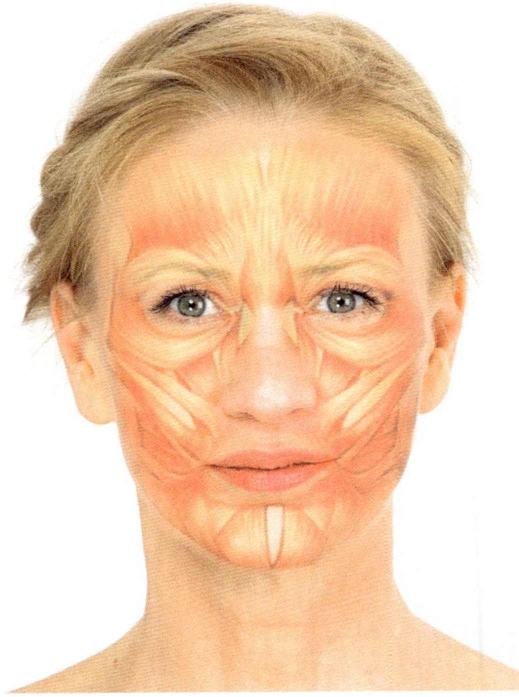

Ich finde es bemerkenswert, wie viele Muskeln sich in unserem Gesicht befinden. Und wie alle Muskeln können wir sie trainieren und damit Falten und Erschlaffung vorbeugen.

MEIN FACEBUILDING-ALLTAG

Eine Übung, die ich jeden Tag mehrfach und überall mache, auch in der U-Bahn, ist das Lächeln oder Lachen – denn da fängt die Gesichtsgymnastik schon an.

Lachfalten erwünscht!

Beim Lachen benutzen wir 300 Muskeln im ganzen Körper. Allein im Gesicht haben wir 26 Muskeln, acht davon sind für unsere Mimik verantwortlich, und wenn wir lachen, benutzen wir 17 davon. Dieses Training erscheint mir daher als sehr effektiv, zumal wir dabei auch mit Glückshormonen wie Serotonin oder Endorphinen geflutet werden.

Wissenschaftler haben bewiesen, dass Lachen gesund ist, glücklich macht und damit jung hält. Sie sehen: Wir sind voll im Thema. Ich zum Beispiel liebe wie gesagt meine Lachfalten, denn es sind Markierungen meines Lebens. Sie stehen für all die Momente, in denen ich glücklich, fröhlich und heiter war und bin. Diese Falten möchte ich nicht missen.

Mir geht es ja bei der ganzen Well-Aging-Sache nicht darum, faltenfrei zu sein. Das Ziel ist vielmehr, mein Gesicht zu konturieren, denn die Schwerkraft und auch der Abbau an Kollagen tun sonst ungehemmt ihr Werk.

Außerdem möchte ich meine Muskulatur spüren und unter Kontrolle haben, vor allem dort, wo Zornesfalte und hängende Mundwinkel drohen. Auf diese Einkerbungen kann ich gern verzichten. Um gegen sie anzugehen, baucht es etwas Selbstkontrolle und Disziplin, aber auf eine gute, positive Art, bloß nicht verbissen, sondern bewusst und mit Selbstliebe.

Der Zornesfalte keine Chance!

Ganz unbewusst – und genau daran sollten wir als Erstes arbeiten – setzen wir oft eine unvorteilhafte Miene auf, die sich dann als Zornesfalte zwischen den Augenbrauen oder als nach unten gezogene Mundwinkel ins Gesicht gräbt. Schon allein indem wir uns das bewusst machen, können wir Falten vorbeugen.

Es hat mich zwar etwas Zeit gekostet, aber ich habe inzwischen ein Gefühl für meine Zornesfalte entwickelt. Ich könnte sie benutzen, tue es aber nicht – ich habe es mir abtrainiert. Ja, das geht! Dadurch habe ich das Kollagengeflecht bis jetzt nur wenig gebrochen und keine tiefen Linien zwischen meinen Augenbrauen.

Es ist schon etwas Arbeit, darauf zu achten, denn glauben Sie mir, es gäbe für mich genug Gründe, die Falten zum Einsatz zu bringen – die passenden Situationen sind da. Aber, und hier kommt eine kleine Lebensweisheit von mir: Das Leben an sich und die Gesellschaft, in der wir heute leben, verlangen mir schon oft genug ab – die Region zwischen meinen Augenbrauen bekommt ihr nicht!

Meine tägliche Routine

Mithilfe von Gesichtsgymnastik, Schröpfen und Massagen mit dem Gesichtsroller können wir vorhandene Linien auf natürliche Art mildern. Wir brauchen dafür nicht viel: nur ein paar Minuten Zeit pro Tag (oder an jedem zweiten Tag) und eine Portion Selbstachtung. Ich freue mich sehr, wenn Sie dabei sind!

Was ich einfach Gesichtsgymnastik nenne, wird heute moderner oder cooler auch Face-Yoga genannt. Doch egal, wie wir das Ganze nennen, Hauptsache, wir machen es. Durch die Übungen und Anwendungen stärken und entspannen wir die Gesichtsmuskulatur und fördern Durchblutung und Lymphfluss.

Wenn wir das zur täglichen Routine machen, sorgen wir nicht nur für ein strafferes Gesicht, sondern wir profitieren auch von mehr Achtsamkeit, einem insgesamt besseren Körpergefühl und der Besinnung auf uns selbst.

Die Haut braucht übrigens nicht nur Training, sondern auch Erholung, und das heißt: Schönheitsschlaf! Schlafmangel lässt die Haut früher altern. Deshalb sollten auch sieben bis acht Stunden Schlaf zu Ihrer täglichen Schönheitsroutine gehören. Mehr dazu ab Seite 183.

1

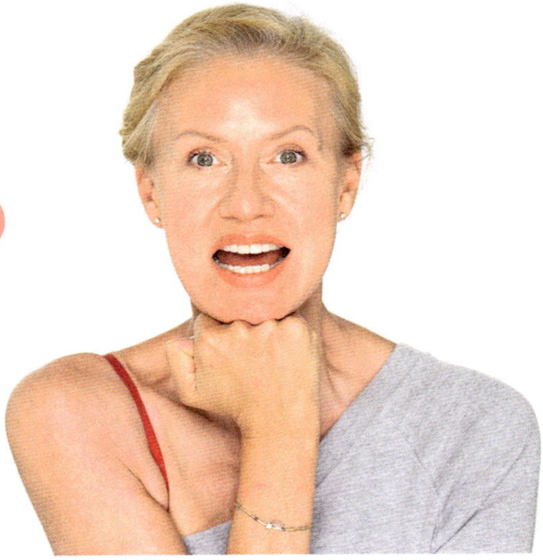

2

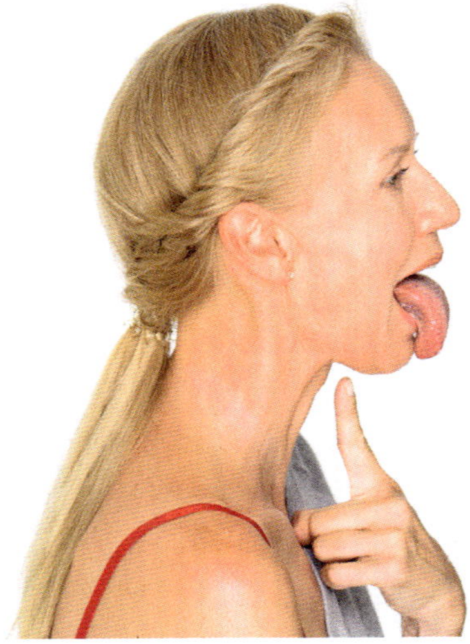

KLEINES WORK-OUT FÜR EIN ALTERSLOSES ANTLITZ

Mit den folgenden Übungen können Sie die Haut an Hals, Kinn, Mund und Wangen sowie rund um die Augen straff und elastisch halten und die Gesichtsmuskulatur entspannen. Zudem erhalten Sie die Kontur an der Kinn- und Wangenkante, die mit der Zeit zum Absinken neigt. Der angenehme Nebeneffekt: eine positivere Ausstrahlung, rosige Haut und ein entspannter Nacken.

1 Kinn und Hals

Glatte Haut am Hals und ein straffes Kinn hängen zu einem großen Teil von einer guten Kopfhaltung ab. Schieben Sie immer mal wieder das Kinn etwas zurück und den Scheitel nach oben. Das entspannt auch den Nacken. Diese Kopfhaltung ist unsere Ausgangsposition.

- ▶ Legen Sie eine Hand unter das Kinn und drücken Sie es gegen den Widerstand der Hand nach unten. Achtung: Das Kinn bleibt waagerecht zum Boden. Dabei den Nacken noch weiter nach oben dehnen, Lippen leicht öffnen, Kiefer entspannen.
- ▶ 4 bis 6 Sekunden halten, locker lassen und der Entspannung nachspüren. 2- bis 3-mal wiederholen.

2 Anti-Truthahnhals

Diese Übung festigt die unteren Zungenmuskeln und beugt so dem »Truthahnhals« vor. Sie ist unglaublich effektiv, aber bitte übertreiben Sie es anfangs nicht, denn sonst könnten Sie davon einen starken Muskelkater bekommen.

- ▶ Strecken Sie Ihre Zunge raus, so weit Sie können, ohne dass es wehtut. Nun versuchen Sie, mit der Zungenspitze Ihr Kinn zu berühren. Nehmen Sie gern Ihre Finger zuhilfe, um zu spüren, wie und wo Ihre Muskulatur arbeitet.
- ▶ Anfangs nur einige Male wiederholen, mit kurzen Pausen. Nach und nach auf 10- bis 15-mal und 2 bis 3 Durchgänge steigern. Pausen nicht vergessen.

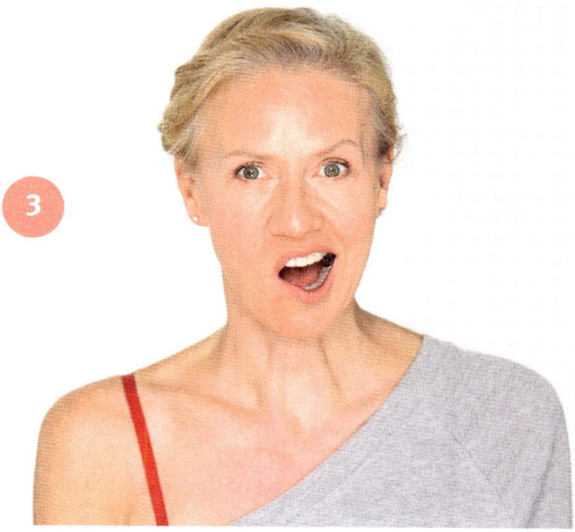

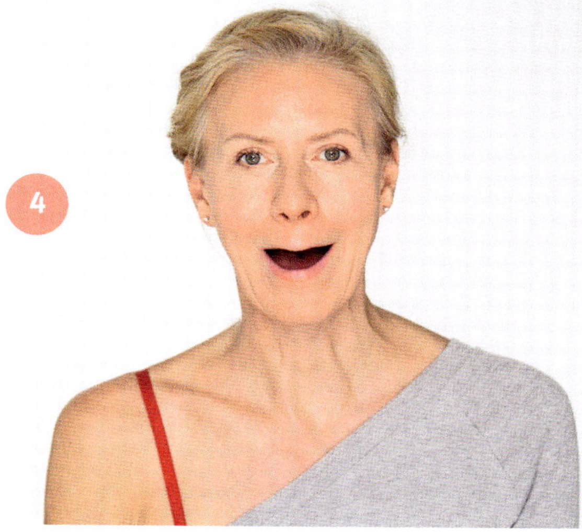

3 Jawline

Mit dieser Übung wird die Kinn-Kiefer-Linie, die sogenannte Jawline, gestrafft. So versuche ich, gegen drohende Hängebäckchen anzugehen.

- Finden Sie den Muskel, der seitlich vom Kinn hoch zu den Mundwinkeln geht. Aktivieren Sie ihn, indem Sie jeweils einen Mundwinkel von außen nach innen ziehen. Es sind kleine zarte Bewegungen.
- Nun die untere äußere Seite des Kinnbogens in Richtung Mundwinkel und Mundmitte ziehen.
- 15-mal im seitlichen Wechsel wiederholen, dann kurz pausieren und, wenn Sie wollen, 2 bis 3 Durchgänge machen.

Mein Tipp: Finden Sie Ihre Muskeln bitte zuerst vor dem Spiegel. Später, wenn Sie sich in Ihrem Gesicht besser auskennen, können Sie auch ohne Spiegel üben. Ebenfalls wichtig: Verziehen Sie beim Üben nie das Gesicht unnötig, denn es sollen ja dadurch nicht mehr Falten entstehen!

4 Lippen

Im Vergleich zu den anderen ist diese Übung etwas leichter, aber nicht weniger effektiv. Zum einen beugt sie hängenden Mundwinkeln vor und stärkt die Kinnpartie. Zum anderen beugt sie den perioralen Falten, auch Plisséefältchen genannt, zwischen Oberlippe und Nase vor; diese Region ist durch die Mundbewegung zum Beispiel beim Rauchen oder Schmollmundmachen belastet.

- Wölben Sie die Unterlippe über den unteren Zahnbogen und ziehen Sie sie immer wieder in den Mund – vor und zurück.
- Dann ziehen Sie genauso die Oberlippe über die oberen Zähnen in den Mund.
- In 2 bis 3 Durchgängen je 10- bis 15-mal wiederholen.

5 Wangen

Diese Übung ist gut für die Kontur unter den Wangenknochen. So bleiben die Wangen praller. Anleitung und Foto finden Sie auf der nächsten Seite.

5

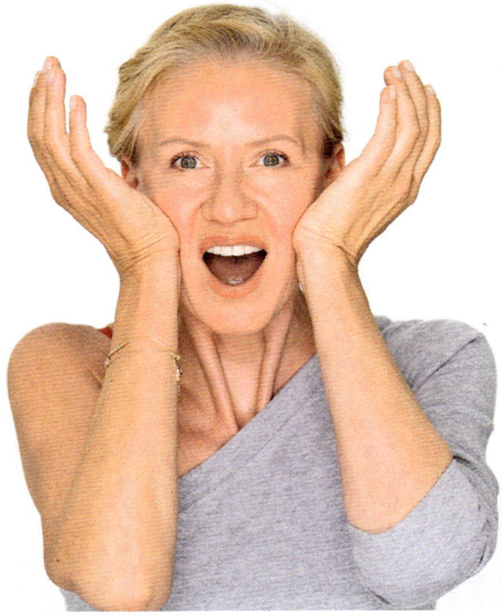

6

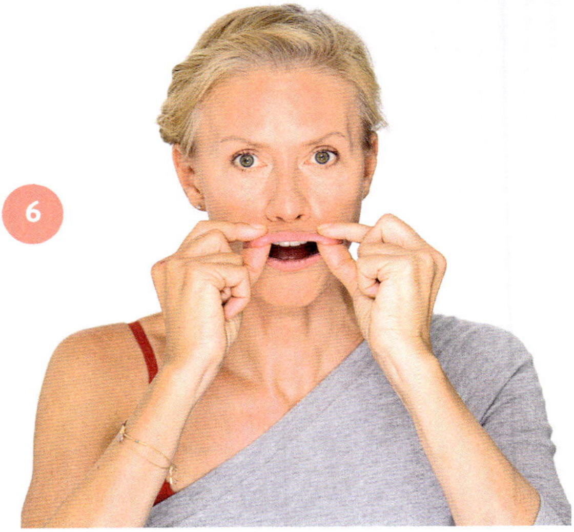

- Legen Sie Ihre Handballen rechts und links so auf die Wangen, dass die Finger nach oben weisen. Die Ballen sollen an der Stelle aufliegen, wo die Zahnreihen des Ober- und Unterkiefers aufeinander treffen.
- Drücken Sie langsam mit dem Unterkiefer nach vorn, und gleichzeitig üben Sie mit den Handballen einen leichten Druck auf die mittlere Wangenpartie aus. Der kleine Widerstand hilft, die Muskulatur zu stärken.
- Diese Übung ist recht anstrengend, wenn sie richtig gemacht wird. Beginnen Sie mit 1 bis 2 Durchgängen à 10 Einheiten – lieber weniger, aber dafür richtig. Sie werden bald merken, wann die Spannung okay war und wann nicht.

6 Mund

Mit dieser Übung stärken Sie die Muskulatur rund um den Mund. Wichtig: Üben Sie nicht zu heftig. Es geht hier nicht darum, an den Lippen zu reißen, sondern Muskeln, die wir unter Umständen viele Jahre vergessen haben, zu aktivieren und konzentriert zu trainieren.

- Nehmen Sie Ihre Oberlippe zwischen Daumen und Zeigefinger der rechten und der linken Hand, ziehen Sie sie etwas nach vorn und lächeln Sie. Wiederholen Sie dies 10-mal.
- Ziehen Sie genauso an der Unterlippe und lächeln Sie dabei. Wiederholen Sie dies ebenfalls 10-mal.

7 Zornesfalte

Die Zornesfalte ist nicht immer nur ein Zeichen von Zorn – das heißt, nicht jeder, der sie hat, ist auch häufig zornig. Aber sie lässt einen nicht positiv und frisch aussehen. Oft aktivieren wir sie unbewusst, wenn wir zum Beispiel am Computer sitzen und konzentriert schauen. Bitte gewöhnen Sie sich an, auch mal Pausen zu machen, entspannen Sie sich, blicken Sie zur Seite, lassen Sie den Blick in die Ferne schweifen ...

- Versuchen Sie immer mal wieder, die Stirnmuskeln von Ihrer Augenbewegung zu isolieren: Bewegen Sie die Augäpfel nach rechts und links oder lassen Sie sie kreisen, ohne die Augenbrauen zu bewegen.
- Legen Sie Zeigefinger und Mittelfinger zwischen die Augenbrauen, also direkt auf die Zornesfalte. Spreizen Sie nun die Finger mit etwas Druck leicht nach außen und führen Sie sie gleichzeitig die Stirn ent-

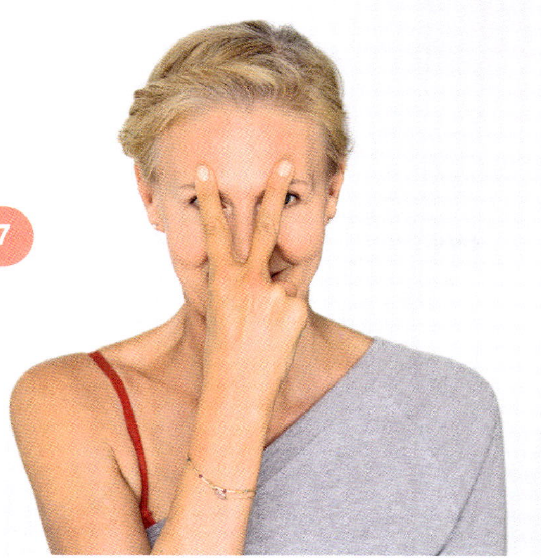

7

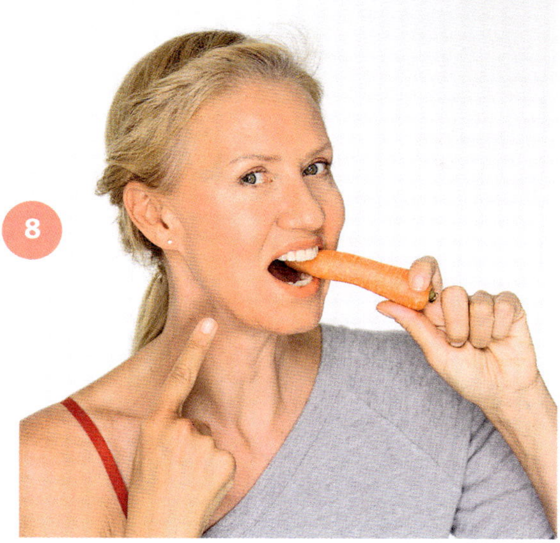

8

lang hoch bis zum Haaransatz, sodass Sie auf die Stirn ein imaginäres V malen. Machen Sie das nicht zu stark, denn es soll keine Gesichtsmassage sein, sondern Ihnen nur diese Partie bewusst machen. Wiederholen Sie die Übung mindestens 10-mal.

Mein Tipp: Wenn Sie sich etwas beobachten, merken Sie mit der Zeit, wann Sie die Stirnmuskulatur anspannen, und werden von allein für Entspannung sorgen. Hier geht es nicht um ein Muskeltraining, sondern um die Erziehung und Deaktivierung des Zornesfaltenmuskels. Dafür müssen Sie diese Partie aber erst einmal gespürt und definiert haben. Wenn Ihnen das gelingt, werden Sie die Muskulatur nicht mehr leichtfertig einsetzen. Ich jedenfalls bin sehr froh, dass es mir gelungen ist.

8 Kinn

Jetzt aktivieren und kräftigen Sie Ihre Kinnmuskulatur – und dabei bekommen Sie auch noch eine gute Portion Ballaststoffe und Vitamine ab.

- Kauen Sie eine rohe Karotte gründlich, abwechselnd in der rechten und in der linken Seite des Mundes.

Anmerkung zur Jawline

Um die Gesichtsmuskulatur und speziell die Jawline (Kinn-Kiefer-Partie) zu festigen und zu kräftigen, sollten wir diese Partie durch Kauen stimulieren. Das stärkt auch die Knochenstruktur, die den Untergrund für die Jawline bildet. Knochen verlieren mit dem Alter an Substanz, aber auch Zahnverlust, Parodontitis oder Zahnprothesen lassen den Kieferknochen schwinden. (Warum regelmäßiges Training nicht nur die Muskeln, sondern auch die Knochen stärkt, erkläre ich ab Seite 199.)
Für unser Gesicht können wir einiges durch die richtige Wahl unserer Lebensmittel tun. Das bedeutet: Öfter mal in eine rohe Karotte oder einen Apfel beißen, Nüsse essen und al dente gegartes Gemüse gründlich kauen. Auf diese Weise werden solche Lieferanten toller Inhaltsstoffe zugleich auch unsere Fitnesstrainer für die Jawline. Wer nun denkt, da hilft auch einfach ein Kaugummi, dann Dauerkauer bitte aufgepasst: Oft wird nur auf einer Seite gekaut, und das kann langfristig zu Asymmetrien führen. Also am besten die Seiten beim Kauen wechseln. Oder noch besser: den Kaugummi gegen eine Karotte eintauschen.

Schröpfen statt Botoxen

Schröpfen ist eine uralte Heilmethode zur Entgiftung und um Verspannungen zu lösen. Seit Jahrtausenden wird es in der Naturheilkunde bei unterschiedlichen Beschwerden angewendet. Dabei setzt man zumeist runde Schröpfgläser an verspannten Hautarealen an. So können zum Beispiel Muskelverspannungen, das Schulter-Arm-Syndrom, Nervenschmerzen, Tennisarm, Kopfschmerzen oder ein Hexenschuss gelindert werden. Auch bei Bluthochdruck und Wechseljahrsbeschwerden, bei depressiven Verstimmungen und Antriebslosigkeit soll Schröpfen helfen können.
Für kosmetische Zwecke ist Schröpfen ein wahres Wundermittel, das kaum etwas kostet und Ihre Haut nachhaltig pflegt – eine gesunde und unschädliche Alternative zu Botox.

FACIAL CUPPING: EIN BEAUTY-TREND MIT ANTI-AGING-EFFEKT

Vor vier Jahren habe ich mein erstes Schröpf-Video gedreht, und seither mache ich regelmäßig Schröpfkuren zum Entschlacken und zur Kräftigung des Gewebes. Die Resultate an Kinn und Wangen, aber auch an den Unterarmen sind beeindruckend. Das Gewebe wird fest und straff, die Poren verfeinern sich und Hautunreinheiten verschwinden. Das gesamte Hautbild wird fein, knackig und strahlend.
Durch das Ansaugen der Haut und die damit verbundene Massage werden Verhärtungen und Verspannungen gelockert. Durch den Unterdruck, den der Glaskolben erzeugt, wird die Haut angehoben, das Blut an die Oberhaut gezogen und die Durchblutung von Haut und Unterhautgewebe angeregt. So kann die Haut besser mit Nährstoffen versorgt, die Zellerneuerung aktiviert und die Elastin- und Kollagenproduktion stimuliert werden. Es erhöht die Spannkraft und Elastizität der Haut und verleiht dem Gesicht nebenbei einen rosig-frischen Glanz. Zudem wird der Lymphfluss angeregt, was die Entgiftung fördert, weil, wie ich immer sage, die Säfte in Fluss kommen und dadurch Stoffwechselendprodukte und Zellmüll leichter gelöst und ausgeleitet werden können. (Mehr zum Lymphsystem ab Seite 176.)
Da Ihre Haut nach dem Schröpfen besser atmet und durch die Reibung und Wärme viel aufnahmefähiger ist, kann sie die Wirkstoffe Ihrer Pflegemittel leichter aufnehmen. Außerdem lässt sich Ihre Gesichtshaut nach der Anwendung auch besser reinigen, weil die Poren nun offener sind und Talg und Hautunreinheiten leichter abfließen.
Bei korrekter, regelmäßiger Anwendung und Pflege wird Ihre Haut straffer und geschmeidiger, und die Falten werden abgemildert.

Richtig schröpfen

Ich wende das Schröpfen ein paarmal im Jahr kurmäßig an. Nach kurzer Zeit schon setzt der Straffungseffekt ein.
Die Anwendung ist im Prinzip einfach: Man ölt die Haut ein und setzt die Schröpfgläser auf. Sie saugen sich fest und heben Haut und Muskeln leicht an. Man zieht die kleinen Becher streichend oder kreisend über die Haut und sorgt so für sanftes Dehnen und Massieren. An den Un-

terarmen kann es anfangs etwas wehtun. Dort sollte man mit dem Schröpfglas in Bewegung bleiben, sonst entstehen blaue Flecken.
Auch beim Schröpfen im Gesicht ist etwas Vorsicht geboten. Falls Sie noch nicht besonders erfahren sind und den Dreh sozusagen noch nicht ganz raushaben, kann es sein, dass sich an den Ansaugstellen blaue Flecken bilden.
Anfangs ist mir das nicht passiert, denn da war ich noch vorsichtig und achtsam. Aber als ich dann dachte, dass es gut läuft, wurde ich weniger achtsam und etwas zu lax – etwas zu wenig Öl, etwas zu viel Unterdruck … und vor allem habe ich die Schröpfgläser zu lange an einer Stelle gelassen. Das mag beim Schröpfen am Rücken bei Verspannungen gewünscht sein, aber nicht im Gesicht. Wir wollen die Säfte zum Fließen bringen und den Lymphfluss aktivieren, deshalb bleiben Sie mit dem Schröpfglas immer in Bewegung!
Und hier etwas für Ihre 17 Muskeln im Gesicht, die Sie beim Lachen verwenden: Die blauen Flecken am Kinn, die ich einmal durch meine nachlässige Schröpfweise hatte, waren definitiv erklärungsbedürftig. Wenn mich damals jemand fragte: »Wo hast du denn die blauen Flecken her«, und ich antwortete: »Oh, die sind vom Schröpfen«, können Sie sich vorstellen, wie skeptisch der andere da geschaut hat …
Doch das soll Sie absolut nicht abschrecken! Ich schröpfe seit Jahren mein Gesicht, und es war wie gesagt nur das eine Mal, aber genau davor möchte ich Sie bewahren. Also gilt wie im Leben auch beim Schröpfen im Gesicht: Immer in Bewegung bleiben.

Wann darf man nicht schröpfen?

Aufs Schröpfen verzichten sollte man bei Entzündungen oder Verletzungen der Haut, bei Sonnenbrand oder bei sehr empfindlicher Haut.

Die Schröpfgläser gibt es in unterschiedlichen Größen für unterschiedliche Körperpartien.

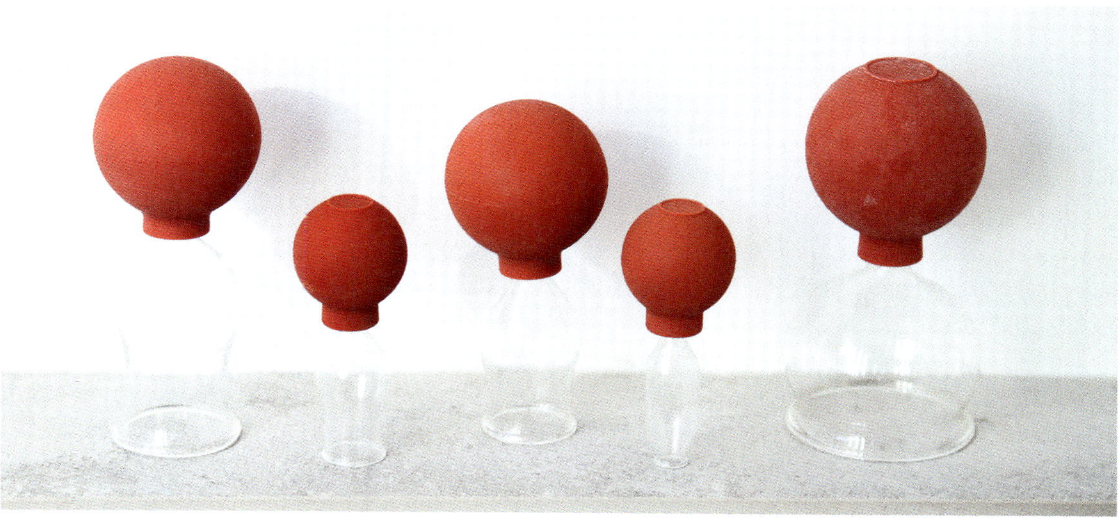

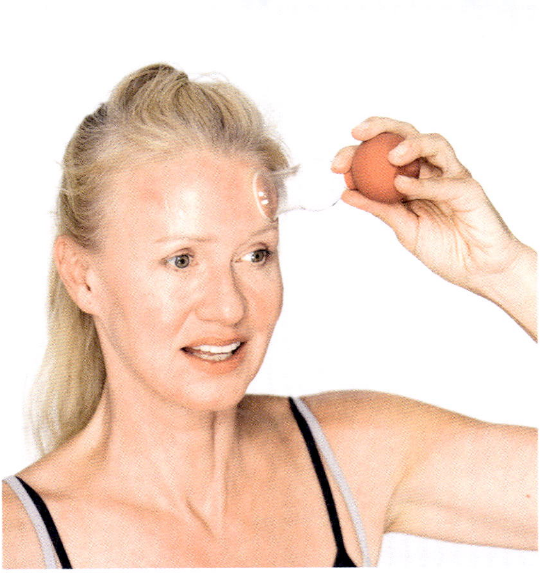

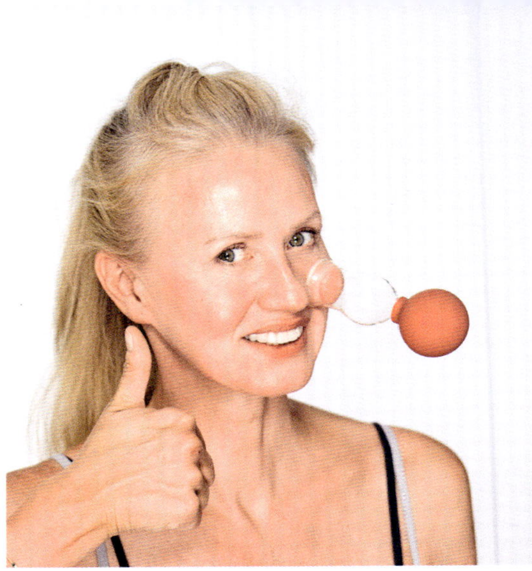

Das Gesicht schröpfen

Ich mache 3- bis 4-mal im Jahre eine Schröpfkur für 10 bis 14 Tage und schröpfe dann Gesicht und Arme an jedem 2. Tag. Wenn ich das Schröpfen nur phasenweise mache, bin ich fokussierter auf die Anwendung und kann auch die Wirkung und Veränderung viel besser einschätzen.

Das brauchen Sie

- Schröpfgläser: Die gibt es in unterschiedlichen Ausführungen. Fürs Gesicht benötigen Sie ein größeres und ein kleineres Schröpfglas. Dafür eignen sich am besten die mittleren und kleineren aus Glas mit einem Saugball. Ich verwende je nach Partie drei unterschiedliche Größen.
- Etwas Pflanzenöl: Wählen Sie ein Öl aus, das für Ihren Hauttyp geeignet ist. Ich nehme zum Beispiel Mandel- oder Brokkolisamenöl (Seite 165).
- Ihre Gesichtspflegecreme: Sie wird mit etwas Öl vermischt, denn ich rate mittlerweile davon ab, fette Öle pur auf die Haut aufzutragen; das fühlt sich zwar meistens zuerst gut an, trocknet die Haut aber auf Dauer aus.

Anwendung:

- Reinigen Sie Ihr Gesicht gut, machen Sie aber kein Peeling vor dem Schröpfen.
- Geben Sie etwas Gesichtscreme auf Ihren Handrücken und ein Paar Tropfen Öl hinzu. Vermischen Sie beides und tragen Sie es auf Ihre Gesichtshaut auf.
- Nachdem das Creme-Öl-Gemisch eingezogen ist, geben Sie ein paar Tropfen Öl auf die Haut und verteilen es im Gesicht. Lassen Sie das Öl nicht ganz in die Haut einziehen.
- Drücken Sie den roten Saugknopf am Schröpfglas und setzen Sie es auf die Haut. Lassen Sie den Unterdruck entstehen, und bewegen Sie dann das Schröpfglas langsam wie in den folgenden Steps angegeben. Am Ende jeder Bahn lösen Sie den Unterdruck und setzen das Glas neu an.
- Schröpfen Sie die Bereiche auf jeder Seite abwechselnd 2- bis 3-mal.
- Es ist wichtig, dass Sie immer in Richtung der Lymphbahnen schröpfen, die unter Ihrer Haut in Richtung Ihres Herzens verlaufen (siehe Fotos Seite 177/178).
- Über die Augen- und Nasenpartie, Zornesfalte und Stirn streichen Sie von der Mitte nach außen.

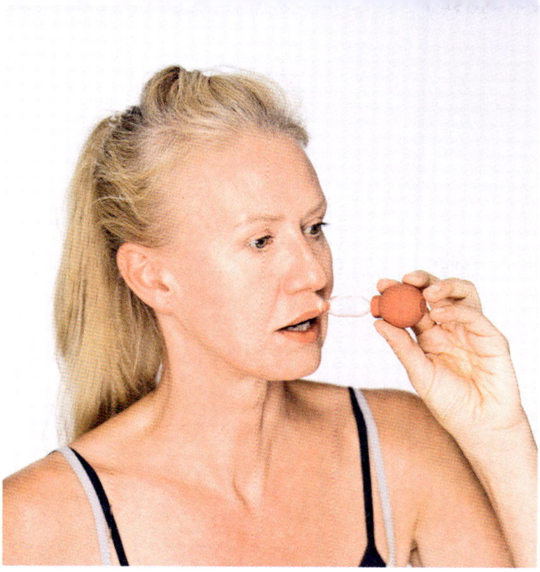

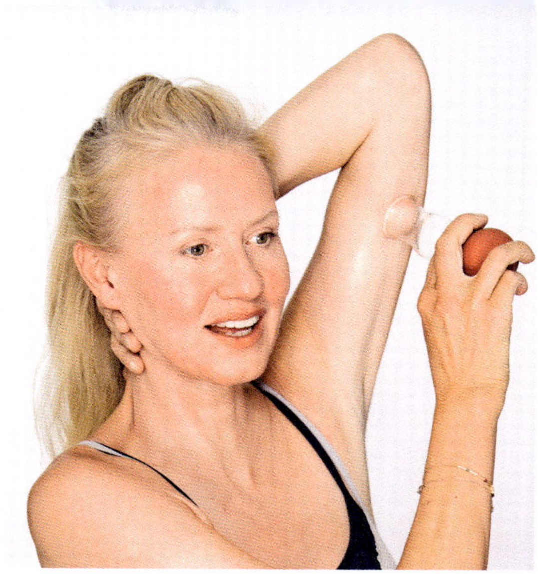

- Am Hals seien Sie bitte vorsichtig – ich lasse ihn aus, denn Sie wissen ja, hier ist unsere sehr filigrane und zarte Schilddrüse angesiedelt.
- Für kleinere Gesichtsareale wählen Sie ein kleineres Schröpfglas. Ihre Falten behandeln Sie anschließend separat mit einem kleineren Schröpfglas.
- Die Anwendung sollte nicht länger als 4 bis 8 Minuten dauern.

1 Jawline: Beginnen Sie am Kinn und bewegen Sie das Glas an der Kinnlinie entlang in Richtung Ohr. Dort lösen Sie den Unterdruck und machen dasselbe zur anderen Seite (siehe oben).

2 Stirn: Setzen Sie das Glas auf die Stirnmitte und ziehen Sie es bis zur Schläfe.

3 Nase: Setzen Sie das Glas neben der Nase auf den Wangenansatz und ziehen Sie es bis zum Ohr.

4 Setzen Sie es unter der Nase an und ziehen Sie es wieder bis zum Ohr.

5 Ober- und Unterlippe: Schröpfen Sie entlang der Lippenkontur. Ich nehme dafür ein sehr kleines Schröpfglas, denn nur so lässt sich der Lippenrand gut einziehen. Wenn es der Unterdruck zulässt, umrunde ich die Lippen ganz. Durch den Unterdruck bekommen die Lippen eine festere Kontur und mehr Volumen.

- Nach dem Schröpfen können Sie ein Peeling anwenden, um Hautunreinheiten zu entfernen. Pflegen Sie Ihre Haut anschließend mit einem Hautpflegeprodukt, das an Ihren Hauttyp angepasst ist.

Arme und Beine schröpfen

Sie können selbstverständlich auch Arme und Beine schröpfen. Meine Art des »bewegten« Schröpfens fördert die Durchblutung und aktiviert unsere Ausleitungssysteme. Ich lasse das Schröpfglas wie gesagt nie lange an einer Stelle, wie man es bei Verspannungen oder Schmerzen machen würde.

- Ich gehe beim Schröpfen immer gleich vor: Creme-Öl-Gemisch und dann Öl auftragen für ein besseres Gleiten. Das Glas immer in die Fließrichtung des Lymphsystems bewegen, also zum Herzen hin.

Genauso verfahre ich auch beim »Winkearm«. Hier können wir unserer Bestes versuchen, allerdings empfinde ich die Anwendung auf der Innenseite des Oberarms als sehr schmerzhaft, und die Gewebestraffung hat dort auch viel länger gedauert. Das wird wohl daran liegen, dass das Gewebe sehr viel mehr Volumen hat als im Gesicht. Aber probieren Sie es einfach selbst aus .

Rollen Sie sich schön

Liebe Freund*innen des guten Aussehens, jetzt möchte ich Ihnen helfen, alle Säfte zum Fließen zu bringen, und deshalb eine besondere Art der Lymphdrainage vorstellen. Mit einem Edelstein-Gesichtsroller verbannen wir ganz einfach Ablagerungen, Schwellungen und Stauungen aus dem Gesicht und straffen Haut und Gewebe ohne großen Aufwand.

Durch so eine Drainage stimulieren wir das Lymphsystem. Es durchzieht den ganzen Körper, ist das zweite große Leitungssystem neben dem Blutkreislauf und arbeitet eigentlich ganz unbemerkt. Deshalb schenken wir ihm meist keine Aufmerksamkeit – wenn alles gut funktioniert. Wenn nicht, dann zeigt sich das zum Beispiel im Gesicht durch geschwollene Augen oder geschwollene Partien im Gesicht und eventuell auch kleine Entzündungen.

Ich zeige Ihnen, wie ich morgens meine Lymphe in Fluss bringe, und hoffe, Sie damit motivieren zu können, das ebenfalls regelmäßig zu machen. Ich bin überzeugt, dass die Rollmassage eine sehr gute Wirkung hat.

DAS LYMPHSYSTEM – MARINE UND KLÄRWERK IN EINEM

Schauen wir uns erst mal das Lymphsystem genauer an. Es hat zwei wichtige Aufgaben: den Kampf gegen Keime und die Abwasserentsorgung. Deshalb durchzieht ein Netz aus Lymphgefäßen unseren ganzen Körper, und zwar entlang der Blutgefäße, denn: Teile des Bluts treten ständig als interzelluläre Flüssigkeit ins Gewebe aus und liefern den Zellen so Nährstoffe. Was die Zellen nicht mehr brauchen, scheiden sie wieder in die Gewebsflüssigkeit aus, und die muss dann abgeleitet werden. Das passiert zum Teil über die Venen, zum Teil aber als Lymphe über die Lymphgefäße.

Diese Lymphgefäße beginnen fein verzweigt überall in den Zellzwischenräumen, bündeln sich dann und enden letztlich im Venensystem. Anders als beim Blutkreislauf gibt es keinen Lymphkreislauf und auch keine zentrale Pumpe. Transportiert wird die Lymphflüssigkeit einerseits passiv, wenn wir uns bewegen, wobei die Gefäße zusammengepresst werden, und anderseits aktiv, indem sich bestimmte Gefäßabschnitte (Lymphangione) regelmäßig zusammenziehen, was wir durch eine Lymphdrainage anregen und beschleunigen können.

Über das Gefäßsystem verteilt gibt es rund 600 Lymphknoten, die an Kopf, Ohr, Hals und Na-

Lymphsystem und Blutkreislauf

Rot ist das arterielle, blau das venöse System und grün das Lymphsystem. Wichtig ist, dass Zufluss und Abfluss in Balance sind.

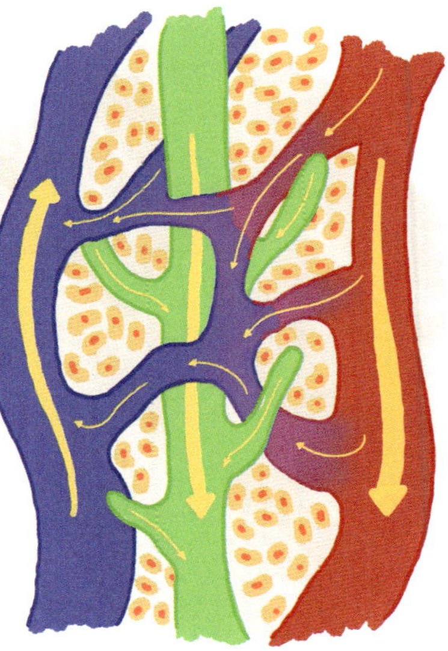

cken, in Achselhöhlen, Ellbogen, Brustwand, Bauch, Leiste und Kniekehlen sitzen. Dort wird die Lymphe gefiltert, Zellmüll und andere schädliche Stoffe werden abgebaut. Die gereinigte Lymphe fließt weiter ins venöse Blut, und restliche Abfallstoffe werden letztlich über Leber und Nieren ausgeschieden.
Schwimmen Krankheitserreger in der Lymphe, werden sie durch Lymphozyten bekämpft, die ständig in der Lymphflüssigkeit durch den ganzen Körper patrouillieren. Produziert und vermehrt werden diese in den lymphatischen Organen, zu denen Lymphknoten, Mandeln, Milz, Thymus und Knochenmark gehören. Lymphozyten gehören zu den weißen Blutkörperchen, den Leukozyten, und wir kennen sie schon als T-Zellen, B-Zellen und Killerzellen vom Immunsystem her (Seite 63).

Das Lymphsystem unterstützen

Weil hier alles reibungslos zu- und abfließen soll, funktioniert das Lymphsystem besser, wenn wir viel Wasser trinken. Ja, das ist eine alte Leier, aber weil es so wichtig ist, komme ich auch später noch mal darauf zurück.
Es gibt einige Gründe, warum es zu Lymphstauungen kommt, unter anderem Bewegungsmangel, langes Sitzen, Hitze, Venen- oder Herzschwäche und hormonelle Veränderungen. Schwellungen (Lymphödeme) bilden sich anfangs zumeist in den Beinen, weil hier die Lymphe beim Stehen oder Sitzen versackt. Mit der Zeit kann es auch im Liegen zu Schwellungen kommen, etwa im Gesicht. Wenn uns also morgens im Spiegel verquollene Augen mit Tränensäcken anschauen, sollten wir der Lymphe helfen, in die Gänge zu kommen – womit wir bei der Lymphdrainage angelangt wären.

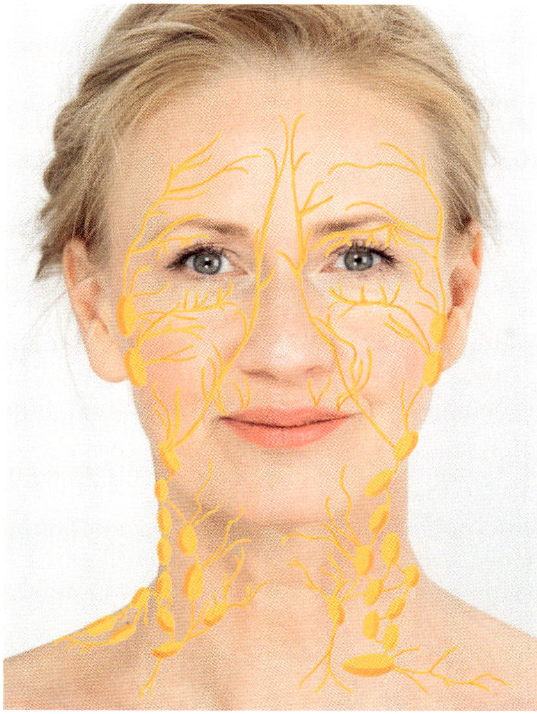

Die Lymphbahnen und Lymphknoten sind überall verteilt.

LYMPHDRAINAGE FÜRS GESICHT

Die manuelle Lymphdrainage ist eine sehr sanfte Massage, die von spezialisierten Therapeut*innen ausgeführt wird. Im Gesicht können wir uns aber auch selbst mit einem Beauty- oder Gesichtsroller behandeln. Die Massage damit unterstützt unseren Körper, überschüssige Flüssigkeitsansammlungen abzutransportieren. So können wir Tränensäcke abmildern und *Puffy Eyes,* also geschwollenen, müde wirkenden Augen, vorbeugen. Das Rollen regt die Durchblutung, den Lymphfluss und den Stoffwechsel an und unterstützt die Entgiftung. So können auch Unreinheiten beziehungsweise

jene Stoffe, die für die Unreinheiten verantwortlich sind, ausgeleitet werden. Nicht zuletzt entspannt die Massage die Muskulatur im Massagebereich, was uns jünger aussehen lässt. Die Haut wirkt glatter und straffer, und die stimulierende Massage verleiht uns einen Frischekick, den wir ab und zu einfach brauchen.
Mit einem Heilstein wie Rosenquarz oder Jade soll ein Gesichtsroller noch wirksamer sein. Welcher Stein für Sie am besten geeignet ist, müssen Sie selbst herausfinden, für mich ist es der Rosenquarz. Er wird seit Jahrhunderten als alternatives Heilmittel eingesetzt und symbolisiert Liebe, Romantik und Fruchtbarkeit.
Mein Roller hat eine schmale und eine breitere Seite für unterschiedliche Gesichtspartien.

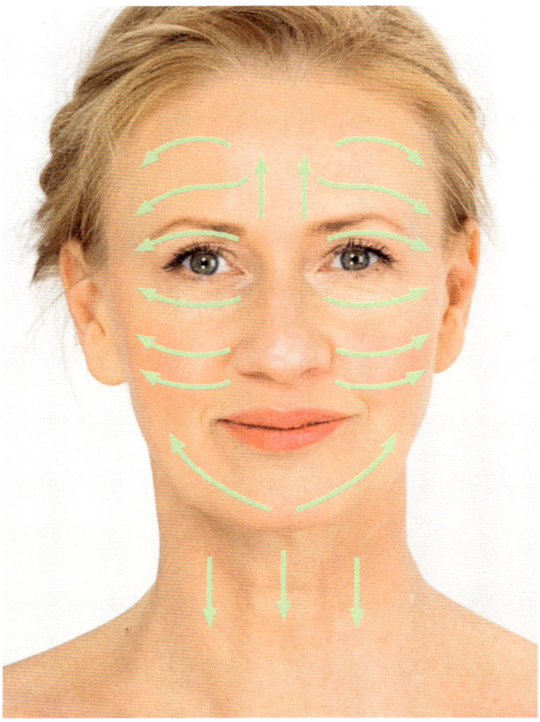

Sanfte Drainage mit dem Edelsteinroller

Wie bei fast allen meinen Tipps empfehle ich auch hier, die Lymphdrainage als Kur über 4 bis 6 Wochen regelmäßig anzuwenden. Ich mache sie am liebsten im Frühjahr und Sommer, weil der Rosenquarz so schön kühlt und belebt. Sie können die Drainage jeden zweiten Tag machen, aber ich rolle mindestens 6 Wochen lang jeden Tag, morgens und abends. So sehe und fühle ich am schnellsten die Ergebnisse. Es reichen bereits 5 bis 10 Minuten täglich, um die Blutzirkulation zu verbessern und die Schadstoffe abzutransportieren.

Wichtig: Massieren Sie Ihr Gesicht immer nach außen zu den Lymphknoten hin (siehe Abbildung). Und üben Sie nie großen Druck aus, denn es geht nur darum, dem Gewebe und der Flüssigkeit darin sanft auf die Sprünge zu helfen. Bei zu viel Druck machen die Lymphbahnen zu, und die Flüssigkeit kann nicht abtransportiert werden.

Anwendung:

- Bitte wenden Sie den Roller nur frisch gereinigt an.
- Reinigen Sie auch Ihre Haut gründlich und tragen Sie eventuell ein Serum auf. Die Pflege sollte nicht zu fettig oder ölig sein, anders als beim Schröpfen.
- Beginnen Sie oben in der Mitte der Stirn, und zwar mit dem breiten Stein, und rollen Sie dreimal nach rechts außen in Richtung Ohr. Dann rollen Sie genauso über den rechten unteren Bereich der Stirn.
- So bearbeiten Sie nach und nach das ganze Gesicht, immer von der Mitte nach außen rollend. Für das Oberlid und Unterlid nehme ich die schmale Seite des Rollers. Weiter geht es vom Nasenrücken bis

Rollen und schröpfen Sie immer in diese Richtungen. So sorgen Sie dafür, dass die gestauten Flüssigkeiten über das Lymphsystem abgeleitet werden.

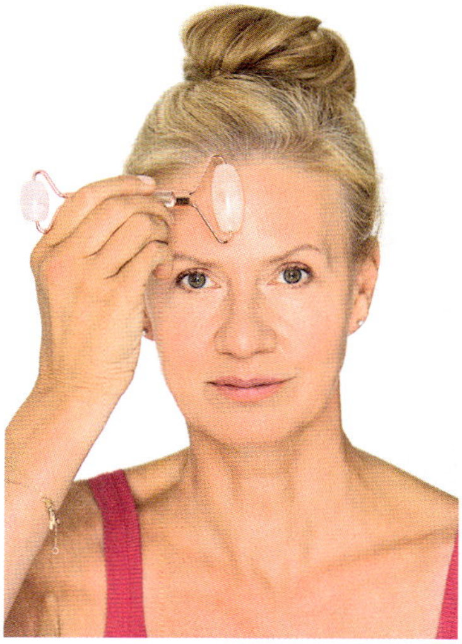
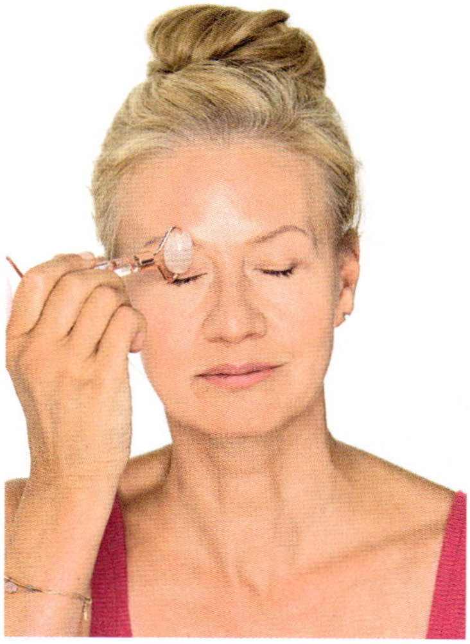
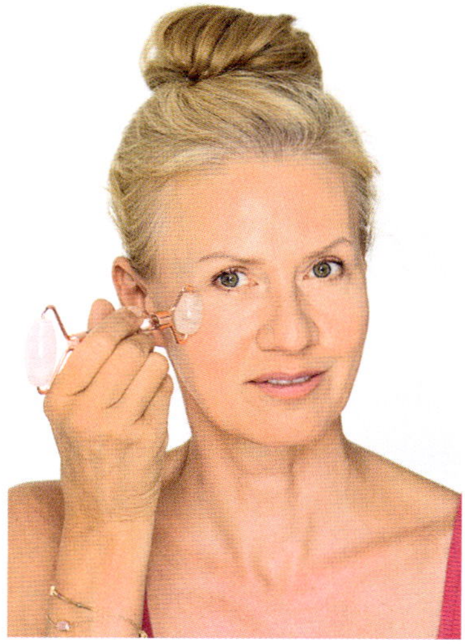
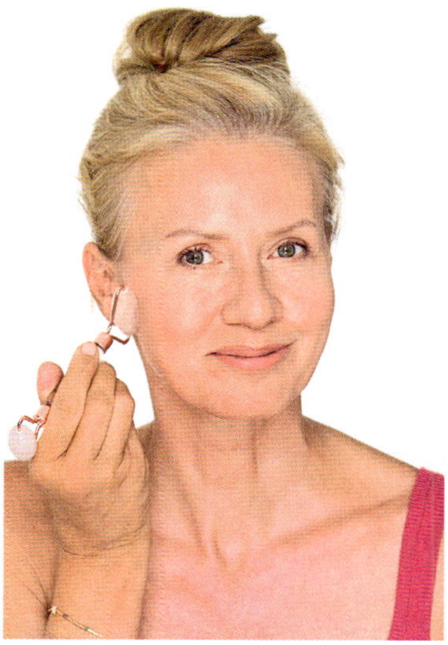
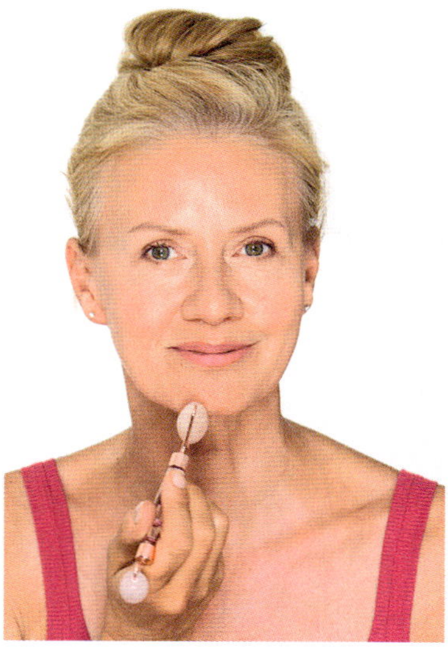
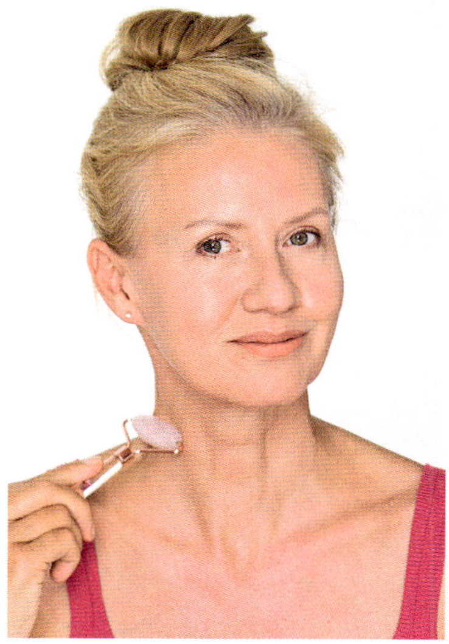

zum Ohr, dann ein bisschen schräg vom Nasenflügel bis zum Ohr, dann vom Mundwinkel bis zum Ohr und schließlich an der Kinnlinie entlang zum Ohr – jeweils 3-mal nach rechts.

- Am Hals angekommen, rollen Sie sehr sanft von oben nach unten (niemals von unten nach oben, weil das zu einem Stau führt). Hier verlaufen auch viele Lymphbahnen.
- Dann wiederholen Sie das Ganze auf der anderen Gesichtshälfte von der Stirn bis zum Hals.

Mein Tipp: Die Steine können Sie morgens leicht gekühlt verwenden, denn das verstärkt den Erfrischungseffekt, und die Schwellungen fließen schneller ab.
Wenn Sie den Stein am Abend leicht erwärmt einsetzen, kann die Haut Ihre Pflegeprodukte besser aufnehmen.

WASSER: KLEINER EXKURS ZUR LEBENSQUELLE

Wasser ist unser aller Lebenselixier. Weil Wasser Bestandteil aller Zellen und Gewebe ist, formt Wasser unseren Körper. Erwachsene bestehen zu 50 bis 65 Prozent aus H_2O! Wasser ist wichtig für den Flüssigkeitshaushalt und der Grundstoff für Blut, Lymphe und Verdauungssäfte. Es löst die festen Bestandteile der Nahrung wie Zucker, Salz sowie einen Teil der Vitamine und Mineralstoffe und trägt die Nährstoffe zu den Zellen. Außerdem dient es als Reaktionspartner im Stoffwechsel und schützt den Körper vor Überhitzung. Auch das Gehirn ist auf Wasser angewiesen. Ein akuter Mangel macht sich mit Kopfschmerzen, Konzentrations- und Gedächtnisproblemen bemerkbar, man fühlt sich schlapp und schwindelig.

Wo geht das Wasser hin, das wir trinken?

Wenn es reines Wasser ist, dann fließt es durch den Magen direkt in den Dünndarm, weil der Magen nichts daran zu verdauen hat. Ein Teil der Flüssigkeit wird über den Darm ausgeschieden, ein Teil gelangt über die Dünndarmwände ins Blut – und damit überallhin. Das dauert etwa 5 bis 120 Minuten.

Die Nieren sammeln das Wasser schließlich wieder ein, filtern es, schicken sauberes Wasser zurück in den Blutkreislauf, und der Rest wird über die Harnblase als Urin ausgeschieden.

Bis zu 2,5 Liter Wasser verlieren wir im Laufe eines Tages durch Schwitzen, Ausatmen und Ausscheidung über Darm und Blase.

Weil der Körper keine Wasserreserven bilden kann, müssen wir ständig nachliefern. Etwa 1 Liter nehmen wir über die Nahrung auf, den Rest übers Trinken. Die Trinkempfehlungen gehen von 1,5 bis zu 3 Litern, je nach körperlicher Aktivität und Ernährung.

Wassertrinken hält jung und gesund

Wasser hält die Haut jung und tut auch den Haaren gut. Trinken wir über den Tag ausreichend Wasser, wird die Haut deutlich straffer und glatter, weil die Hautzellen gut mit Feuchtigkeit und Vitalstoffen versorgt werden. Zu wenig trinken schadet Haut und Körper.

Wer ausreichend Flüssigkeit aufnimmt, kann nicht nur den Alterungsprozess aufhalten, sondern reduziert auch das Risiko für chronische Krankheiten und sorgt dafür, dass alle Systeme funktionieren. Wasser bringt den Stoffwechsel in Schwung und schwemmt seine Endprodukte wieder aus dem Körper hinaus. Nur wenn alle Säfte gut in Fluss sind, können wir uns aufbauen und regenerieren, werden alle Nährstoffe zu den Zellen transportiert und alle Schadstoffe abtransportiert.

Deshalb: Auch wenn Sie ein Nahrungsergänzungsmittel einnehmen, sollten Sie dafür sorgen, dass der Nährstoff dahin gelangen kann, wo er seine Wirkung entfalten soll.

Akuter Wassermangel

Was passieren kann, wenn wir zu wenig Wasser trinken, zeigt die folgende kleine Episode: Ich musste neulich zweimal zur Blutabnahme. In der Regel ist das bei mir kein Problem, und Blutabnahme eins verlief wie zu erwarten reibungslos. Der zweite Termin ein paar Wochen später lief nicht so gut. Ich bin, weil ich spät dran war, morgens losgezogen, ohne meine übliche Wassermenge zu trinken. Und ich hatte auch die Flasche mit Wasser oder Tee vergessen, die ich sonst immer für unterwegs dabeihabe. Denn wenn ich etwas wirklich verstanden habe und umsetze, dann ist es, genug Wasser zu trinken. Normalerweise trinke ich daher bis zum Mittag schon etwa anderthalb Liter. Ich brauche das, um gut in Schwung zu kommen. An diesem Morgen aber war es anders – nüchtern, nichts zu Hause getrunken, nichts dabei: So kam ich zur Blutabnahme. Bis dahin hatte ich mir gar keine Gedanken gemacht. Erst als die Ärztin sagte: »Oh, die Vene ist mir gerade zusammengefallen! Haben Sie vielleicht zu wenig getrunken?«, wurde mir klar: Ups, ja genau! Sie sehen also, wie sich ein akuter Wassermangel sofort bemerkbar machen kann.

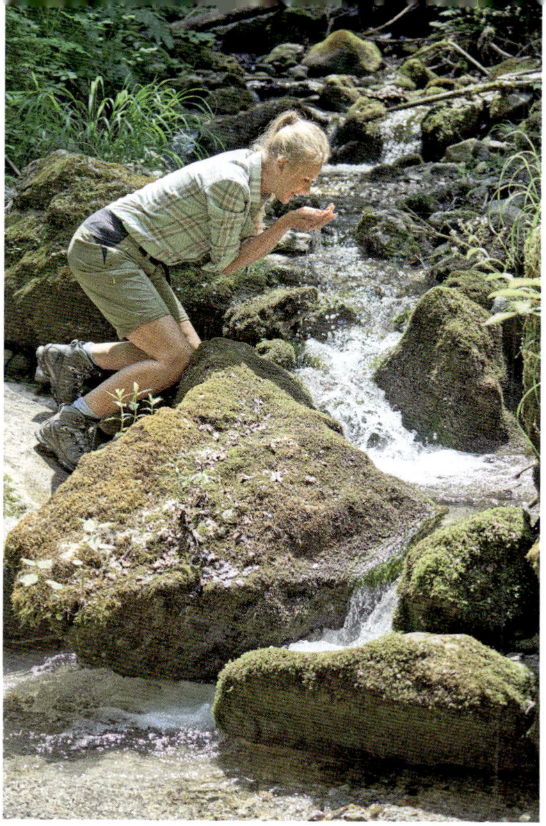

Frischer geht es nicht: Auf meinen Wanderungen genieße ich es immer sehr, einen Schluck vom Quellwasser zu nehmen, das direkt aus dem Berg strömt.

Wasser hält jung

Ein magischer Jungbrunnen wie im Märchen ist Wasser leider nicht, aber alle Körperfunktionen haben es leichter, wenn genug Flüssigkeit da ist. Und in jeder Geschichte steckt ja bekanntlich ein wahrer Kern. Wasser kann nämlich – neben der richtigen Ernährung – eben doch ein Quell der Verjüngung und Vitalität sein, wie eine US-Studie des *National Heart, Lung, and Blood Institute* in Bethesda, Maryland, nahelegt. Die Wissenschaftler schlossen aus einer Beobachtungsstudie, dass eine ausreichende Trinkmenge, zum Beispiel an Wasser, einen Anti-Aging-Effekt haben kann. In dem Artikel *»Good hydration linked to healthy aging«* des *National Institutes of Health (NIH)* sagt die Mitautorin Dr. Natalia Dmitrieva: »Die Ergebnisse deuten darauf hin, dass eine angemessene Flüssigkeitszufuhr den Alterungsprozess verlangsamen und ein krankheitsfreies Leben verlängern kann«. Für ihre im Jahr 2023 im Fachportal *eBioMedicine* veröffentlichte Studie werteten die Wissenschaftler Gesundheitsdaten von 11 255 Erwachsenen aus. Die Daten stammten aus der *»Atherosclerosis Risk in Communities Study«* und überblicken einen Zeitraum von 25 Jahren. In dieser Zeit wurden die Teilnehmer*innen insgesamt fünfmal untersucht (im Alter von 50 bis 59 Jahren und im Alter von 70 bis 90 Jahren). Dabei zeigte sich, dass die Menschen nicht nur im Alter zum ausreichenden Trinken motiviert werden sollten, sondern auch schon in jüngeren Jahren.

Deshalb, meine Damen und meine Herren, hoch die Gläser! Lassen Sie uns feiern, dass wir Zugang zu reinem, frischem Wasser haben!

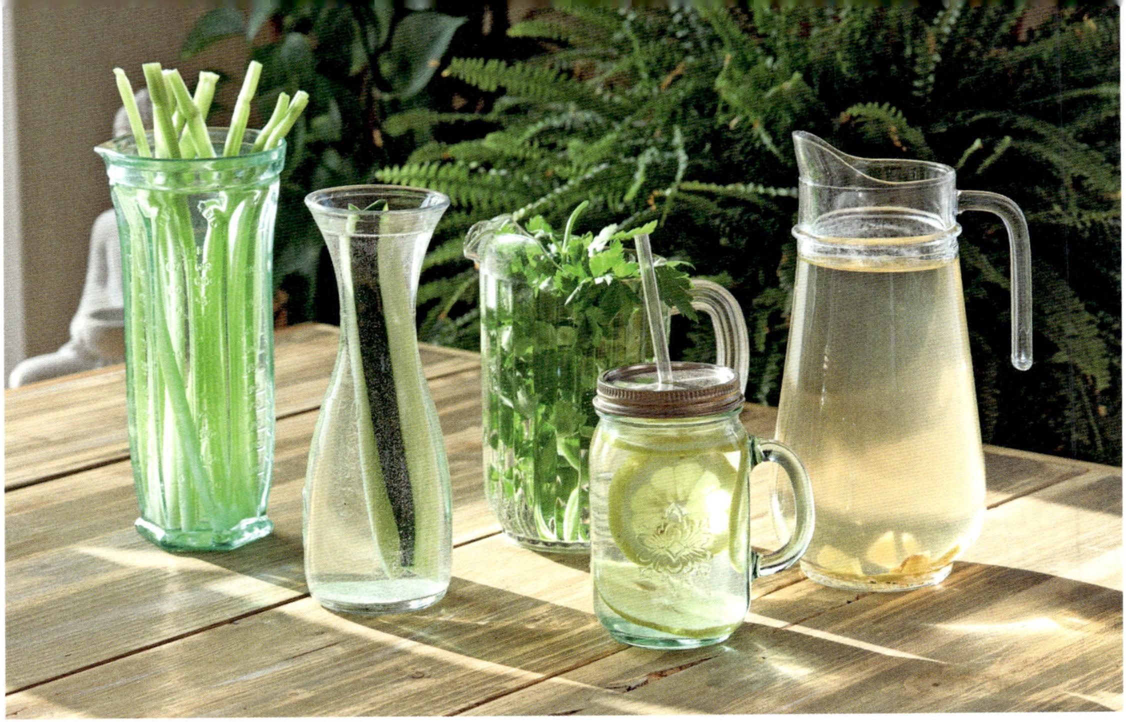

Toll schmeckendes, gesundes Infused Water kann man mit einfachen Zutaten ganz leicht selbst herstellen.

Nehmen Sie dieses Lebenselixier mit Genuss, Dankbarkeit und Freude in sich auf – und jammern Sie nicht über die Menge. Es ist auch eine Gewohnheitsfrage. Sie werden schon nach kurzer Zeit sehen, dass Ihr Gewebe und Ihre ganze Beweglichkeit, auch die geistige, davon profitieren und Ihnen alles leichter fällt.

Und was soll man trinken?

Es ist stilles Wasser gemeint, gern mit etwas frisch gepresster Zitrone, auch *Infused Water* mit Gurke, Johannisbeeren, Ingwer, Minze oder Liebstöckel (siehe auch meine Empfehlungen auf Seite 136 und das folgende Rezept). Das alles ist einfach lecker – also gibt es keine Ausreden mehr!

Infused Water

Für alle, die es etwas raffinierter mögen, hier als Inspiration eines meiner OH LALA & SO LALA-Rezepte:

Zutaten (Mengen nach Belieben)
Gurke, Orange, Zitrone und Ingwer
frischer Rosmarinzweig und Minzeblätter
stilles Wasser, gefiltert, oder Quellwasser

Zubereitung

- Die Zutaten gründlich waschen. Von der Gurke, Orange und Zitrone einige Scheiben (mit Schale) abschneiden. Etwas Ingwer reiben oder in Scheiben schneiden.
- Den Rosmarinzweig mit dem Messer ein wenig anreiben und die Minze mehrmals auf die Arbeitsplatte schlagen, um die ätherischen Öle freizusetzen.
- Alles in eine Glaskanne geben, mit Wasser auffüllen und eine Weile ziehen lassen.

Schön im Schlaf

Wünschen Sie sich nicht auch manchmal, etwas würde sich im Schlaf erledigen? Im Allgemeinen ein frommer Wunsch … Aber unser Körper erledigt tatsächlich ganz viel, während wir schlafen! Und deshalb ist es auch so wichtig, dass wir gut und richtig schlafen, und zwar in jedem Alter. Wer früh damit anfängt, tut sich auch mit dem Well-Aging leichter.

Oft nehmen wir die Sache mit dem Schlaf auf die leichte Schulter: Schlecht geschlafen, ein bisschen schlapp? Da hilft der eine oder andere Kaffee, und dann geht das schon. Aber nein! Schlechter Schlaf hat viel mehr Folgen, als man auf den ersten Blick vermuten könnte.

WARUM GUTER SCHLAF WICHTIG IST

Auch wenn oft leichthin von Schönheitsschlaf gesprochen wird, geht es hier um weit mehr, nämlich um die wahre Schönheit: um unsere Gesundheit, unsere Vitalität, unsere Ausstrahlung, unser Charisma, unser Immunsystem, unsere geistige und soziale Leistungsfähigkeit.

Schlaf ist durch nichts zu ersetzen! Er ist das wichtigste regenerative Instrument, das unser Körper zur Verfügung hat. Da hilft keine Pille und keine Tasse Kaffee.

Ich möchte hier wieder mit dem Stoffwechsel beginnen, um Ihnen nahezubringen, wie alles zusammenhängt – denn Sie wissen ja inzwischen schon: Ich bin der Meinung, dass wir, wenn wir alle Zusammenhänge in unserem Körper verstanden haben, uns viel besser selbst helfen können!

Zeit für die Müllabfuhr

Um der Sache näher zu kommen, müssen wir uns wieder die Zellen anschauen, und zwar die im Gehirn. Unser Gehirn macht etwa zwei Prozent unseres Körpergewichts aus, es verbraucht aber 25 Prozent unserer Energie. Das bedeutet, dass unsere Gehirnzellen sehr aktiv sind und einen sehr hohen Stoffwechsel haben. Wie überall im Körper fallen auch im Gehirn Stoffwechselendprodukte an, also Abfallprodukte. So entstehen in unserem Oberstübchen täglich rund sieben Gramm toxische Eiweißsubstanzen, das sind im Jahr zirka 2,5 Kilogramm Zellmüll. Der muss entsorgt werden, denn sonst bekommen wir Probleme.

Der Körper transportiert seinen zellulären Müll über das Lymphsystem ab, doch das reicht aus Sicherheitsgründen nicht bis ins Gehirn. Wie dort die Entsorgung funktioniert, ist erst seit Kurzem bekannt: Zuständig ist das glymphatische System – und das arbeitet vorwiegend nachts. Dieses Drainagesystem eliminiert den Zellabfall während des Schlafs. Die Autophagie setzt den Reinigungs- und Recyclingprozess in den Hirnzellen in Gang, und das glymphatische System dient als Klärwerk des Gehirns. Dazu später mehr.

Und das passiert alles im Schlaf – vorausgesetzt, es läuft gut mit dem Schlaf.

Schlafhygiene – das komplette Paket

Guter Schlaf wäre uns allen zu wünschen, aber die Realität sieht ganz schön schlecht aus. Wir werden uns hier also mal alles rund um unseren Schlaf genauer anschauen. Zwar gilt: Wie man sich bettet, so schläft man, doch neben dem Bett an sich geht es um die gesamte »Schlafhygiene«, wie man das heute nennt. Mit dieser Hygiene ist nicht nur das frisch bezogene Bettzeug oder der neue Pyjama gemeint, sondern sie beschreibt den ganzen Prozess rund um und während des Schlafs. Das fängt beim Essen an, geht weiter über die Themen Licht und Atmung bis hin zu den Hormonen, die im Schlaf gebildet werden, und was sie mit den Heißhungerattacken am nächsten Tag zu tun haben … Sie dürfen gespannt sein!

MEGATHEMA SCHLAFMANGEL

Die Deutschen sind müde, sehr müde. Und deshalb sind es auch ihre Zellen! 80 Prozent der erwerbstätigen Deutschen schlafen schlecht, fünf Millionen leiden unter krankhaftem Schlafmangel. Eine Studie der Universität Basel hat festgestellt: Menschen, die über zehn Tage weniger als sechs Stunden geschlafen haben, laufen durch die Gegend, als hätten sie ein Promille Alkohol im Blut. Das bedeutet natürlich, dass sie sich schlechter konzentrieren können, langsamer reagieren und sich mit Entscheidungen schwerer tun. Die kognitive Leistungsfähigkeit ist also deutlich reduziert. Und das ist es nicht allein, denn unsere gesamte Lebensqualität leidet unter Schlafmangel.

Immer mehr Erwachsene, aber auch Kinder und Jugendliche wälzen sich die halbe Nacht hin und her und schlafen schlecht. 54 Prozent wachen morgens gerädert auf. Warum das so ist, weshalb wir dieses Gefühl des »Gerädertseins« empfinden, erkläre ich gleich.

All das passiert übrigens trotz oder gerade wegen der Einnahme von immer mehr Schlafhilfsmitteln. Im Jahr 2019 wurden 29,5 Millionen Schlaf- und Beruhigungsmittel verkauft. Laut der Deutschen Gesellschaft für Schlafforschung und Schlafmedizin (DGSM) nehmen in Deutschland bis zu 1,9 Millionen Menschen regelmäßig Schlafmittel ein. Das ist wirklich keine Lösung des Problems. Schlaftabletten sind auch deshalb umstritten, weil sie schnell in die Abhängigkeit führen können und die Ursachen der Schlafstörung nicht beheben.

Falls es Sie interessiert: Ich hatte auch Phasen in meinem Leben, in denen es drunter und drüber ging und ich sehr schlecht geschlafen habe. Das hat ganz viel bei mir verändert. Ich habe damals zugenommen, war energielos, reizbar, unkonzentriert – kurzum: Es war eine richtig, richtig schlimme Phase. Und ich habe es meiner Meinung nach nur so gut geschafft, diesen Teufelskreis zu durchbrechen, weil ich mich holistisch, also ganzheitlich, mit mir und meinem Körper auseinandergesetzt habe, weil ich meine Ernährung umgestellt und mich neu erfunden habe. Ja, ich musste meine Komfortzone verlassen, habe die Ärmel hochgekrempelt und alte Gewohnheiten abgelegt, damit ich wieder erholsam schlafen konnte und so im Endeffekt wieder zu Kräften kam.

Was Demenz mit Schlafmangel zu tun hat

Wer dauerhaft schlecht schläft, der schädigt sein System eventuell nachhaltig. Zum Beispiel gibt es Studien darüber, dass 40 Prozent der an Demenz erkrankten Personen dauerhaft an Schlafstörungen leiden.

Viele Demenzformen sind durch eine Therapie der Grunderkrankung heilbar. Das gilt allerdings nicht für die häufigste Demenzursache, die Alzheimer-Krankheit. Was man jedoch tun kann, ist, Risikofaktoren zu verringern und so den Erkrankungsbeginn zu verschieben. Auch hier finde ich es wichtig, Zusammenhänge zu sehen und zu verstehen.

Häufige Beschleuniger von Demenz sind zum Beispiel Diabetes Typ 2, Hypertonie (Schilddrüsenüberfunktion), Adipositas (starkes Übergewicht), Depression, generelle Untätigkeit, Rauchen – und eben chronischer Schlafmangel. Deshalb ist es wichtig, vorbeugend für guten Schlaf zu sorgen, und zwar ohne Zuhilfenahme von Schlafmitteln.

Die Zusammenhänge liegen hier auf der Hand: Bei dem, der nicht gut schläft, wird das Gehirn nicht ausreichend von toxischem Müll gereinigt. Das Problem ist ein spezielles Protein, das Beta-Amyloid. Es kann sich zwischen den Nervenzellen ablagern und bildet dann die sogenannten Alzheimer-Plaques. Bisher ist nicht wirklich geklärt, warum es zu diesen fatalen Ablagerungen kommt. Denn das Amyloid entsteht das ganze Leben über als ein Nebenprodukt eines normalen Stoffwechselvorganges und führt eben nur als krankhafte Plaque zu Schädigungen. Tiefer Schlaf bietet deshalb guten Schutz gegen Alzheimer, weil das Beta-Amyloid vornehmlich in den Tiefschlafphasen aus den Neuronenzwischenräumen im Gehirn hinausgeschwemmt wird.

Hier ist es wichtig, nicht in einen Teufelskreis zu geraten: Je mehr Beta-Amyloid sich in bestimmten Hirnbereichen ansammelt, desto weniger Tiefschlaf bekommt man und desto schlechter wird das Gedächtnis – denn in den Tiefschlafphasen formt sich das Langzeitgedächtnis. Mit weniger Schlaf wiederum kann der Körper auch die schädlichen Proteinablagerungen immer schlechter bekämpfen.

Links normale Neuronen, rechts belastete Neuronen mit Beta-Amyloid-Plaque (fehlgefaltete Proteine). Bei dauerhaftem Schlafmangel können die Ablagerungen in den Zellzwischenräumen nicht ausreichend abgebaut werden.

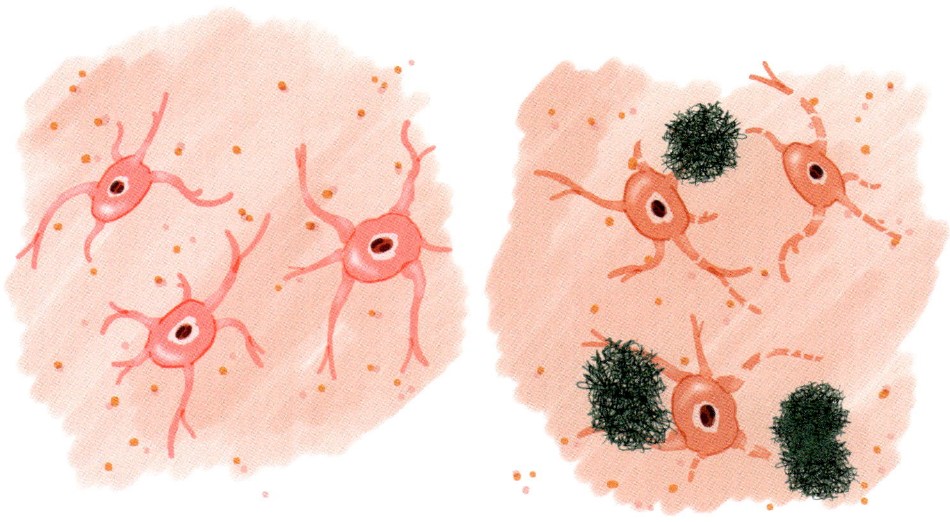

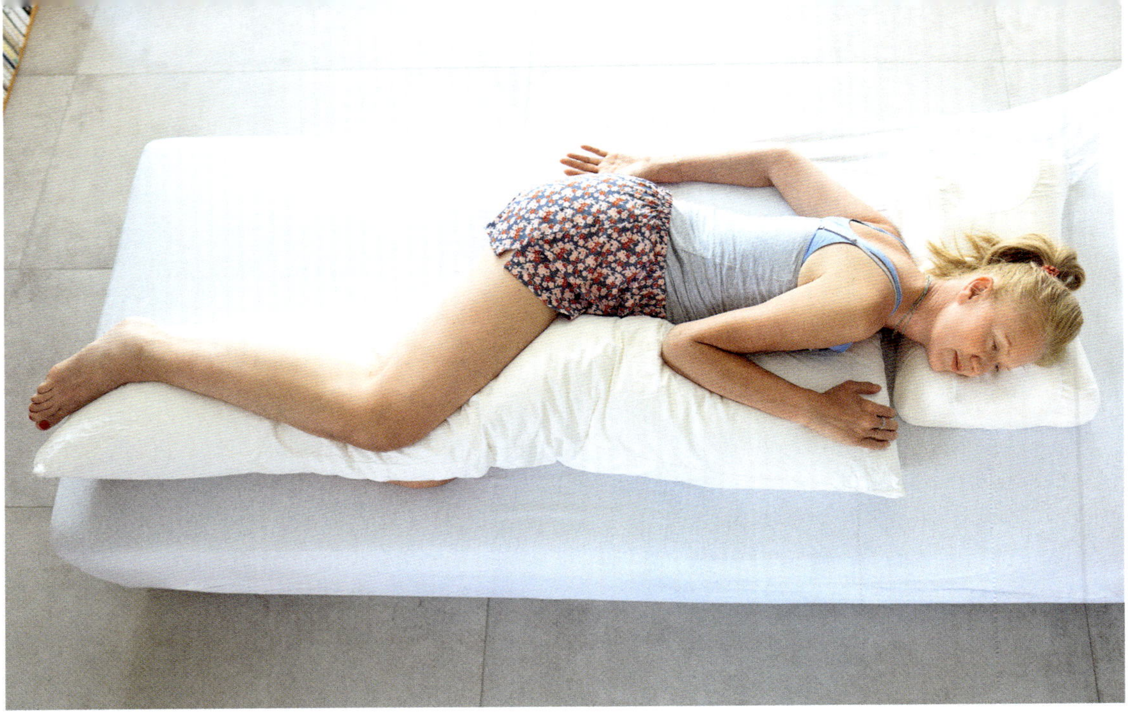

Falls Sie am liebsten in Seitenlage schlafen: Für Magen, Darm und Lymphe soll es günstig sein, auf der linken Seite zu liegen. Empfehlenswert ist auch ein großes langes Kissen, mit dem sich Becken und Knie stabilisieren lassen.

WAS PASSIERT ALLES IM SCHLAF?

Sie wissen jetzt schon einiges darüber, was im Schlaf passiert. Drei Prozesse, die fürs Well-Aging besonders wichtig sind, möchte ich Ihnen hier näher vorstellen.

Das Reinigungsprogramm fürs Gehirn

Beginnen wir mit dem glymphatischen System. Unsere Gehirnzellen schrumpfen im Schlaf etwas, wodurch zwischen den Gehirnzellen mehr Platz entsteht, und dieser Extraraum ist das Spielfeld des glymphatischen Systems. Hier kann nun das Gehirnwasser einströmen und den Abfall ausschwemmen, den die Gehirnzellen abgelagert haben. Dieses sympathische System sorgt dafür, dass der Müll ins Lymphsystem gelangt und per Lymphbahnen und Blutkreislauf schließlich über die Leber und Niere entsorgt wird. Das passiert wie gesagt vorwiegend in der Nacht. Wenn der Zellmüll des Gehirns nicht gut ausgespült wurde, fühlen wir uns morgens nicht frisch – ganz einfach, weil das glymphatische System nicht genug Zeit hatte, feucht durchzuwischen.

Die allgemeine Empfehlung lautet daher, mindestens sieben Stunden guten Schlaf zu finden. Was Sie dafür alles tun können, erzähle ich Ihnen ab Seite 188.

Was hat Übergewicht mit schlechtem Schlaf zu tun?

Chronischer Schlafmangel kann mit ein Grund für Adipositas, also Fettleibigkeit, sein. Das hat zum einem mit einem erhöhten Blutzuckerspiegel zu tun (siehe Seite 87) und zum anderen mit zwei speziellen Botenstoffen, die wir während des Schlafs ausschütten. Diese entscheiden nämlich maßgeblich über unser Wohlbefinden, übers Sättigungsgefühl, über unseren Appetit und Hunger und über die gefürchteten Heißhungerattacken. Die Rede ist von Leptin und Ghrelin.

Wie alle Hormone fungiert auch Leptin als Botenstoff und reguliert unter anderem die Nahrungsaufnahme, weshalb es gern das Sättigungshormon genannt wird. Grehlin ist ein Stoffwechselhormon, wirkt appetitanregend und gilt auch als Heißhungerhormon.

Zu wenig Schlaf senkt die Ausschüttung von Leptin, und wenn uns das Sättigungshormon fehlt, dann sind wir weniger schnell satt und essen dadurch mehr.

Als wäre das nicht schon schlimm genug, wird bei Schlafmangel im Gegenzug mehr von dem Hungerhormon Grehlin ausgeschüttet. Das sendet dann das Signal »Appetit ankurbeln« – und wir haben ständig mehr Hunger … Das kann heißen, dass Sie die Heißhungerattacke nicht unterdrücken können, weil Sie schlecht geschlafen haben. Es lohnt sich also doppelt, an einem guten Schlaf zu arbeiten.

Nun könnte man zwar denken, dass doch mehr Kalorien verbraucht werden, wenn man nachts nicht zur Ruhe kommt und eventuell sogar rumläuft. Aber das spielt kaum eine Rolle, denn die Hormone sind stärker.

Müde T-Zellen in einem erschöpften Immunsystem

Wie bereits erwähnt, passieren im Schlaf viele regenerative Prozesse. Das gilt auch für unser Immunsystem. In verschiedenen Studien wurde festgestellt, dass die Abwehr durch Schlafmangel deutlich geschwächt werden kann und mit einem Leistungseinbruch reagiert. Menschen, die sieben Stunden und mehr schlafen, bekommen demnach viermal seltener eine Erkältung als Menschen, die weniger als sechs Stunden pro Nacht schlafen.

Durch Schlafmangel arbeitet unser Immunsystem nicht mehr mit voller Power, sondern auf Sparflamme. Wir müssen uns das so vorstellen, dass die Lymphozyten, die für die Abwehr zuständig sind, dann genauso müde und erschöpft sind wie wir. Und wenn sie nicht fit sind, ist das nicht ungefährlich!

Ihr Job ist es schließlich, den ganzen Tag durch unseren Körper zu patrouillieren und Ausschau zu halten, ob irgendwelche Krankheitserreger eingedrungen sind oder ob entartete Zellen gebildet wurden. Wenn die T-Zellen einen Feind gefunden haben, dann heften sie sich an ihn und bekämpfen ihn. Ist das Immunsystem aber erschöpft, dann arbeiten die T-Zellen nicht mehr effektiv, die Fehlerquote erhöht sich, und damit wächst für uns die Gefahr, an einer Infektion oder anderem zu erkranken.

DER SCHLAF VOR MITTERNACHT

Ganz wichtig zu wissen: Das Immunsystem regeneriert sich ganz besonders in der ersten Hälfte der Nacht – vor allem in der ersten Tiefschlafphase, die idealerweise vor 24 Uhr liegen sollte.

Meine Oma hat immer gesagt: »Andrea, der Schlaf vor Mitternacht ist der wichtigste!« Damals habe ich nicht viel drauf gegeben – heute weiß ich, warum sie das gesagt hat.

Meine Tipps für guten Schlaf

Wie können wir uns nun auf einen erholsamen Schlaf vorbereiten? Wir sollten alles so gestalten, dass das Zubettgehen ein schöner Moment ist, auf den wir uns freuen! Schließlich verbringen wir sieben bis acht Stunden täglich im Bett – das ist rund ein Drittel unserer Lebenszeit! In der sollten wir wirklich zur Ruhe kommen können, um aufzutanken und Körper und Geist zu regenerieren. Mein Tipp Nr. 1: Zelebrieren Sie das Ins-Bett-Gehen als ein wohliges Ritual, mit Ihrem kuschligen Lieblingspyjama – und mit einem Lächeln im Gesicht.
Außerdem gibt es einige Faktoren, mit denen wir den Schlaf beeinflussen können – zum Beispiel Licht, Musik und Duft, Raumtemperatur und gute Luft, Tees und ein gutes Timing. Fangen wir mit dem Naheliegendsten an.

ANTI-AGING AUF DEM KISSEN

Auf jeden Fall ist es hilfreich, eine gute Matratze zu haben. Da gibt es jedoch sehr individuelle Bedürfnisse. Ich empfehle Ihnen daher, sich gegebenenfalls selbst schlauzumachen und eine für Sie ideale Matratzen-Lattenrost-Kombi zu suchen. Ich trage hier ein paar Empfehlungen für Kopfkissen und Bettzeug bei.

Wie man sich bettet ...

Das Kopfkissen ist für mich sehr wichtig, und auch Sie sollten bitte die richtige Variante für sich selbst finden! Das Kissen muss den Kopf in der bevorzugten Schlafposition optimal stützen und kann im besten Fall auch die ungeliebten Schlaffalten verhindern.
Als die wohl Anti-Aging-freundlichste Schlafposition gilt die Rückenlage. Ich probiere es immer wieder, doch mir als Seitenschläferin gelingt das nicht dauerhaft. Ich habe zwar von Menschen gehört, die das mit reiner Willenskraft geschafft haben sollen, aber ich persönlich musste eine andere Lösung finden.
Auf das Thema bin ich vor vielen Jahren gekommen, und vor ungefähr vier Jahren habe ich dazu schon mal ein Video gemacht.
Alles fing damit an, dass ich morgens wie eine zerdrückte Kartoffel aufwachte. Ich schlafe wie gesagt am liebsten auf der Seite, was laut Experten auch nicht das Schlechteste sein soll. Allerdings hat sich mein Gesicht wohl immer so in das Kissen gebohrt, dass ich morgens sehr viele Knitterfalten hatte.
Sich auf der Seite einzurollen wie ein Igel im Winterschlaf ist schön bequem. Aber für die zarte Augenpartie ist diese Schlafposition sehr ungünstig, weil die Schwerkraft sie ins Kissen quetscht. Das Ergebnis sind Augenfalten, egal wie lange der Schönheitsschlaf gedauert hat. Ein- oder zweimal verzeiht einem das Kollagengeflecht dies, aber auf Dauer – das war mir klar – würden sich die unschönen Falten immer tiefer eingraben.
Also bin ich auf die Suche nach einem passenden Kissen für mich gegangen und habe einige gefunden. Es gibt nämlich spezielle Antifaltenkissen, die Aussparungen an den Seiten haben. Bei mir funktionieren sie gut.
Mein Kopfkissen ist aus viskoelastischem *Memory-Foam* gemacht und hat in der Mitte und seitlich Mulden. Man kann damit gut auf dem

Rücken liegen, und wenn man sich auf die Seite dreht, dann ruht der Kopf weiter bequem auf dem »Gedächtnisschaum«, aber das Gesicht liegt frei über der mehrstufigen seitlichen Aussparung. Es können also keine Knitterfalten entstehen. Und Kopf und Nacken sind trotzdem stabil und ergonomisch gelagert.

Bitte nichts erzwingen!

Die Sache mit der Schönheit ist schön und gut, aber wir sollten immer darauf achten, uns zu schonen und zu schützen. Deshalb: Auch wenn es der wahrscheinlich beste Weg zur Vermeidung von Schlaffalten ist, auf dem Rücken zu schlafen, geht meiner Meinung nach die Gesundheit vor.

Ich habe von Frauen gehört, denen es so wichtig war, Schlaffalten zu verhindern, dass sie sich zur Fixierung ein spezielles Keilkissen gekauft haben, damit es ihnen praktisch unmöglich ist, sich im Schlaf zu drehen.

Unser Körper wechselt jedoch normalerweise 30- bis 80-mal in der Nacht seine Position. Das ist unsere Schlafmotorik, und die ergibt absolut Sinn. Wir brauchen diese Bewegungen unter anderem, damit sich die Wirbelsäule und die Bandscheiben regenerieren können. Außerdem baut der Körper nachts Spannungen ab und muss sich auch deshalb drehen und wenden können. Ich würde davon abraten, ihm diese Bewegungsfreiheit zu nehmen.

Finden Sie also bitte heraus, was Ihnen persönlich einen guten Schlaf beschert.

Und falls Sie gar keine Probleme haben, dann ändern Sie auch nichts! Nur wenn es *nicht* gut läuft mit dem Schlafen und dem Ausgeruht-und-frisch-Aufwachen, dann schauen Sie, was Sie ändern können.

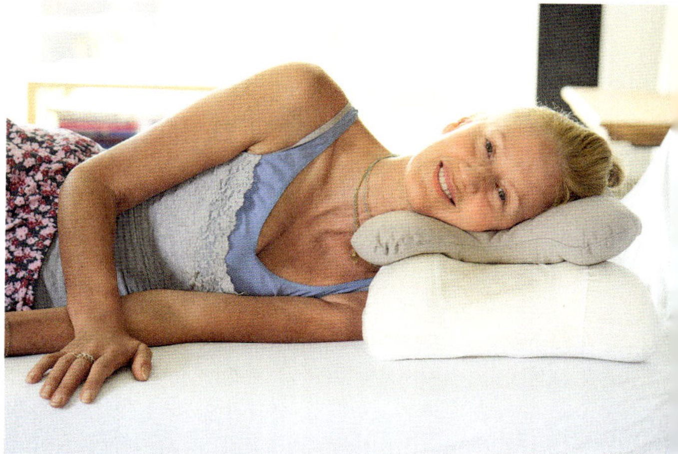

Gegen unschöne Schlaffalten hilft ein Antifaltenkissen. Das hat spezielle Aussparungen, sodass es nicht zu Knautschfalten im Augen- und Wangenbereich kommt.

Der Stoff, auf dem wir schlafen

Auch der Kopfkissenbezug spielt eine Rolle bei der Entstehung von Schlaffalten. Der optimale Stoff kann da sehr helfen.

Baumwolle ist von ihrer Struktur her ein fester, trockener Stoff, der gut Feuchtigkeit aufsaugen kann. Das bedeutet: Baumwolle hält die Haut fest und reibt – so entstehen Schlaffalten; zudem entzieht Baumwolle unserer Haut und unseren Haaren die ganze Nacht über Feuchtigkeit. In bestimmten Situationen, zum Beispiel bei sehr fettigen Haaren oder fettiger Haut, kann die Saugfähigkeit auch von Vorteil sein. Wägen Sie also ab, ob Baumwolle für Sie als Schlafwäsche geeignet ist oder nicht.

Gewebe wie **Flanell** und **Jersey** sind zwar warm und flauschig, aber auch sie bestehen meist aus Baumwolle und halten die Haut fest. Und wenn die Haut nicht wegrutschen kann, dann legt sie sich in Falten.

Kissenbezüge aus **Bambus, Satin** und **Seide** sind glatter und weniger saugfähig als die aus Baumwolle, und sie helfen Haar und Haut, ihre natürliche Feuchtigkeit zu bewahren.
Sie können sich vielleicht vorstellen, dass und warum ich keine **Seide** empfehle, zumal es gute Alternativen gibt. Ich habe mich schließlich dafür entschieden, durch meine Anwesenheit hier auf dieser Erde möglichst wenige andere Lebewesen negativ zu beeinflussen. Weil die Seidenproduktion nun mal nicht vegan und sehr unzeitgemäß und unnötig ist, kommt Seide auf keinen Fall an meinen Körper.
Nur ganz kurz: Hinter dem glänzenden Stoff vermuten wahrscheinlich die wenigsten von Ihnen Tierquälerei. Seide wird jedoch aus dem Garn der Seidenraupen gewonnen. Der Prozess ist nicht nur alles andere als tierfreundlich, sondern ausgesprochen speziesistisch: Das heißt, das Leben und Leiden der Tiere gilt nichts, weil sie nicht der Spezies Mensch angehören, die angeblich allen anderen Arten überlegen ist und nach Gutdünken mit ihnen umgehen darf. Die Seidenraupen werden also vom Menschen zum Nutztier degradiert und ausgebeutet, obwohl wir heute keine Seide mehr für unsere Kleidung brauchen.
Lassen Sie sich bitte nicht einreden, dass es eine tierfreundlich gewonnene Seide gebe. Genauso wenig gibt es meiner Meinung nach tierfreundlich gezupfte Daunen.
Deshalb empfehle ich Bettwäsche aus **Bambus** oder **Cupro,** einer Hybridfaser. Cupro wird aus einem Abfallprodukt der Baumwollproduktion hergestellt und hat daher eine natürliche Basis.
Nicht zuletzt gibt es **Lyocell**, bekannt als Tencel®, ein seidenähnliches Material, das aus Holz gewonnen wird. Lyocell ist luftig, leicht, seidig und schimmernd. Auf diesem Material schlafe ich am allerliebsten.
Kissenbezüge aus Bambus, Cupro oder Lyocell sind sehr angenehm, schützen Haut und Haare und vermitteln ein wohliges Schlafgefühl.
Informieren Sie sich einfach noch genauer, und vielleicht probieren Sie etwas Neues aus.

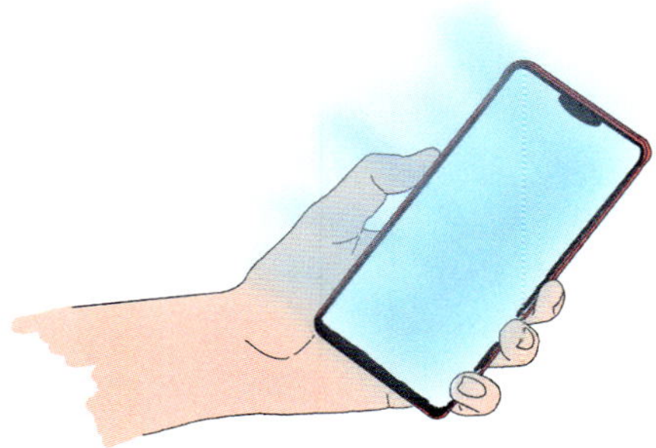

LICHT- UND SOUND-EFFEKTE

Sie können abends vor dem Zubettgehen einiges dafür tun, um leichter einzuschlafen, besser durchzuschlafen und erholter aufzuwachen.

Das optimale Gute-Nacht-Licht

Das Licht spielt hier eine sehr große Rolle, denn unsere innere Uhr, die den Schlaf-wach-Rhythmus taktet, richtet sich nach den Lichtverhältnissen. Schaltstation dafür ist die Zirbeldrüse, die darüber entscheidet, ob das Schlafhormon Melatonin ausgeschüttet wird. Nicht nur Dunkelheit, sondern bereits natürliches Dämmerungslicht – oder gedämpftes, warmes Kunstlicht mit einem hohen Gelb-Rot-Anteil – signalisiert ihr, dass nun Melatonin gebraucht wird. Damit kommen wir zur Ruhe, und der Körper stellt sich auf Schlaf ein.

Wir kennen diesen Effekt auch von grauen, bewölkten Tagen, an denen wir oft viel müder sind als sonst.
Wenn wir nun aber die Zeit vor dem Zubettgehen lange vor dem Computer, dem Fernseher oder am Handy verbringen, dann sendet deren Bildschirmlicht ganz andere Signale an die Zirbeldrüse. Dieses Licht hat nämlich einen hohen Blauanteil, und der ist typisch für das morgendliche Licht. Bei der Zirbeldrüse kommt dann an: »Hallo, guten Morgen! Ich bin ein Vögelchen und muss loslegen. Auf geht's, der Tag beginnt!« Das ist natürlich ein völlig falsches Signal, und wir kommen nicht zur Ruhe, weil kein Melatonin ausgeschüttet wird.
Das heißt: Handy weg und statt Fernsehen oder Websurfen lieber ein gutes Buch lesen zum Einschlafen!

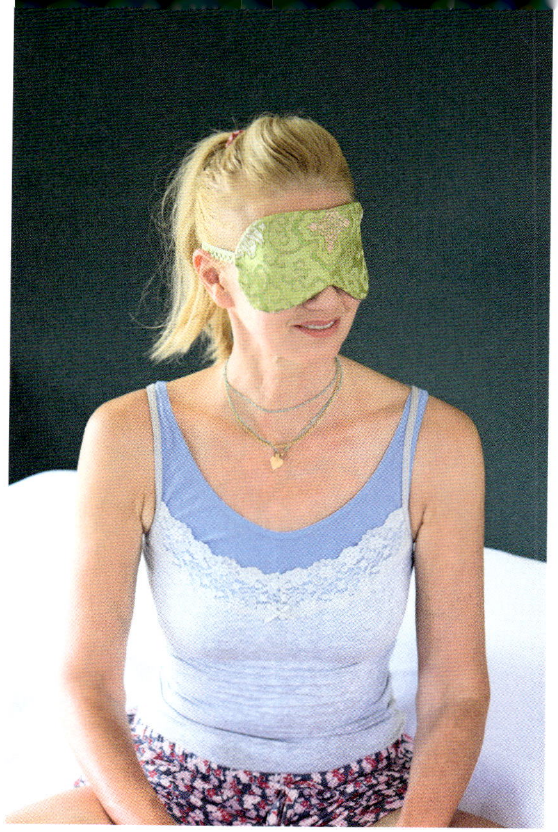

Schlafen mit Schlafmaske – das ist wirklich ein Gamechanger! Man schaltet schneller ab, und der Schlaf wird tiefer und erholsamer. Zumindest geht es mir so damit.

Schön dunkel mit Schlafmaske

Wenn das Licht dann aus ist, sollte es bis zum Wecken ganz dunkel im Zimmer sein, damit die Zirbeldrüse sicher weiß, wie lange Melatonin gebraucht wird. Wenn Sie Ihren Schlafraum nicht genügend abdunkeln können oder wenn Sie tagsüber ein Nickerchen halten möchten, hilft eine Schlafmaske.
Ich selbst dachte lange, dass so etwas zwar nett aussieht, für mich aber überflüssig ist. Doch ich ändere ja Gewohnheiten auch manchmal und probiere Neues aus. Als es mit dem Schlafen nicht so gut klappte, habe ich diese Masken ausprobiert, und sie haben mir geholfen. Deshalb: Geben Sie der Sache eventuell auch eine Chance. Wissen Sie, was mir diese Maske signalisiert? »Klappe zu, Affe tot!« Will heißen: »Jetzt ist Schluss! Andrea, schlaf jetzt, morgen ist ein neuer Tag, und da wird sich alles regeln.« Das hilft mir beim Abstellen des ewigen Kopfkinos.
Apropos: Vielleicht kennen Sie ja die Szene aus *Frühstück bei Tiffany,* in der Audrey Hepburn die Tür öffnet und diese süße Schlafmaske anhat. Sieht toll aus! Nur möchte ich hier kurz erwähnen, dass sie volles Make-up trägt. Das ist natürlich nicht ideal, das ist Hollywood … Wir, also Sie und ich, sollten niemals mit Make-up ins Bett gehen.
Die Schlafmaske schützt übrigens die Augenpartie, insbesondere die Wimpern. Das ist speziell probierenswert, wenn Sie Extensions an den Wimpern haben. Diese halten länger, wenn man mit Maske schläft.

Bewährte Einschlafklänge

Ich bin keine Expertin in Musik- oder Klangtherapie, habe aber mit frequenzbasierter Einschlafmusik sehr gute Erfahrungen gemacht.

Vor ein paar Jahren schickte mir ein Follower auf Instagram einen Link zu einer Frequenzmusik. Ich habe sie ausprobiert, und es hat mir sehr gut gefallen. Für alle, die sich noch nicht damit auseinandergesetzt haben, hier meine Zusammenfassung des Konzepts:

Was ist Frequenz? Sie ist ein Maß dafür, wie schnell Wiederholungen aufeinander folgen, etwa bei der fortdauernden Schwingung eines Tons. Die Maßeinheit ist Hertz (Hz).

Jedes Molekül und jeder Organismus schwingt: Licht, Aroma, Ton, Emotion, Vibration, Musik, Gehirnwellen, Nervenimpulse, Organe – alles ist letztendlich Schwingung und hat seine eigene Biofrequenz. In Wirklichkeit gibt es keinen festen Körper, denn wir leben in einem Universum, das vollständig aus Energie besteht. Und alles, was selbst schwingt, kann in Resonanz mit externen Schwingungen gehen. So kann eine bestimmte Schwingungsfrequenz angeregt werden. Wenn wir also Musikfrequenzen hören, mit denen unser Gehirn in Resonanz geht, dann kann die Musik es zum Beispiel anregen, in der Schlaffrequenz zu schwingen.

Hier geht es um eine Stimulation auf Körper- und Zellebene, die auch eine Veränderung des Zellstoffwechsels bewirken kann. Wie das genau physikalisch und biochemisch funktioniert, führt hier zu weit, aber ich versichere Ihnen – nicht nur aus eigener Erfahrung –, dass es funktioniert.

Klang wird in der Medizin auf unterschiedliche Weise angewendet. In Form von Ultraschall, der oberhalb unseres Hörfrequenzbereichs liegt, dient er zum Beispiel der Diagnostik. Musiktherapie wiederum ist ein anerkanntes Heilverfahren, mit dem Anspannungen und Blockaden gelöst werden können und das immer öfter bei Stresszuständen, Depressionen, Schlafstörungen, Bluthochdruck und chronischen Schmerzen eingesetzt wird.

Beim Schlafen kann eine spezielle elektronische Musik helfen, deren Frequenzen das Gehirn zu erholsamem Tiefschlaf anregen. Wird sie über Stereolautsprecher abgespielt, entstehen dort, wo sich die Schallwellen der beiden Lautsprecher überlagern, durch Interferenz unhörbare Infraschallwellen mit sehr niedriger Frequenz: sogenannte Delta-Wellen. Mit einer Frequenz von ein bis vier Hertz liegen sie genau im Bereich der Wellen, die das Gehirn selbst während der Tiefschlafphase erzeugt. Per Resonanz regen diese Schallwellen das Gehirn an, im gleichen Frequenzbereich zu schwingen. Studien der Universität Köln haben belegt, dass so die Tiefschlafphase evident verlängert wird.

Es gibt verschiedene Einschlafmusiken – da hilft nur Ausprobieren. Ich finde, man merkt schnell, welche Version einem wohltut.

Ein Hauch von Lavendel

Ich bin kein Fan von intensiven Düften. Bei der Körperpflege achte ich ebenso auf biologische und neutrale Produkte wie bei meinen Waschmitteln. Wie wir unseren Körper durch weniger Chemikalien in unserem Umfeld schonen, habe ich in meinem Buch *Alles sauber … oder was?* genau beschrieben.

Was wir meiner Meinung nach auf keinen Fall brauchen, sind synthetische Düfte im Schlafzimmer. Was ich hingegen empfehlen kann, ist das klassische Lavendelblütensäckchen. Das ist

WÄRMFLASCHE GEGEN KALTE FÜSSE

Hier mein Praxistipp für alle, die unter kalten Füßen leiden: Ich finde Bettsocken nicht so angenehm, weil es den Füßen damit in der Nacht zu warm wird und man deshalb zwischendurch aufwacht.
Ich lege mir, wenn ich kalte Füße habe, eine Wärmflasche ans Fußende des Bettes.
Sie sollte nicht zu heiß sein (höchstens 60 °C Wassertemperatur) und in einer Hülle stecken oder in ein Handtuch eingewickelt sein. Wenn im Laufe der Nacht dann die schöne Bettwärme an den Füßen angekommen ist, hat die Wärmflasche längst an Temperatur verloren. So muss man nachts auch nicht wegen überhitzter Füße schwitzen.

zwar ein absoluter Omatipp, kann aber Wunder wirken. Wer schlecht einschläft oder nachts aufwacht, dem kann das Blütensäckchen helfen, denn dessen Inhaltsstoffe wirken Studien zufolge beruhigend und schlaffördernd. Insbesondere die im Lavendel enthaltenen Substanzen Linalool und Linalylacetat wirken sich positiv auf Schlaf und Psyche aus.

Frische Luft bitte!

Bitte lüften Sie Ihr Schlafzimmer immer gut vor dem Zubettgehen! Wie wichtig frischer Sauerstoff ist, sollte nicht unterschätzt werden. Abgesehen davon, dass er ganz entscheidend für unseren Stoffwechsel ist, macht sauerstoffreiche Luft auch mehr Lust auf tiefes Ein- und Ausatmen. So kann man den ganzen Mist des Tages aus- und wegatmen. Probieren Sie es einfach mal aus:
Atmen Sie viermal tief durch die Nase ein und mit einem Lächeln durch den Mund aus. Ja, mit einem Lächeln, denn Sie gehen jetzt in Ihr kuscheliges Bett, in dem Sie wunderbar schlafen und sich sensationell regenerieren werden!
Ich habe die Erfahrung gemacht, dass wir uns viel zu wenig über die alltäglichen Dinge im Leben freuen und sie deshalb nicht mehr gebührend genießen können. Oft empfinden wir sie sogar als Last. Deshalb möchte ich Sie noch einmal animieren, sich so richtig und ganz bewusst auf das Zubettgehen zu freuen!

Nicht zu kalt, nicht zu warm

Wenn das Zimmer und der Körper zu warm sind, dann fällt das Einschlafen schwer. Gehen Sie aber auch nicht frierend ins Bett! Die Empfehlungen für die optimale Raumtemperatur im Schlafzimmer schwanken je nach Quelle: Sie liegt bei 16 bis 20 Grad. Die Luftfeuchtigkeit sollte 40 bis 60 Prozent betragen.

GUTE-NACHT-TEES

Wer schlecht schläft, sollte nach 16 Uhr keine koffeinhaltigen Getränke mehr zu sich nehmen, also keinen Kaffee und auch zum Beispiel keine Energydrinks! Und natürlich sollte man dann auch keine anregenden und wach machenden Tees mehr trinken: Dazu gehören koffeinhaltige Sorten wie schwarzer, grüner und weißer Tee, Mate und Oolong-Tee.
Die folgenden Kräutertees wirken einzeln oder in Kombination beruhigend und machen schläfrig. Sie sollten aber nicht erst direkt vor dem Schlafen getrunken werden, sondern über den Abend verteilt.

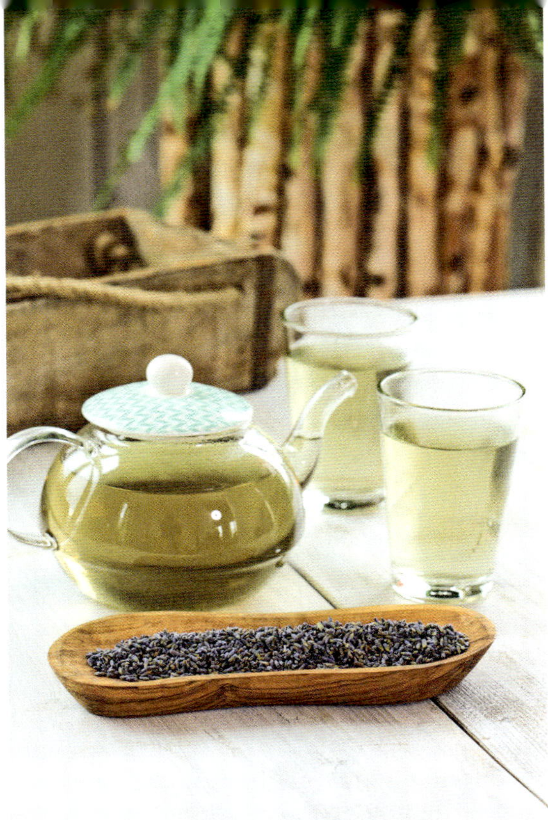

Wer sich sanft auf die Schlafphase einstellen möchte, der sollte eine Tasse wohltuenden Lavendeltee oder einen der anderen Gute-Nacht-Tees in Ruhe genießen.

Baldrian

Baldrian ist bekannt für seine beruhigende und schlaffördernde Wirkung. Offenbar nehmen die Inhaltsstoffe Einfluss auf Botenstoffe im Gehirn. Für Einschlaftees wird die Wurzel des Echten Baldrians *(Valeriana officinalis)* verwendet. Sie kann auch innere Unruhe, Nervosität und Ängste lindern, die oft der Grund für Schlafstörungen sind.

Hopfen

Hopfen kennen wir vom Bierbrauen. In Studien wurde bewiesen, dass er auch eine beruhigende und sedative Wirkung hat, Stresssymptome lindert und die Schlafqualität verbessert. Hopfen wirkt ähnlich wie das Schlafhormon Melatonin und wird zusammen mit Baldrian und Passionsblume gern in pflanzlichen Schlafmitteln eingesetzt.

Passionsblume

Bei Ein- und Durchschlafproblemen kann Ihnen auch die Passionsblume *(Passiflora caerulea)* helfen. Die Heilpflanze stammt aus Südamerika, wo man sie traditionell bei innerer Unruhe und Schlafstörungen anwendet. Die Inhaltsstoffe der Kletterpflanze wirken unter anderem nachweislich entspannend, nervenberuhigend und blutdrucksenkend.

Lavendel

Wenn Sie den Duft mögen, dann sollten Sie es bei Schlafproblemen mal mit Lavendeltee probieren. Lavendel *(Lavandula angustifolia)* wirkt wie gesagt beruhigend und schlaffördernd, zudem allgemein ausgleichend und stimmungsaufhellend. Das tut besonders in stressigen Zeiten gut. Auch gegen Kopfschmerzen kann Lavendel übrigens eine Hilfe sein.

Melisse

Sollten Sie vor lauter Stress nicht einschlafen können und zudem vielleicht unter nervösen Magen-Darm-Beschwerden leiden, dann kann Ihnen am besten die Melisse *(Melissa officinalis)* helfen. Die Blätter dieser traditionellen Heilpflanze duften wunderbar zitronig, weshalb sie auch Zitronenmelisse heißt. Ihre ätherischen Inhaltsstoffe wirken beruhigend und entkrampfend.

ABENDS WIE EIN BETTELMANN

Tipps, was und wann man bei Schlafstörungen essen sollte, gibt es wie Sand am Meer. Aber, wie ich nicht müde werde zu betonen: Zum Well-Aging gehört, sich selbst zu helfen, und zwar mit einer Portion Lebenserfahrung, einer Portion gesundem Menschenverstand und einer Prise Körpergefühl – und schon steht das Rezept. Denn letztlich wissen wir alle, was gut für uns ist, nur ist das machmal nicht so leicht umsetzbar oder gerade nicht präsent.

IMMER UNAUSGESCHLAFEN?

Wer Probleme mit dem Ein- und Durchschlafen hat, sollte besser keinen Mittagsschlaf halten, sondern lieber früher ins Bett gehen.

Wenn Sie aber jeden Morgen wie gerädert aufwachen und tagsüber todmüde sind, vielleicht sogar in Sekundenschlaf fallen, dann ist es sehr empfehlenswert, sich ärztlichen Rat zu holen und eventuell ein Schlaflabor aufzusuchen. Vielleicht leiden Sie unter einer Schlafapnoe und sind deshalb morgens nicht erholt. Die Wahrscheinlichkeit, dass aus Schnarchen eine Apnoe wird, steigt mit dem Alter. Bei der obstruktiven Schlafapnoe kommt es im Schlaf zu wiederholten Atemaussetzern und infolgedessen zu Sauerstoffmangel. Der Körper reagiert mit Blutdruckanstieg und Herzrasen. Schlafapnoe erhöht so auf Dauer das Risiko für Herzinfarkt, Schlaganfall oder Herzrhythmusstörungen. Weil jeder Atemaussetzer zu einem kurzen, meist unbemerkten Erwachen führt, ist man am nächsten Morgen so unausgeschlafen.

Nicht zu schwer und zu spät essen

Wer kennt ihn nicht, den Spruch: »Morgens wie ein Kaiser, mittags wie ein König und abends wie ein Bettelmann.« Das wissen wir seit Generationen, tun es aber nicht. Normalerweise essen wir mindestens dreimal am Tag wie ein Kaiser. Damit meine ich die Mengen. Die Qualität dessen, was wir da in uns reinmampfen, stelle ich wie schon so oft infrage.

Intervallfasten bietet hier tolle Alternativen, die uns in Sachen Essen und Schlaf weiterhelfen – mehr dazu ab Seite 42. Beim 16:8-Fasten ohne Frühstück sollte man abends übrigens auch wie ein Bettelmann essen. Logisch, denn ein deftiger Schweinebraten und eine fettige Pizza, aber auch Rohkost liegen schwer im Magen. Unser Körper muss dann in der Zeit, die er eigentlich als Regenerations- und Ruhephase braucht, ein solches Essen bewältigen. Das ist Schwerarbeit für ihn.

Wer auf sein Gewicht achtet, sollte auch bedenken, dass die nächtliche Fettverbrennung gestört wird, wenn man abends kohlenhydratreich ist (siehe Seite 92).

Zu empfehlen sind stattdessen leichte Speisen: Suppen, nicht zu scharf gewürzt und auch nicht zu salzig, und köstliches gedämpftes Gemüse mit nicht zu viel Öl.

Versuchen Sie außerdem, nicht zu spät zu essen, wenn es sich gesellschaftlich einrichten lässt. Idealerweise findet die letzte Mahlzeit zwischen 18 und 19 Uhr statt.

Und egal, wann und was Sie essen: Kauen Sie auf jeden Fall Ihre Speisen gut – so helfen Sie Ihrem Verdauungssystem, schneller zum Ziel zu kommen und zur Ruhe zu finden.

Bewegung hält uns jung

Ab hier geht es um Bewegung, Kraft, Dehnung, Geschmeidigkeit – aber ich bin kein Fitnessguru und auch kein Sportcoach. Ich will Ihnen einfach erzählen, warum Bewegung fürs Well-Aging so wichtig ist, und vor allem zeigen, dass es jede Menge Möglichkeiten gibt, sich unkonventionell zu bewegen. Ein Fitnessstudio ist dafür nicht nötig. Ich selbst versuche, ständig in Bewegung zu bleiben, um nicht zu »rosten« und frühzeitig zum alten Eisen aussortiert zu werden. In meinem Leben gibt es viele Phasen mit starken Bewegungsengpässen, zum Beispiel, wenn ich an einem neuen Buch schreibe, während der ganzen Social-Media-Arbeit am Handy und Computer, beim Schneiden der Videos für YouTube und so weiter – all das ist eine sehr bewegungsarme Arbeit im Sitzen. Nicht umsonst liegen meine Schwachpunkte vor allem im Nacken-, Schulter- und Rückenbereich. Zum Ausgleich habe ich eine ganze Reihe an Gegenmaßnahmen auf Lager, die, wie ich finde, auch noch viel Spaß machen.

WER RASTET, DER ROSTET

Dieses schöne alte Sprichwort bedeutet in erster Linie: Wer sich in bestimmten Tätigkeiten nicht regelmäßig übt, verliert die Fähigkeit dazu. Es ist eine Aufforderung zur Aktivität, körperlich wie geistig. Alles klar. Aber schauen wir uns das Sprichwort trotzdem noch mal genauer an. Wie entsteht eigentlich Rost? Rost ist immer eine Oxidation. Sauerstoff und Wasser verursachen Rost auf Eisen – womit wir bei der nächsten Redewendung wären, nämlich »zum alten Eisen gehören«, will heißen: alt und ausgemustert sein. In Zeiten von Recycling ist Alteisen zwar kein unbrauchbarer Schrott mehr, aber dennoch sind das keine rosigen Aussichten … Wir sollten also dem Rost erst gar keine Chance geben, wenn Sie verstehen, was ich meine. Und falls Sie sich noch an das Kapitel über freie Radikale und Antioxidantien erinnern, sind wir schon voll im Thema.

Wenn unser Auto rostet, ein Apfel fault oder die Haut welk wird, dann sind freie Radikale am Werk. Sie gelten unumstritten als Feinde von Funktionalität, Gesundheit und Schönheit. Glücklicherweise wissen wir jetzt schon viel über ihre Gegenspieler, die Antioxidantien, und wie wir sie uns zunutze machen können.

Können Menschen rosten?

In Kochrezepten wird immer extra vermerkt, dass der aufgeschnittene Apfel mit etwas Zitronensaft beträufelt werden muss – denn dann wird er nicht braun, es kommt also nicht zur Oxidation durch Sauerstoff-Radikale, sondern das antioxidative Vitamin C im Zitronensaft hält den Vorgang auf.

Irgendwie ist es ambivalent: Wir brauchen die Luft zum Leben, andererseits aber bringen Oxidantien, also aggressive Sauerstoffteilchen, unsere Körperzellen – salopp gesagt – zum Rosten. Das läuft ziemlich ähnlich ab wie beim Eisen, wenn es ungeschützt der Luft und Feuchtigkeit ausgesetzt ist, oder beim Apfel, dessen Schnittfläche braun wird: Unsere Zellen oxidieren, wenn sie mit bestimmten Formen des Sauerstoffs in Kontakt kommen. Diese freien Radikalen lassen die Haut welken und den Menschen altern. Im Prinzip ist es überall der gleiche Vorgang.

Und wie hängt das nun mit Bewegung zusammen? Bei körperlicher Anstrengung entstehen erst mal vermehrt freie Radikale. Wer sich jedoch regelmäßig bewegt und trainiert, ist im Vergleich zu Untrainierten besser fähig, diese freien Radikalen unschädlich zu machen, und er produziert auch weniger davon. Trainierte besitzen zudem eine deutlich erhöhte allgemeine Resistenz gegen oxidativen Stress.

Fitnessstudio versus Straßenfest

In Deutschland sind laut Statistik mehr als 10 Millionen Menschen in einem Fitnessstudio angemeldet. Wie viele jedoch tatsächlich regelmäßig trainieren, ist eine andere Frage. Ich gehöre übrigens nicht zu den Mitgliedern. Natürlich habe ich es mal ausprobiert, aber mir ist das alles zu inszeniert, zu steril – und damit meine ich nicht keimfrei, sondern naturfrei. Ich finde, Bewegung sollte auch etwas mit Emotion zu tun haben in einer schönen und beflügelnden Umgebung: Ein toller Spaziergang mit meinem Hund, Schwimmen in einem Fluss, Tanzen auf einem Straßenfest, Yoga am See – all das ist meine Vorstellung von Fitnesstraining. Ich versuche übrigens, auch meinen Alltag zum Workout-Ersatz zu machen, also öfter mal die Treppe statt den Fahrstuhl zu nehmen oder einmal mehr vom Sofa aufzustehen, statt das so selten wie möglich zu tun.

Und ich gehe möglichst flott, denn ich habe ja schon zu Anfang des Buches erwähnt, dass schnelles Gehen gut fürs Anti-Aging ist. Es kann uns sogar um bis zu 16 Jahre verjüngen! Wer hätte das gedacht …

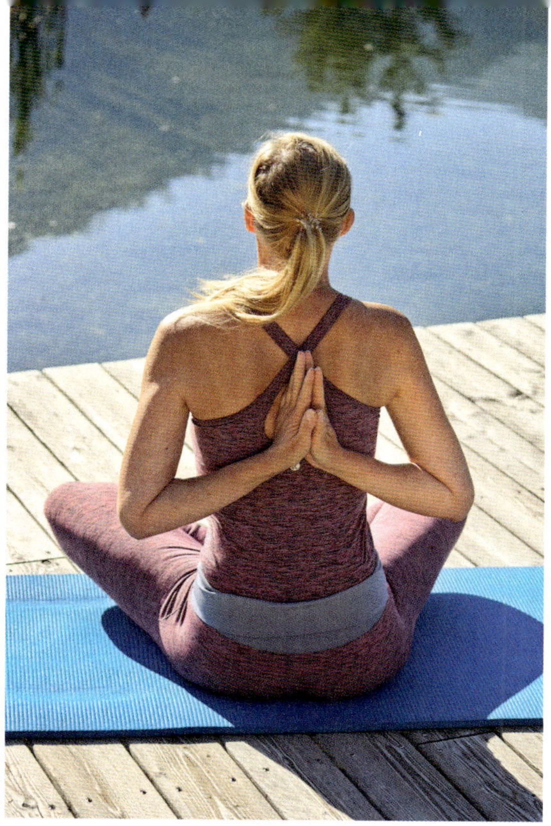

Wer frühzeitig übt, bleibt beweglich! Ich übe diese Position täglich, damit ich auch später noch Reißverschlüsse zumachen oder meinen Rücken waschen und eincremen kann.

Wie schnelles Gehen das Altern ausbremst

Laufen, Gehen, Sich-Bewegen haben grundsätzlich einen positiven Einfluss auf die Gesundheit. Es müssen nicht einmal die berühmten 10 000 Schritte am Tag sein, um das Risiko für Krebs oder Herz-Kreislauf-Erkrankungen zu reduzieren. Wer den Alterungsprozess aufhalten möchte, der sollte vor allem auf ein gewisses Tempo achten. Es geht nicht nur darum, einen Fuß vor den anderen zu setzen. Die Geschwindigkeit macht den Unterschied!

2022 veröffentlichte das Fachmagazin *Nature* die Studie *»Investigation of a UK biobank cohort reveals causal associations of self-reported walking* *pace with telomere length«* der Universität Leicester in Großbritannien. Ein Team um Studienleiter Dr. Paddy C. Dempsey hatte herausgefunden, dass Menschen, die schneller gehen, länger jung bleiben. Sie hatten DNA-Proben von mehr als 400 000 Menschen mittleren Alters genommen, die an einer Langzeitstudie teilnahmen. In der Genanalyse wurde die Länge der Telomere gemessen, der schützenden Enden der Chromosomen (Seite 37). Da sie mit zunehmendem Alter kürzer werden, sind sie ein guter Biomarker für den Alterungsprozess.

Die Ergebnisse verglichen die Forscher mit dem Schritttempo der Teilnehmer, denn auch das ist ein Indiz für den Gesundheitszustand.

Die Ganggeschwindigkeit, die jeder Proband selbst einschätzen sollte, wurde in drei Kategorien eingeteilt: »Langsam« war ein Tempo von weniger als drei Meilen (4,83 Kilometern) pro Stunde, als »schnell« galten mehr als vier Meilen (6,44 Kilometern) pro Stunde, alles dazwischen galt als »durchschnittlich«. Es zeigte sich, dass schnelle Geher längere Telomere hatten und wesentlich langsamer alterten als langsame Geher, unabhängig von anderen Faktoren.

Die Forscher schlossen daraus, dass sich die Gehgeschwindigkeit eines Menschen darauf auswirkt, wie schnell seine Zellen altern, und dass rasches Gehen einen positiven Einfluss auf das biologische Alter hat. Geht man während seines gesamten Lebens schön flott, kann das biologische Alter laut den Studienergebnissen bis zu 16 Jahre jünger sein als das chronologische Alter! (Quelle: www.24vita.de, 4.5.2023)

Warum Joggen uns alt aussehen lässt

Neulich habe ich einen hochinteressanten Artikel gelesen, der mir sehr zugesagt hat, weil ich persönlich nicht gerne jogge. Da wurde nämlich erklärt, warum Joggen keine ideale Anti-Aging-Maßnahme ist. Ja, richtig gelesen! Auch wenn Joggen ohne Frage viele positive Effekte auf die Gesundheit haben kann, leidet mit den Jahren das Gesicht darunter. Wenn Sie sich Aufnahmen von Joggern in Zeitlupe anschauen, fällt es Ihnen wie Schuppen von den Augen: Die Wangen oder genauer gesagt das gesamte Gesicht wabern heftig auf und ab. Das führt zu einer starken Dehnung der Haut und langfristig zur Überforderung der kollagenen und elastischen Fasern, vor allem, wenn der Alterungsprozess hinzukommt. Denn dann reduzieren sich kollagene und elastische Fasern, und ihre Qualität und Regenerationsfähigkeit wird schlechter. Zusammen mit der Jogging-Ausleierung addiert sich das zu einer schneller sichtbaren Alterung. Besonders bei Langstreckenläufern zeigt sich das mit der Zeit immer deutlicher. Haben Sie schon mal etwas von einem Runner's Face gehört? Das ist ein ausgezehrtes, hohlwangiges Gesicht, vor allem bei sehr schlanken oder normalgewichtigen Läufern.

Wenn Sie also Jogger*in aus Leidenschaft sind, dann laufen Sie möglichst nie auf Asphalt, sondern auf weichem Untergrund wie dem Waldboden, und dazu mit gutem Schuhwerk.

Alternativ ist zum Beispiel Radfahren empfehlenswert. Wer ins Fitnessstudio geht, der sollte auf spezielle Stepper gehen, bei denen man nicht hart oder abrupt auftritt, sondern in einem weichen Bewegungsflow bleibt, also besser abfedert als auf harten Böden. Das schützt das Gewebe, aber auch die Gelenke.

Übrigens sollten Frauen mit einer Erschlaffung ihres Brustgewebes rechnen und nicht ohne festsitzenden Sport-BH laufen.

BEWEGUNG STÄRKT DIE KNOCHEN

Bewegungsmangel kann zu Haltungsschäden, schlechter Körperkoordination und Muskelabbau führen. Sehr wichtig zu wissen: Er schadet auch langfristig der Knochengesundheit. Im Alter droht dann Osteoporose. Frauen erkranken viel häufiger daran als Männer: Ab 65 Jahren ist fast ein Viertel der Frauen vom Knochenschwund betroffen.

Osteoporose bemerkt man erst nicht. Doch mit der Zeit können anhaltende Schmerzen auftreten, vor allem im Rücken, und die Gefahr, dass Knochen brechen, wird immer größer.

Was Sie ernährungsmäßig tun können, haben wir schon besprochen. Ein Verzicht auf Zigaretten und Alkohol hilft auch. Ausreichend Bewegung aber spielt die entscheidende Rolle.

Der Knochenbau braucht Anreize

Unsere Knochen bauen sich permanent auf und ab. Für den Aufbau brauchen sie Reize, das heißt Aktivität, und wenn sie die nicht in einem gesunden Maß bekommen, dann bauen sie sich schneller ab. Unsere Knochen müssen also mit den richtigen Kräften stimuliert werden.

In der Knochensubstanz stecken zwei Arten von Zellen, die ständig wie auf einer Dauerbaustelle aktiv sind. Die Osteoblasten produzieren Schicht für Schicht neues Knochenmaterial und lassen die Knochen wachsen. Damit sie nicht unentwegt weiterwachsen, gibt es die Osteoklasten, die für den Abbau und die Resorption von Knochensubstanz zuständig sind. So bleibt der Knochenumbau im Gleichgewicht.

Die Osteoblasten bilden zunächst die noch unverkalkte Knochengrundsubstanz, das Osteoid. Mit der Zeit wird in diese Grundsubstanz Kalziumphosphat eingelagert, das den Knochen hart und stabil macht.

Hier kommt die Bewegung ins Spiel: Dabei wirken Kräfte auf den Knochen und fordern damit seine Festigkeit heraus – erinnern Sie sich an die Karotte! Durch das aktive Kauen wird die Muskulatur im Kinnbereich gestärkt und wirkt auf den Knochen ein.

Dynamische Muskelanspannungen wie beim Laufen, Springen und Klettern belasten die Knochen am stärksten, statische Kräfte wie beim Stehen oder Sitzen bedeuten für den Muskel Haltearbeit. Doch nur aktive Muskelkontraktionen stimulieren den Knochenaufbau, der sich den Herausforderungen gemäß formt.

WASSER FÜR DIE BANDSCHEIBEN

Wie beweglich wir bleiben, hängt stark von Rücken und Bandscheiben ab. Gut für sie zu sorgen, bedeutet auch – wie könnte es anders sein –, viel zu trinken! Ja, das tische ich Ihnen immer wieder auf ... Und was hat viel trinken mit der Wirbelsäule zu tun? Sie müssen sich Ihre Bandscheiben wie einen Schwamm vorstellen. Wenn dieser Schwamm austrocknet, wird er hart und unbeweglich. Wenn Sie aber genügend trinken, dann wird ausreichend Flüssigkeit in den Gallertkernen der Bandscheiben gebunden, und sie bleiben saftig und elastisch. Bei Flüssigkeitsmangel werden die Bandscheiben zusammengedrückt, verlieren ihre Pufferwirkung und werden spröde. Das kann Schmerzen und Schäden an der Wirbelsäule verursachen. Auch Rückenschmerzen können also direkt mit dem Wasserhaushalt Ihres Körpers zusammenhängen.

Couchpotatoes riskieren viel

Sobald wir in die Passivität abrutschen und vor der Glotze sitzen, statt uns zu bewegen, verliert der Knochen an Substanz, egal in welchem Alter. Wenn das Herz rast, die Puste ausgeht oder der Rücken schmerzt, liegt das oft an Stress, falscher Atmung – und Bewegungsmangel.
Unser sitzender Lebensstil verhindert eine optimale, natürliche Knochengesundheit, und das beginnt immer früher. Die zunehmende Inaktivität von Kindern und Jugendlichen im Zeitalter von Playstation und Social Media wird ihnen noch erhebliche Gesundheitsprobleme bescheren. Daher profitieren sie doppelt von Aktivität. Zum einen bauen sie mit Fußballspielen, Wandern, Toben und Tanzen feste Knochen auf.

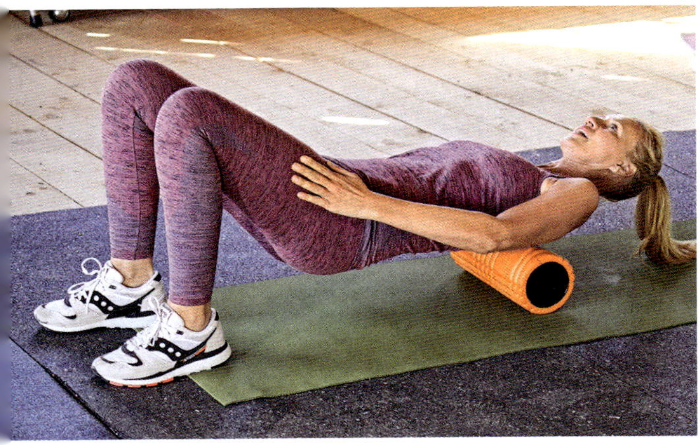

Zum anderen konditionieren sie sich und empfinden Bewegung als selbstverständlichen Teil ihres Alltags. Wir sollten also die Bewegungsfreude unser Kinder und Enkel fördern!
Well-Aging beginnt eben nicht erst im Alter, sondern schon viel früher. Bewegung fördert in jedem Alter lebenslang die Knochenfestigkeit. Legen Sie also los und bewegen Sie sich – möglichst so, dass es Ihnen richtig Spaß macht und Sie die Freude spüren, die ein gutes Körpergefühl, Kraft und Beweglichkeit schenken.

SO BLEIBEN SIE FIT UND ELASTISCH

Regelmäßige Bewegung ist auch eine Voraussetzung, um im Alter fit und elastisch zu bleiben. Wer sich zu wenig bewegt, büßt Kraft und Beweglichkeit ein. Wenn wir unsere Muskeln, Bänder und Gelenke nicht regelmäßig aktiv nutzen, beginnen diese, steif und unelastisch zu werden. Wenn unsere Bewegungen nicht mehr fließend sind, wirken wir automatisch alt.

Regelmäßig stretchen

Dehnübungen, damit sich meine Sehnen nicht verkürzen, gehören deshalb für mich zum Alltag. Und wer viel sitzt, sollte vor allem auch seine Hüftbeuger dehnen.

Die Faszien geschmeidig halten

Selbstverständlich sollten wir auch für die Beweglichkeit der Faszien sorgen. Das sind Bindegewebsstrukturen, die alle Muskeln und Organe umhüllen. Sie bestehen aus Kollagenfasern, elastischen Fasern und Bindegewebszellen, und sie durchziehen den ganzen Körper wie ein Geflecht. Wenn dieses Geflecht nicht geschmeidig bleibt, dann können wir uns das so vorstellen, als würde unser gesamter Körper verkleben!
Deshalb liebe ich meine Faszienrolle und bearbeite gern die verschiedensten Körperteile mit ihr. Das löst Verspannungen und verbessert die Flexibilität der Faszien. Es gibt diverse Härtegrade, und Anfänger oder druckempfindliche Menschen sollten eine weichere Rolle wählen.

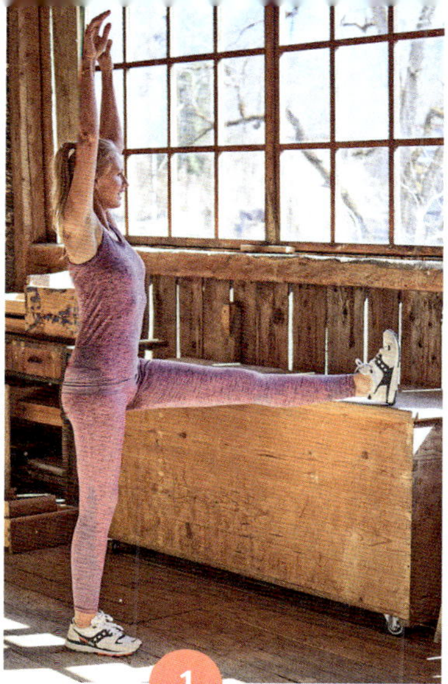

1

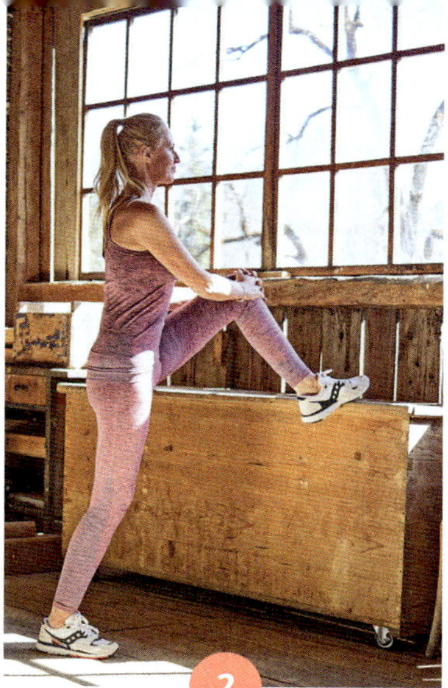

2

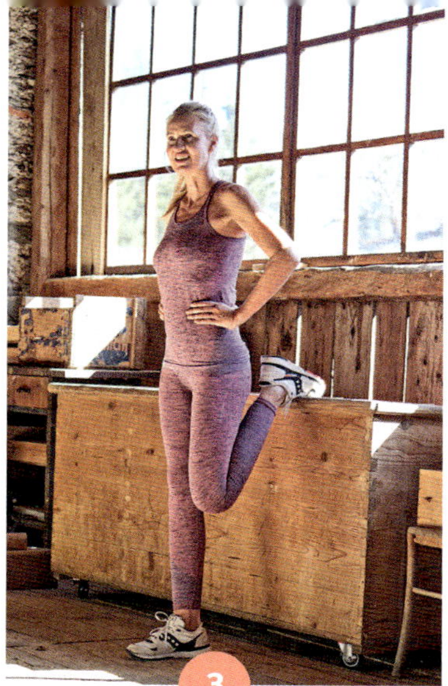

3

Meine Basis-Stretchübungen

- Wärmen Sie sich vorher mit einem Spaziergang oder einigen leichten Cardio-Übungen auf.
- Üben Sie mithilfe einer Stufe, Bank oder Ähnlichem, das deutlich niedriger sein darf als auf den Fotos.
- Ausgangsposition ist jeweils der hüftbreite Stand. Dehnen Sie sich immer langsam und kontrolliert, nie ruckartig oder mit Kraftanstrengung.
- Halten Sie jede Position 20–30 Sekunden und atmen Sie dabei ruhig und gleichmäßig. Sie sollten eine angenehme Dehnung spüren, keine Schmerzen. Wiederholen Sie das Dehnen auf jeder Seite 2- bis 3-mal.

1 Beinrückseite: Legen Sie ein Bein gestreckt auf Ihrem Hilfsmittel ab. Beugen Sie sich mit geradem Rücken leicht nach vorn. Das Knie darf ein wenig gebeugt sein, die Zehen weisen nach oben.

2 Hüftbeuger: Stellen Sie einen Fuß auf Ihrem Hilfsmittel ab. Verlagern Sie Ihr Körpergewicht mit gebeugtem Knie nach vorn, das hintere Bein bleibt gestreckt. Schieben Sie das Becken leicht nach vorn.

3 Beinvorderseite: Legen Sie den Fußrücken wie abgebildet auf Ihr Hilfsmittel. Oder umgreifen Sie den Knöchel und ziehen Sie den Fuß in Richtung Gesäß. Halten Sie beide Knie nah beieinander und den Oberkörper aufrecht. Wenn nötig, halten Sie sich an einer Wand oder einem stabilen Gegenstand fest.

Rückenmassage mit der Faszienrolle

- Bevor Sie beginnen, machen Sie einige leichte Dehn- oder Aufwärmübungen, um die Muskeln zu lockern.
- Setzen Sie sich auf die quer liegende Rolle. Die Füße stehen flach auf dem Boden, die Knie sind leicht gebeugt. Stellen Sie Ihre Hände hinter sich auf.
- Schieben Sie das Becken nun ganz langsam und kontrolliert so weit nach vorn, bis Sie auf der Rolle in Rückenlage sind. Stützen Sie sich mit den Unterarmen auf oder nehmen Sie die Arme seitlich an den Körper.
- Bewegen Sie sich ganz langsam weiter über die Rolle bis zum oberen Rücken. An Bereichen, die besonders angespannt oder schmerzhaft sind, halten Sie kurz inne, atmen tief ein und aus und lassen die Faszienrolle auf diese Stellen einwirken.
- Zum Abschluss können Sie sich so auf die Faszienrolle legen, wie es guttut, und tief atmend entspannen.
- Trinken Sie nach dem Üben reichlich Wasser.

Yoga-Asanas

Und weil natürlich alle Gewebe und Strukturen zusammenhängen, ist es mir wichtig, auch die Organe geschmeidig zu halten. Hierzu eignet sich Yoga hervorragend.
Ich stelle mir dabei nicht nur die Figuren vor, nach denen die Yogaübungen benannt sind – wie der Hund oder die Kobra –, sondern ich versuche auch immer zu spüren, welchem Organ ich mit einer Übung den Raum gebe, sich zu dehnen, zu lockern und zu entspannen.

1 Halber Drehsitz mit gestrecktem Bein

- Setzen Sie sich auf den Boden und strecken Sie Ihr linkes Bein aus. Stellen Sie Ihren rechten Fuß links neben Ihrem linken Oberschenkel ab und richten Sie sich auf. Legen Sie Ihren rechten Arm um Ihr rechtes Knie. Den linken Arm stützen Sie gestreckt hinter Ihrer linken Gesäßhälfte ab.
- Drehen Sie den Oberkörper in Richtung Ihres linken Arms. Ihr Blick geht über die linke Schulter nach hinten. Gehen Sie nur so weit, wie Sie sich wohlfühlen. Atmen Sie tief ein und aus. Ziehen Sie das aufgestellte Bein mit jeder Ausatmung näher an den Körper heran. Bleiben Sie so für mehrere tiefe Atemzüge.
- Wiederholen Sie die Übung spiegelverkehrt mit linkem angewinkelten Bein. Halten Sie beide Positionen für je ein bis zwei Minuten und schließen Sie dabei Ihre Augen. Atmen Sie tief und gleichmäßig.

2 Katze/Kuh

- Gehen Sie in den Vierfüßlerstand. Platzieren Sie Ihre Hände direkt unter den Schultern und Ihre Knie senkrecht unter den Hüften. Legen Sie Ihre Handflächen flach auf die Yogamatte, die Finger leicht gespreizt und nach vorn weisend.
- Katzenhaltung: Ausatmend ziehen Sie den Bauchnabel ein und kippen Ihr Becken, sodass sich die Wirbelsäule in Richtung Decke wölbt – wie bei einem Katzenbuckel. Das Kinn zeigt zur Brust.
- Kuhhaltung: Einatmend senken Sie Ihre Wirbelsäule in Richtung Boden und schieben Ihr Steißbein in Richtung Zimmerdecke. Ziehen Sie die Schulterblätter leicht zusammen. Gleichzeitig richten Sie den Blick nach vorn, das Kinn leicht angehoben. Der Rücken ist nun etwas im Hohlkreuz, wie bei einer Kuh. In dieser Position weitet sich der Brustkorb, und die Lungen können beim Einatmen ganz viel Luft tanken.
- Wiederholen Sie beide Positionen abwechselnd je 5-mal. Atmen Sie während der gesamten Übung gleichmäßig und ruhig.

3 Dehnung im Vierfüßlerstand

- Beginnen Sie im Vierfüßlerstand, wie bei der Katze/Kuh-Übung beschrieben.
- Atmen Sie aus und senken Sie Oberkörper und Ellbogen in Richtung Boden. Im Unterarmstand verschieben Sie einen Arm so, dass Sie Ihre Stirn sanft darauf ablegen können. Strecken Sie den anderen Arm weit nach vorn aus, die Handfläche bleibt am Boden.
- Entspannen Sie Ihren Oberkörper und Nacken und atmen Sie ruhig und tief. Lassen Sie Ihre Brust weiter in Richtung Oberschenkel sinken, um die Dehnung im Rücken und in der Flanke zu intensivieren. Verweilen Sie in der Haltung so lange, wie es angenehm ist.
- Kommen Sie zurück in den Vierfüßlerstand und dehnen Sie dann die andere Seite.
- **Variante Kindhaltung:** Im Vierfüßlerstand schieben Sie Ihren Körper nach hinten und lassen Ihr Gesäß auf die Fersen sinken. Strecken Sie beide Arme weit nach vorn, Handflächen am Boden, und senken Sie Ihre Stirn zum Boden. Lassen Sie Ihre Brust auf die Oberschenkel sinken. Atmen Sie ruhig und tief.

1

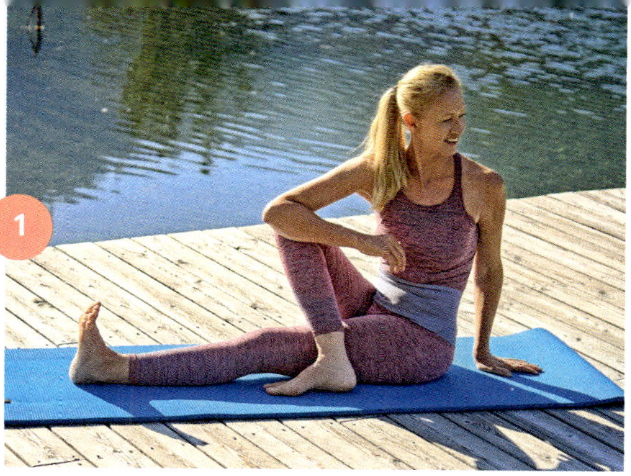

2

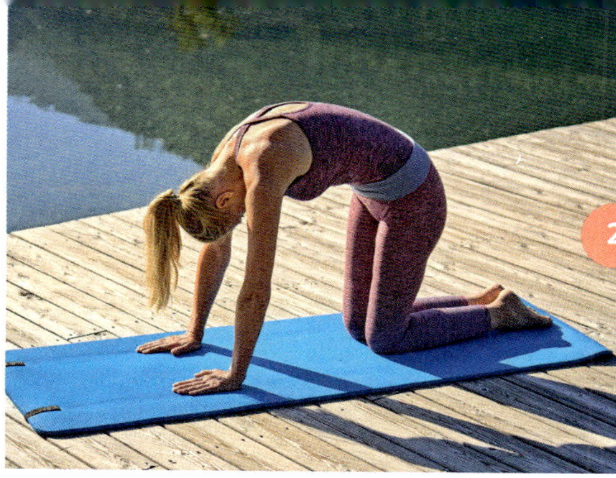

3

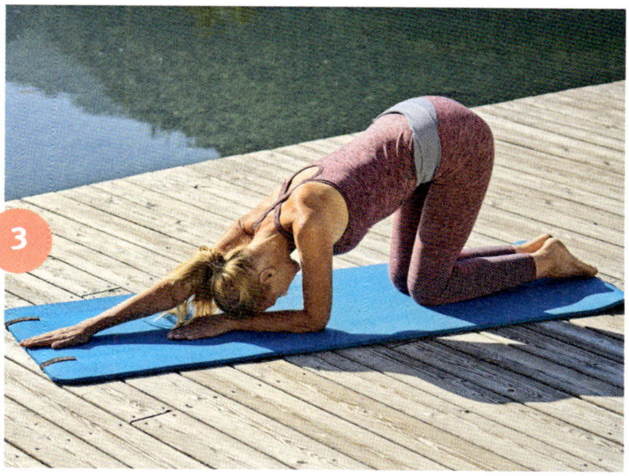

4

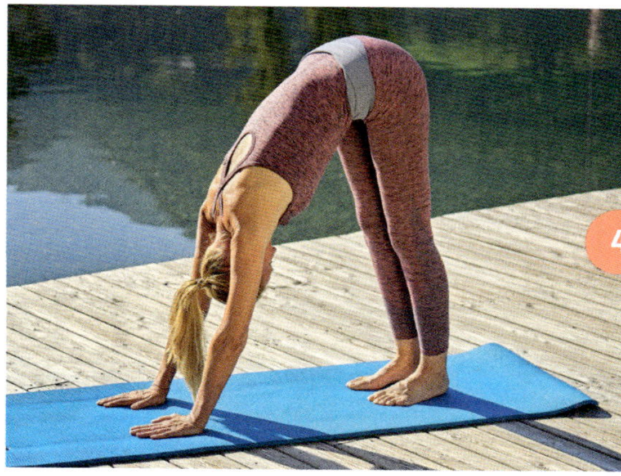

4 Der herabschauende Hund

Diese Übung dehnt und stärkt gleichzeitig viele Bereiche des Körpers. Es ist wichtig, dabei auf den eigenen Körper zu hören und die Position nur so weit auszuführen, wie es für Sie angenehm und sicher ist.

- Im Vierfüßlerstand platzieren Sie Ihre Hände unter den Schultern und die Knie senkrecht unter den Hüften. Ihre Handflächen liegen flach auf der Yogamatte, die Finger sind leicht gespreizt und weisen nach vorn.
- Heben Sie die Knie von der Matte und drücken Sie sich langsam mit den Händen nach oben. Dann schieben Sie die Hüften nach oben und nach hinten, während Sie gleichzeitig die Fersen in Richtung Boden senken. Ziel ist es, eine umgekehrtes V zu bilden und eine angenehme Dehnung zu spüren. Die Arme bleiben gestreckt, der Rücken ist möglichst gerade. Die Knie können leicht gebeugt bleiben, und die Fersen müssen nicht auf den Boden kommen.
- Der Kopf sollte zwischen den Armen hängen. Der Blick geht in Richtung Füße oder Bauchnabel, der Nacken bleibt entspannt. Ziehen Sie die Schultern von den Ohren weg, um den Nacken zu entlasten.
- Atmen Sie tief und ruhig in die Position hinein. Lassen Sie mit jedem Einatmen die Wirbelsäule etwas länger werden, und entspannen Sie sich mit jedem Ausatmen in die Dehnung hinein. Halten Sie die Position für etwa 5 bis 10 Atemzüge oder länger.
- Um aus der Haltung zu gehen, beugen Sie die Knie leicht, senken die Hüften nach unten und kehren in den Vierfüßlerstand zurück.

FÜR NOCH MEHR SPASS: KÖRPER UND GEIST FORDERN

Die Königsdisziplin der Bewegung ist es meiner Meinung nach, wenn man die körperliche Bewegung mit einer geistigen Herausforderung kombiniert. Dazu habe ich hier drei wirklich wunderbare Übungen für Sie. Dabei geht es ganzheitlich um Kondition, Muskelaufbau, Beweglichkeit und kognitive Fähigkeiten.

Auf der Koordinationsleiter tanzen

Mit der Koordinationsleiter kann man auf einfache Art seine Sprungkraft, Schnelligkeit, Koordination und Konzentration verbessern. Sie wird in fast allen Sportarten als Grundlagentraining eingesetzt und ist im Fußball und in der Leichtathletik besonders beliebt. Die flexible, zusammenrollbare Leiter ist aber nicht nur für Profisportler toll, sondern für jede und jeden – einfach, preiswert, für die ganze Familie und auch, um sich allein eine Herausforderung zu setzen. Es gibt leichtere und schwerere Kombinationen von Schritten. Man lernt quasi jeweils eine kleine Choreografie. Anleitungen gibt es zuhauf im Internet.

Das Training macht großen Spaß! Alles, was man braucht, ist etwas Platz und diese Leiter – und los geht's. So bleiben Sie körperlich und geistig fit. Ich mache das seit Langem und habe schon 2016 ein OH LALA & SO LALA-YouTube-Video dazu gedreht (»Outdoor Training«). Meine Begeisterung hat sich seitdem nicht gelegt, sondern ist eher weiter gewachsen.

Mit dem Reflexball punchen

Dieses Training ist einfach nicht zu toppen, denn hier wird alles in einem trainiert: Reflexe, Koordination und Ausdauer, Arme, Schultern, Beine und Augen. Es ist mein absolutes Lieblingstraining, und auch das habe ich schon vor vielen Jahren im Video gezeigt. Für mich gibt es nichts Besseres! Und man ist komplett autark, denn man kann den Reflexball mit Stirnband überallhin mitnehmen.

Die Reflexbälle gibt es in verschiedenen Schwierigkeitsgraden, das heißt mit unterschiedlich schweren Bällen und unterschiedlich starken Gummizügen. Damit entscheiden Sie, wie hart und in welchem Tempo der Ball zu Ihnen zurückkommt. Man kann Sets mit mehreren Bällen und Gummis kaufen.

Das Training ist jedes Mal anders. Und wenn die Armarbeit schon ganz gut läuft, können Sie die Beinarbeit mit Trippeln und Sidesteps dazunehmen. Schnell fühlen Sie sich ein bisschen wie Rocky Balboa …

DAS ATMEN NICHT VERGESSEN!

Die richtige Atmung macht einen großen Unterschied – im Alltag und beim Sport.

Nehmen Sie sich ab und zu Zeit für ein bewusstes tiefes Atmen! So versorgen Sie Ihre Zellen mit lebenswichtigem Sauerstoff und tun Körper und Seele etwas Gutes.

Bei Anstrengung neigen wir dazu, den Atem anzuhalten. Das ist nicht gut, weil wir uns erstens verkrampfen und zweitens die Sauerstoffzufuhr, die gerade jetzt wichtig wäre, drosseln. Deshalb: Achten Sie bei Ihren körperlichen Aktivitäten darauf, einen guten Atemrhythmus zu finden. Mehr dazu auf den folgenden Seiten.

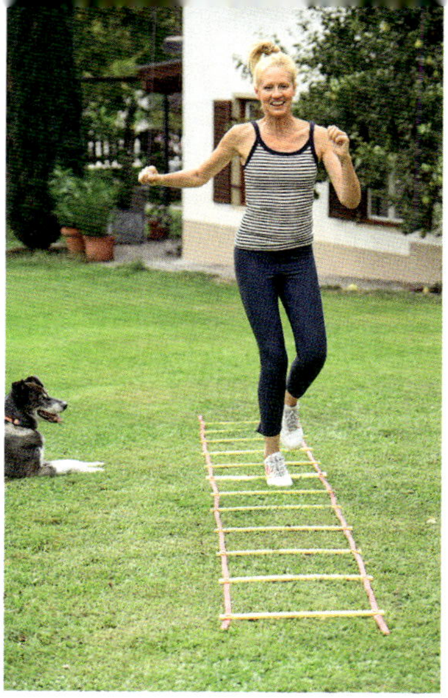
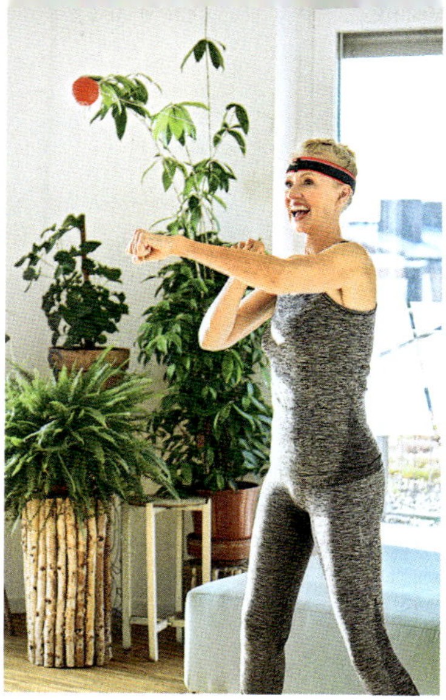
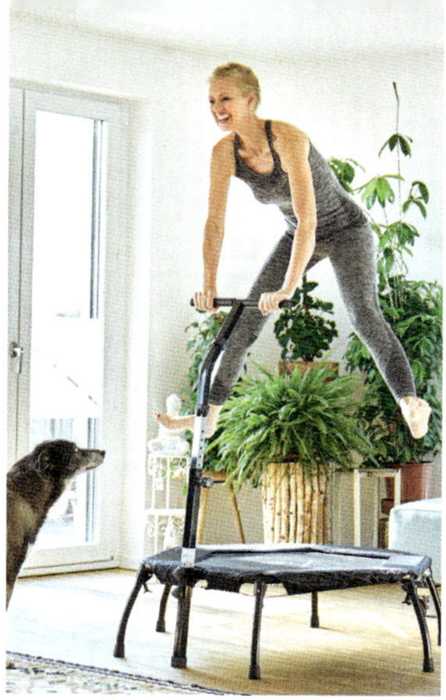

Auf dem Trampolin hüpfen

Für mich ist es eine solche Freude! Ich fühle mich leicht und stark zugleich, entspannt und lebendig beim Trampolinspringen.

Trampolinspringen lockert den ganzen Körper und löst Verspannungen. Die geschmeidigen Bewegungen belasten die Gelenke nicht, und das sanfte Federn zerrt nicht so sehr an den Kollagenfasern wie das harte Auf und Ab beim Joggen. Das Wippen und Springen regt die Durchblutung und das Lymphsystem an, und die Säfte kommen schön in Fluss. Wertvolle Nährstoffe und Sauerstoff gelangen leichter zu den Zellen hin und Stoffwechselendprodukte von den Zellen weg. So wird ein toller Entgiftungsvorgang eingeleitet.

Es genügt schon, zweimal täglich wenige Minuten lang auf dem Trampolin zu schwingen, um die Lebensenergien anzukurbeln.

Ich empfehle, falls Sie mit dem Trampolinspringen anfangen wollen, langsam zu beginnen, vielleicht erst einmal mit kräftigem Gehen auf der Trampolinfläche. Dabei sollten die Arme weit mitschwingen, begleitet von rhythmischem Ein- und Ausatmen. Wenn Sie mit der Zeit stärker wippen, wird das richtige Atmen ganz automatisch unterstützt: beim Hochschwingen durch die Nase einatmen, beim Runterschwingen durch den Mund ausatmen.

Ich fühle mich nach meiner Trampolinsession jedes Mal wie neugeboren.

Ein kurzes Bewegungsfazit

Ich würde mich als »Sportmuffel« bezeichnen, denn ich konnte mich noch nie für ein Sportzentrum oder Fitnessstudio begeistern. Ich habe es wirklich mehrfach in meinem Leben probiert, aber es hat nie funktioniert. Deshalb habe ich meinen eigenen Weg gesucht und gefunden. Das Gleiche wünsche ich Ihnen auch! Denn es kommt letztendlich nicht darauf an, wo und wie man sich bewegt, sondern dass man sich bewegt. Es lohnt sich! Fast alles ist besser, als vor dem Fernseher zu sitzen.

Es sei denn, es kommt Ihr absoluter Lieblingsfilm! Denn Emotionen setzen auch Impulse und lösen Reaktionen im Körper aus. Aber das nur nebenbei.

Zu Atem kommen

Ich hoffe, Sie hatten heute schon die Möglichkeit, mal so richtig tief durchzuatmen: ein – und aus. Falls nicht, dann nehmen Sie diese Zeilen als Erinnerung und Aufforderung. Öffnen Sie Ihre Arme und lassen Sie den frischen Sauerstoff in Ihren Körper herein.
Wenn ich das mache, spüre ich immer: Ja, ich bin am Leben! Ganz automatisch durchdringt ein wohliges, warmes Gefühl meinen Körper, ohne speziellen Grund beginne ich zu lächeln, meine Körperhaltung verändert sich, ich bin bewusst da!

ATEM IST LEBEN

Meistens nehmen wir unsere Atmung kaum wahr, denn sie funktioniert automatisch und ist selbstverständlich. Doch Atmung ist nicht gleich Atmung, und wir atmen oft zu flach und ineffektiv. Effektives Atmen hingegen kann Stress abbauen, die geistige Klarheit verbessern und die körperliche Vitalität unterstützen. Wer gut atmet, kann seine Schlafqualität verbessern und sein Immunsystem stärken. Die Atmung ist für unsere allgemeine Gesundheit und unser Wohlbefinden von entscheidender Bedeutung und unterstützt alle Vorgänge im Körper.
Eine bewusste Nasenatmung, wie sie beispielsweise beim Yoga praktiziert wird, leitet Entgiftungsprozesse ein. Zudem aktiviert sie den Parasympathikus, der für Entspannung sorgt. Die Atmung durch den Mund regt hingegen den für Anspannung zuständigen Sympathikus an. Mundatmung bedeutet daher oft Stress.

Grundsätzlich atmen wir ohne bewusste Kontrolle und brauchen nicht darüber nachzudenken, wann und wie wir atmen. Die Atmung erfolgt durch das Zusammenspiel von Muskeln und dem Atemzentrum im Gehirn.
Die normale Atemfrequenz bei einem Erwachsenen in Ruhe liegt in der Regel zwischen 12 und 20 Atemzügen pro Minute. Diese Frequenz variiert jedoch abhängig von der körperlichen Aktivität, dem Stressniveau und anderen Faktoren. Während des Schlafs kann die Atemfrequenz weiter abnehmen.

Wir atmen Sauerstoff (O_2) ein und Kohlendioxid (CO_2) aus. Um unsere Zellkraftwerke mit Sauerstoff zu versorgen, sollten wir jede Möglichkeit nutzen, frische und saubere Luft einzuatmen.

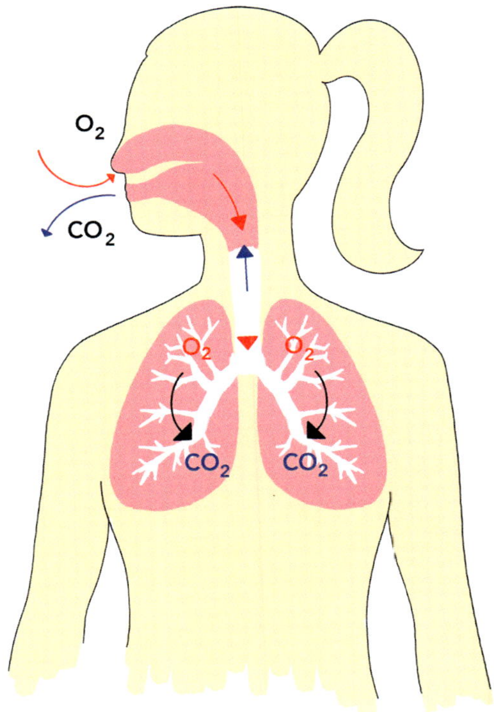

Luft zum Atmen

Das Atmen ermöglicht den Austausch von Sauerstoff und Kohlendioxid zwischen der Luft und unserem Blutkreislauf. Sauerstoff ist für die Energieproduktion in unseren Zellen unerlässlich, während Kohlendioxid ein Abfallprodukt des Stoffwechsels ist, das aus dem Körper entfernt werden muss.

Was passiert in der Zelle mit frischem Sauerstoff? Hier findet eine komplexe biochemische Reaktion statt. Der Sauerstoff wird für die Zellatmung verwendet, von der schon mal auf Seite 46 die Rede war. Bei diesem auch als aerobe Atmung bezeichneten Vorgang werden Glukose und andere energiereiche Moleküle abgebaut, um ATP (Adenosintriphosphat) zu erzeugen. Der Prozess findet im Zytoplasma und in den Mitochondrien, den Kraftwerken der Zellen, statt und liefert die Energie, die sie für ihre Aufgaben benötigen. ATP dient den Zellen zur Energiespeicherung.

Bewusstes Atmen lernen

Eine angemessene Atmung ist also für die Sauerstoffversorgung und den ordnungsgemäßen Stoffwechsel im Körper entscheidend. Flache oder unregelmäßige Atmung kann zu Sauerstoffmangel führen und negative Auswirkungen auf die Gesundheit haben. Bewusstes Atmen hat somit definitiv seine Vorteile.

Die gute Nachricht: Bewusstes Atmen wie auch bewusstes Leben kann man lernen! Es gibt verschiedene spezielle Atemtechniken, die zur Entspannung, Stressbewältigung oder zur Verbesserung der körperlichen Leistungsfähigkeit dienen. Dazu gehören zum Beispiel tiefe Bauchatmung oder verschiedene Formen des kontrollierten Atmens.

Natürlich spielt auch die Qualität der Luft, die wir einatmen, eine Rolle. Erinnern Sie sich ans Waldbaden: Diese besonders gute, reine Luft ist der wahre Zellkraftstoff.

KLEINER EXKURS ZUM RAUCHEN

Wenn wir uns vor Augen führen, dass wir mit dem, was wir einatmen, unsere Zellen betanken, ist klar: Rauchen ist keine besonders gute Idee. Ich darf das schreiben, denn ich habe selbst einige Jahre lang geraucht. Als ich aber wirklich verstanden habe, was ich mir da zufüge, ist mir der Appetit total vergangen – obwohl ich zugegebenermaßen immer sehr gern geraucht habe, weil ich das irgendwie lässig fand. (Damals wurde das Rauchen ja noch mit der Romantik des Marlboro-Cowboys beworben, die uns Freiheit und Lässigkeit suggerierten.)

Na ja, wer mich kennt, der weiß, dass ich immer versuche, kein Naseweis zu sein, und auf gar keinen Fall mit erhobenem Zeigefinger anderen den Spaß verderben will. Ich komme lieber mit richtig guten Argumenten um die Ecke – doch das ist meistens noch viel schlimmer in puncto Spielverderberei …

Also nur kurz fürs Protokoll: Ich habe gerade in den Nachrichten vernommen, dass das Rauchen wieder zunimmt, auch bei jungen Leuten. Deshalb hier meine Standpauke.

Wie Rauchen alt und krank macht

Rauchen greift den Körper auf verschiedene Weise an und trägt zur beschleunigten Alterung bei. Der Rauch enthält zahlreiche giftige Chemikalien, die den Körper auf zellulärer und molekularer Ebene schädigen. Das kann zu einer

Vielzahl von gesundheitlichen Problemen führen, die auch speziell mit dem Alter in Verbindung gebracht werden, zum Beispiel:

- Hautalterung: Rauchen kann zu vorzeitiger Hautalterung führen, indem es die Produktion von Kollagen verringert, die Elastizität der Haut beeinträchtigt und Faltenbildung begünstigt. Raucher haben oft auch einen fahlen Teint.
- Gesundheitsprobleme: Rauchen erhöht das Risiko für altersbedingte Krankheiten wie Herz-Kreislauf-Erkrankungen, Schlaganfall, Atemwegserkrankungen, Knochenschwund, verschiedene Krebsarten und Augenerkrankungen. Diese können wiederum den Alterungsprozess beschleunigen und die Lebenserwartung verringern.
- Fitnessmangel: Rauchen beeinträchtigt die Lungenfunktion und die Ausdauer, was sich negativ auf die körperliche Fitness auswirken kann. Rauchern fällt es daher oft schwer, körperlich aktiv zu bleiben, und das beeinträchtigt wiederum die allgemeine Gesundheit und das Wohlbefinden.
- DNA-Schäden: Rauchen kann die DNA in den Zellen schädigen, das heißt, die enthaltenen Chemikalien können Mutationen und Schäden an den DNA-Sequenzen verursachen. Dies erhöht das Risiko von genetischen Veränderungen und kann die Entstehung von Krebs begünstigen.
- Oxidativer Stress: Der Rauch enthält freie Radikale, die oxidativen Stress verursachen (Seite 56). Dieser kann Zellschäden und Entzündungen fördern.
- Chronische Entzündungen (Seite 135) können das Gewebe schädigen und das Immunsystem beeinträchtigen. Außerdem können sie das Risiko für verschiedene Erkrankungen erhöhen.
- Verengung der Blutgefäße: Die Inhaltsstoffe des Rauchs können zu einer Verengung der Blutgefäße führen, was die Durchblutung und den Sauerstofftransport zu den Zellen beeinträchtigt. Eine schlechte Durchblutung führt zu einer reduzierten Zellfunktion und einem erhöhten Risiko für Gewebeschäden.
- Schwächung des Immunsystems: Rauchen kann das Immunsystem beeinträchtigen, indem es die Funktion der Immunzellen beeinflusst. Dadurch werden die Abwehrmechanismen geschwächt und das Risiko für Infektionen und Krankheiten erhöht.

Kurzplädoyer fürs Aufhören

Rauchen kann, wie man sieht, zu weitreichenden und schwerwiegenden gesundheitlichen Problemen führen. Denn die Schädigung der Zellen ist nicht nur auf eine Zellart oder ein Organ begrenzt, sondern betrifft den gesamten Körper. Das Rauchen aufzugeben ist daher von entscheidender Bedeutung, um die Zellschäden zu minimieren und die Gesundheit wieder zu verbessern.

Falls Sie noch zu den Rauchern gehören: Sie werden nicht glauben, wie schön es ist, nicht mehr zu rauchen! Ich spreche wie gesagt aus Erfahrung. Also wann immer Sie diese Zeilen erreichen: Es ist Zeit, die Tabakindustrie nicht noch reicher zu machen und bewusst Verantwortung für Ihr Well-Aging und Ihre Zellen zu übernehmen.

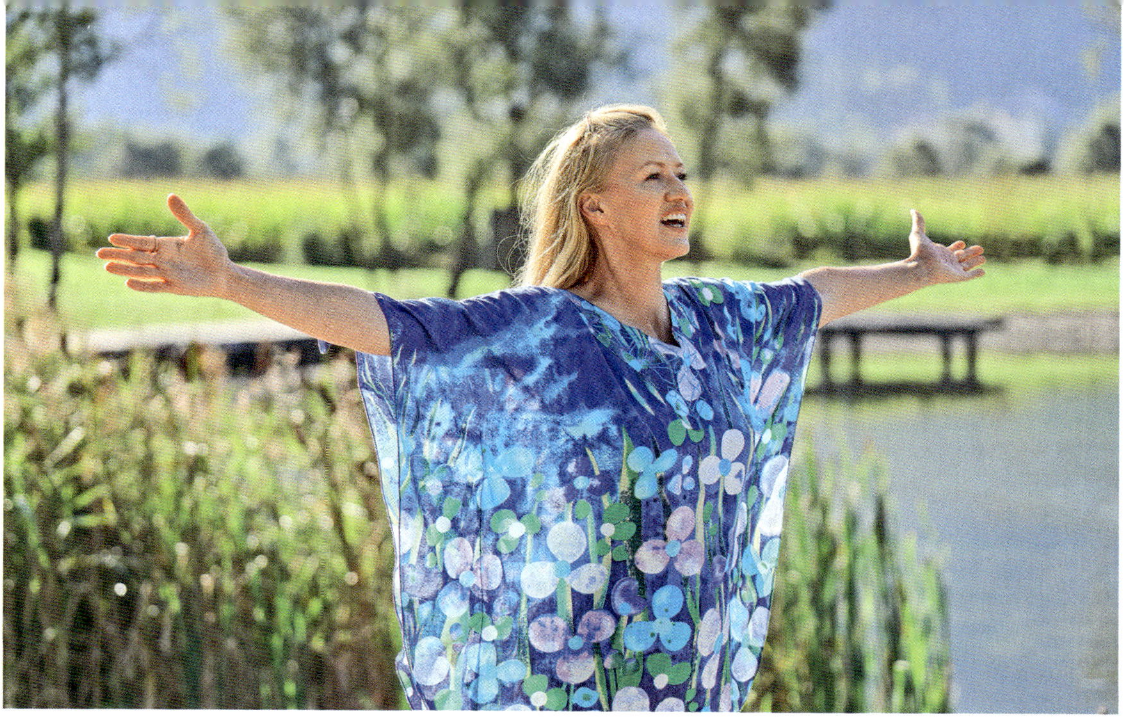

Gehen Sie raus in die Natur, atmen Sie tief ein und aus – und öffnen Sie sich für alles Gute: das Licht, die Luft, die Freude. Fühlen Sie, wie dankbar Sie dafür sind und für alles andere Gute in Ihrem Leben.

ENDLICH TIEF DURCHATMEN – MIT DER RICHTIGEN TECHNIK

Lassen Sie uns also gemeinsam tief durchatmen, um so gesund wie möglich zu altern. Aber wie denn nun am besten?

Die verschiedenen Atemtechniken können sich von Mensch zu Mensch unterschiedlich auf den Alterungsprozess und die allgemeine Gesundheit auswirken. Betrachten wir sie als Ergänzung eines Gesamtpakets, das gesunde Ernährung, regelmäßige Bewegung und stressreduzierende Aktivitäten umfasst, dann ergeben sie auf jeden Fall Sinn.

Mein Vorschlag: Probieren Sie verschiedene Atemtechniken aus, um herauszufinden, welche am besten zu Ihnen passt. Bei Bedarf kann eine Atemtherapeut*in oder ein/e erfahrene/r Lehrer*in für Atemtechniken Sie dabei unterstützen, Ihren persönlichen Weg zur einer wohltuenden Atmung zu finden.

Für mehr Power

Welche Atemtechnik fördert unsere Energie und Leistungsfähigkeit, auch beim Sport? Diese zwei Methoden werden dafür oft empfohlen:

- **Tiefe Bauchatmung** (diaphragmatische Atmung): Hier liegt der Fokus auf der Atmung mit dem Zwerchfell. Statt flach und oberflächlich in die Brust, atmet man bewusst tief in den Bauch ein und dehnt ihn dabei aus. Das Zwerchfell sinkt und schafft mehr Platz im Brustraum. Dann atmet man möglichst vollständig aus, wobei das Zwerchfell steigt und sich der Bauch zurückzieht. So ermöglicht man eine maximale Sauerstoffaufnahme

und eine effiziente Ausleitung von Kohlendioxid. Diese Technik kann auch beruhigend wirken und die Entspannung fördern.
- **Intervallatmung:** Hier wird der Atemrhythmus verändert, um die Ausdauerleistung zu verbessern. Zwei beliebte Methoden: das »Einatmen-Einatmen-Ausatmen« sowie das »2:2«-Muster, bei dem man über zwei Schritte einatmet und über zwei Schritte ausatmet. Diese Art der rhythmischen Atmung kann Ihnen helfen, den Sauerstoffverbrauch zu kontrollieren, und zwar egal, ob Sie gerade in einem anstrengenden Training oder einem stressigen Alltag stecken.

Wie wirksam solche Atemtechniken für die Leistungsfähigkeit sind, ist individuell verschieden und hängt von Faktoren wie Alter, Sportart, körperlicher Verfassung und persönlichem Atemmuster ab. Übernehmen Sie sich hierbei nicht und beginnen Sie langsam, sich Ihr Atemmuster bewusster zu machen und es eventuell etwas zu ändern.

Zur seelischen und körperlichen Entspannung

Die folgende Methode kann dazu beitragen, Stress abzubauen, den Blutdruck zu senken und allgemein die Entspannung und das Wohlbefinden zu fördern.

- **Langsames, bewusstes Atmen:** Indem man bewusst langsamer und achtsamer atmet, kann man den Parasympathikus aktivieren. Das ist der Teil des autonomen Nervensystems, der mit Entspannung, Ruhe und Regeneration verbunden ist.

Es gibt verschiedene weitere Ansätze und Techniken, die helfen können, Verspannung zu lösen und insbesondere die Entspannung der Muskulatur zu fördern. Das hat mir gerade mein Orthopäde noch mal gesagt, weil ich beim Schreiben dieses Buches eine sehr starke Verspannung an der linken Schulter habe. Hier sind einige mögliche Ansätze:

- **Tiefe Bauchatmung:** Die habe ich im Prinzip eben schon beschrieben. Um besser »runterzukommen« und den Atem in den Bauchraum zu lenken, können Sie eine Hand auf Ihren Bauch legen und hineinspüren. Atmen Sie möglichst langsam und tief ein und aus. Nehmen Sie wahr, wie sich Körper und Geist zu entspannen beginnen.
- **Progressive Muskelentspannung:** Das ist eine Technik, bei der verschiedene Muskelgruppen gezielt angespannt und dann wieder entspannt werden. Dadurch kann man eine tiefere Entspannung erreichen. Beginnen Sie beispielsweise mit den Schultern und spannen Sie sie für einige Sekunden an, bevor Sie dann die Spannung wieder loslassen.
- **Die 4-7-8-Methode:** Es gibt verschiedene Atemübungen, die speziell auf Entspannung ausgerichtet sind. Eine Möglichkeit: Atmen Sie durch die Nase über 4 Sekunden ein, halten Sie den Atem für 7 Sekunden an, und atmen Sie dann durch den Mund über 8 Sekunden aus. Wiederholen Sie dies mehrmals hintereinander.
- **Yoga und Stretching:** Diese beiden können ebenfalls helfen, Muskelverspannungen zu lösen. Durch bestimmte Positionen und Bewegungen werden die Muskeln gedehnt und entspannt. Achten Sie darauf, dass Sie die Übungen langsam und achtsam durchführen, damit sie keine weiteren Verspannungen verursachen, sondern eine ganzheitliche Entspannung ermöglichen.

Ruhe finden mit Meditation

Erinnern Sie sich an die »stressreduzierenden Aktivitäten«, die bei den Atemtechniken empfohlen wurden? Meditation gehört dazu und ist eine sehr bewährte Methode, um Stress abzubauen und zu mehr Entspannung und Bewusstheit zu finden.

ENTSPANNT IM HIER UND JETZT

Es gibt zahlreiche Studien, die darauf hinweisen, dass regelmäßige Meditation verschiedene positive Auswirkungen auf die körperliche, geistige und seelische Gesundheit haben kann. In der Meditation übt man Achtsamkeit und lenkt die Aufmerksamkeit auf den gegenwärtigen Moment. Dabei hilft es, sich auf den Atem zu konzentrieren. Das ständige Gedankenkarussel kommt zur Ruhe, und man erfährt wohltuende innere Stille und Frieden. So hilft Meditation, den Geist zu beruhigen und Stresssymptome zu reduzieren. In der Stille entsteht Raum für Erkenntnisse und Inspiration. Ich selbst fühle mich nach der Meditation fokussiert, konzentriert, inspiriert, ausgefüllt und selig.

Die Well-Aging-Benefits

Weil es in diesem Buch primär ums Well-Aging geht, schauen wir uns die Wirkungen der Meditation hier auch unter dem Aspekt an, wie sie dabei helfen kann, »jung« zu bleiben. Es gibt nämlich einige Hinweise darauf, dass Meditation dazu beitragen kann, den Alterungsprozess zu verlangsamen und das allgemeine Wohlbefinden auch im Alter zu fördern.

- Stressabbau: Chronischer Stress, das wissen wir ja nun, kann den Alterungsprozess beschleunigen und verschiedene gesundheitliche Probleme verursachen. Meditation kann helfen, diesen negativen Stress abzubauen und eine entspannte Geisteshaltung zu fördern, was sich positiv auf unser allgemeines Well-Being und die Langlebigkeit auswirken kann.
- Gehirngesundheit: Untersuchungen haben gezeigt, dass Meditation positive Auswirkungen auf die gesamte Hirnfunktion haben kann. Sie verbessert die kognitive Leistungsfähigkeit, unter anderem die Konzentration und das Gedächtnis. Meditation fördert zudem die neurologische Plastizität, also die Anpassungsfähigkeit des Gehirns, und kann das Risiko von altersbedingten neurodegenerativen Erkrankungen verringern.
- Ausgeglichenheit: Meditation kann helfen, positive Emotionen zu fördern und negative Emotionen zu reduzieren. Es wird angenommen, dass Meditation das Aktivitätsniveau des Gehirns verändert und die Produktion von Glückshormonen wie Serotonin und Endorphinen stimuliert. Das führt zu einem ausgeglicheneren emotionalen Zustand, der sich positiv auf das allgemeine Wohlbefinden auswirken und den Alterungsprozess verlangsamen kann.
- Schlaf: All das verbessert auch den Schlaf, und wie unersetzlich dieser für das Well-Aging ist, wissen wir ja: Ausreichender und qualitativ hochwertiger Schlaf ist wichtig für die Gesundheit und zur Vorbeugung neurodegenerativer Erkrankungen.

- Blutdruck: Untersuchungen haben gezeigt, dass regelmäßige Meditation auch den Blutdruck senken kann. Dies kann natürlich besonders für Menschen mit Bluthochdruck von Vorteil sein.
- Immunsystem: Es gibt Hinweise darauf, dass Meditation das Immunsystem stärken und die Immunfunktion verbessern kann. Dies könnte dazu beitragen, das Infektions- und Krankheitsrisiko zu senken.

Meditation ist jedoch keine »magische Lösung« und kein Allheilmittel. Zudem wirkt sie nicht bei jedem Menschen gleich, und nicht jeder fühlt sich damit wohl.
Außerdem möchte ich immer wieder betonen, dass der Alterungsprozess ein natürlicher Teil des Lebens ist und wir dies annehmen und gelassen damit umgehen sollten – was man wiederum in der Meditation lernen kann. Auf jeden Fall kann sie viel dazu beitragen, die Lebensqualität zu verbessern, Stress abzubauen und das allgemeine Wohlbefinden zu fördern, was sich positiv auf das Gefühl von Jugendlichkeit und Vitalität auswirkt.
Ich selbst bin ein großer Fan von pragmatischer Meditation. Für mich ist sie oft ein Werkzeug zur Bewältigung des Alltags. Es geht nicht nur darum, in einer stillen Umgebung zu sitzen, sondern die Prinzipien der Meditation in verschiedene Lebensbereiche zu integrieren. Auch beim Gehen oder am Arbeitsplatz kann ich zwischendurch Achtsamkeit praktizieren, gerade wenn wie so oft nicht viel Zeit übrig bleibt. Oft sind es genau solche kleinen Momente, in denen wir tief durchatmen und uns auf den Augenblick konzentrieren, aus denen wir Energie schöpfen können.

TIPPS FÜR NEUSTARTER

Es ist ratsam, mit einer qualifizierten Anleitung zu meditieren und regelmäßig zu üben, um in den Genuss der möglichen Effekte zu kommen. Wenn Sie neu in der Meditation sind, können Ihnen die folgenden Tipps helfen, einen ersten Einstieg zu finden.

Achtsamkeitsmeditation

- Wählen Sie eine passende Umgebung: Suchen Sie einen ruhigen Ort, an dem Sie ungestört meditieren können. Reduzieren Sie Ablenkungen, schalten Sie Ihr Handy aus und schaffen Sie eine angenehme Atmosphäre.
- Beginnen Sie mit kurzen Sitzungen: Für Anfänger ist es hilfreich, erst einmal moderat zu starten. Beginnen Sie mit 5 bis 10 Minuten pro Sitzung und erhöhen Sie die Dauer nach und nach, wenn Sie sich damit wohlfühlen.
- Nehmen Sie eine bequeme Haltung ein: Wählen Sie eine Sitzposition, die für Sie angenehm ist. Sie können auf einem Stuhl sitzen, am Boden auf einem Kissen oder einer Meditationsbank, oder Sie können sich hinlegen, wenn Sie das vorziehen. Achten Sie im Sitzen darauf, sich entspannt aufrecht zu halten, damit Sie frei atmen können.
- Fokussieren Sie sich: Richten Sie Ihre Aufmerksamkeit auf Ihre Atmung. Spüren Sie, wie Sie ein- und ausatmen. Beobachten Sie den natürlichen Fluss des Atems, ohne ihn zu kontrollieren. Denken Sie eventuell bem Einatmen »ein« und beim Ausatmen »aus«. Diese Konzentration auf den Atem hilft Ihnen, den Geist zu beruhigen und im gegenwärtigen Moment präsent zu bleiben. In diesem Moment gibt es weder Vergangenheit noch Zukunft, und die damit verbundenen Gedanken und Sorgen haben Pause.

Jeder muss seinen individuellen Weg zur Meditation finden. Auch im Alltag und in nicht perfekten Situationen ist es möglich, Ruhe und Besinnung zu finden und die Kraft der Meditation zu erleben. Allerdings ist natürlich eine stille und stimmungsvolle Umgebung das beste Fundament dafür.

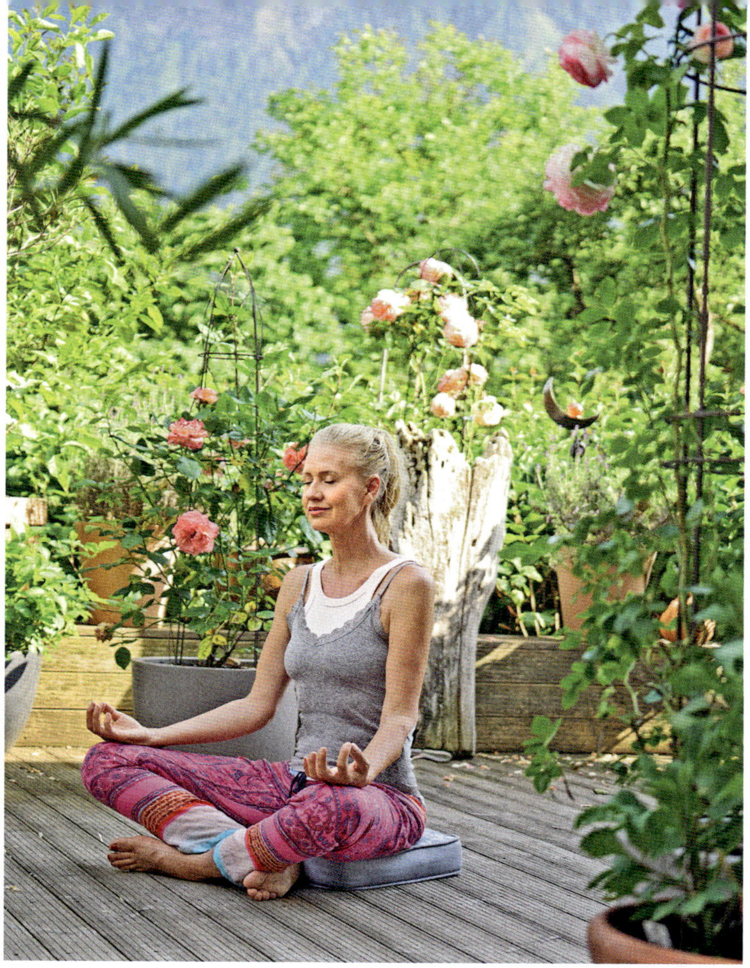

- Lassen Sie sich nicht ablenken: Akzeptieren Sie, dass dennoch Gedanken und Gefühle während der Meditation hochkommen. Lassen Sie sich nicht auf sie ein, sondern bemerken Sie nur bewusst, was auftaucht, und lassen Sie alles sanft vorbeiziehen, während Sie Ihre Aufmerksamkeit wieder auf den Atem lenken. Seien Sie geduldig, denn Meditation erfordert Übung. Sie werden immer öfter Momente und Phasen der inneren Stille erleben.
- Bleiben Sie dran: Regelmäßiges Üben ist der Schlüssel zur Entwicklung einer stabilen Meditationsroutine. Versuchen Sie, jeden Tag einige Minuten dafür zu reservieren, um die besten Ergebnisse zu erzielen.

Es gibt ganz verschiedene Meditationsformen: freie und angeleitete, körperlich passive und aktive (wie die Gehmeditation oder Dynamische Meditation), mit Mantren, mit Atemtechnik, mit und ohne Musik ... Zahlreiche Kurse, Bücher, Apps und Onlineseminare können Ihnen Orientierung geben und helfen, das Meditieren zu erlernen. Nutzen Sie diese Ressourcen auch, um besser zu verstehen, worum es beim Meditieren geht.
Meditation ist immer eine individuelle Erfahrung, und es gibt keine »richtige« oder »falsche« Art zu meditieren. Versuchen Sie, den für Sie passenden Weg zu finden. Bleiben Sie geduldig mit sich, und vor allem: Genießen Sie die innere Reise der Meditation.

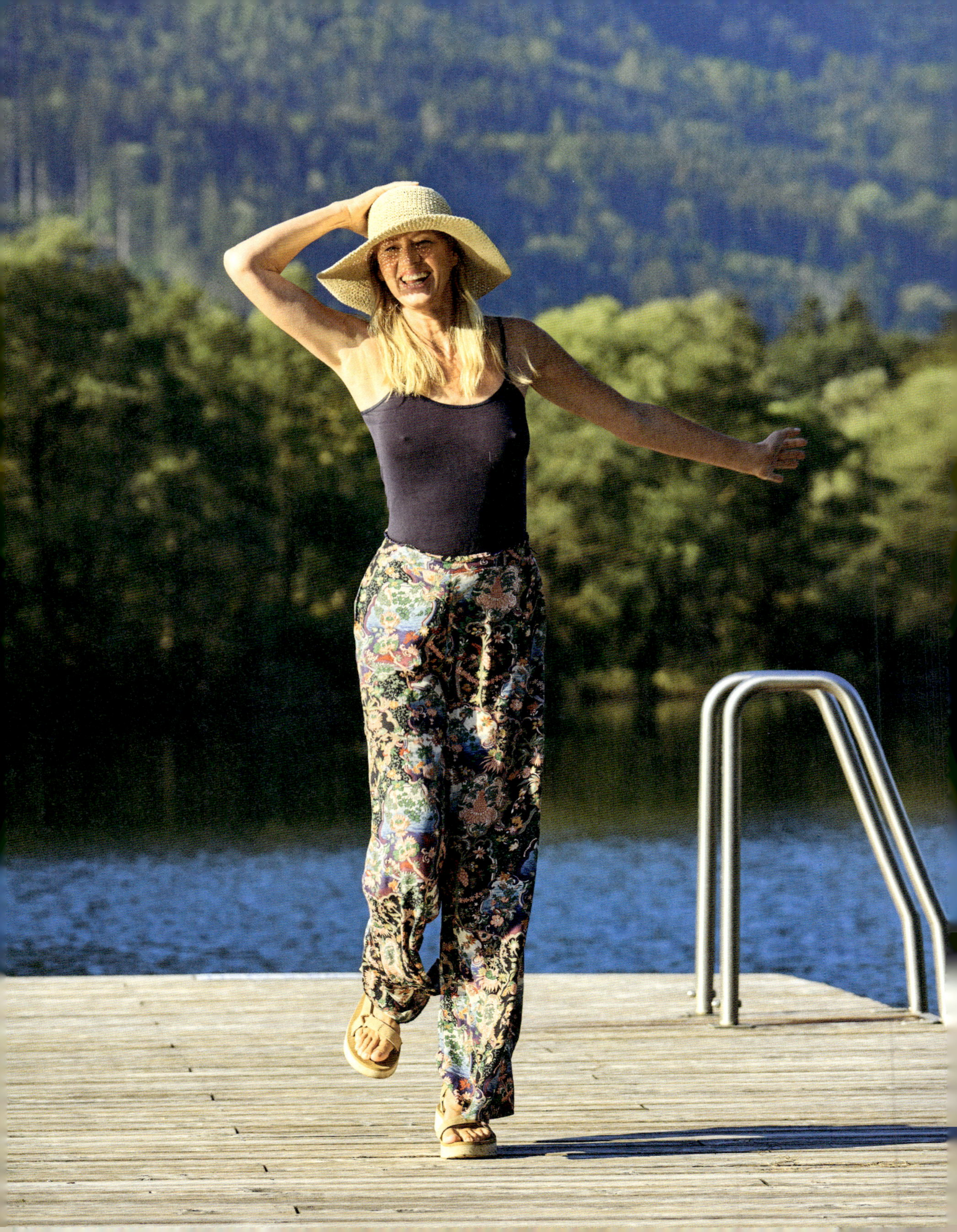

Zum Ausklang

So, liebe Leserinnen und Leser, ich hoffe, das Buch hat Ihnen bis hierhin Freude gemacht und Sie vor allem motiviert, das Leben in allen Phasen bewusst zu spüren und Herausforderungen mit Zuversicht anzugehen. Genießen und nutzen wir die Zeit, die uns zur Verfügung gestellt wird, bestmöglich – dann fällt uns das Leben in vielen Situationen leichter. Das hört sich so einfach dahingesagt an, aber glauben Sie mir, ich weiß, wovon ich schreibe. Es wird uns in unserem hyperkomplexen Leben und in diesen verunsichernden Zeiten nicht immer alles leicht gemacht, und genau deshalb sollten wir die Fäden selbst in die Hand nehmen. Ja, es gibt einiges, was wir für uns und die Art, wie wir leben und älter werden, tun können – *jeden Tag!* Mein wichtigster Tipp: Fangen Sie nicht zu spät an – und hören Sie nicht zu früh auf! Behalten Sie dabei immer Ihren Humor.

Das Alter als Kunstwerk

Eine der wohl passendsten Bemerkungen zu diesem Thema stammt von dem polnischen Lyriker und Satiriker Stanislaw Jerzy Lec:
»Die Jugend ist ein Geschenk der Natur, doch das Alter ist ein Kunstwerk.« Auf Englisch finde ich es fast noch besser: *»Youth is the gift of nature, but age is a work of art.«*
»Die Jugend ist ein Geschenk der Natur« heißt für mich, dass dies eine wertvolle und besondere Phase im Leben ist, deren Vorzüge jedoch reines Glück sind. Normalerweise sind wir als junge Menschen körperlich gesund, voll Energie und Neugier, zudem frei von den belastenden Verpflichtungen und Verantwortlichkeiten, die uns als Erwachsene beschäftigen können. Hier darf aber schon der Grundstein gelegt werden, um die Dinge des Lebens zu schätzen, sich an einem schönen Tag zu erfreuen, im Wald spazieren zu gehen, die Sonne zu genießen, ein gutes Essen zu würdigen und soziale Kontakte zu pflegen – denn der Übergang von der Jugend zum Alter verläuft fließend.
Und ich möchte ergänzen, was gerade für Geschenke gilt: Oft wissen wir etwas erst zu schätzen, wenn wir es verloren haben – die Jugend, die Liebe, die Gesundheit oder das Leben.
Die Aussage »Das Alter ist ein Kunstwerk« drückt für mich aus, dass hier mehr Arbeit und Erfahrung drinsteckt als in etwas, das wir geschenkt bekommen haben. Es geht darum, die Fähigkeit zu entwickeln, das Leben auf neue Weise zu betrachten, es in die richtigen Bahnen zu lenken, Veränderungen anzunehmen und die einmalige Schönheit in jedem Stadium des Lebens zu erkennen – eben das Altern zur Kunst zu erheben.

Die »Maschine« hegen und pflegen

Damit wir das Alter und den Prozess des Älterwerdens in ihrer Komplexität verstehen und auch als etwas sehr Wertvolles erfahren können, müssen wir, wie ich immer wieder betone, uns damit auseinandersetzen und frühzeitig beginnen, auf uns achtzugeben, und zwar auf allen Ebenen, physisch und psychisch. Um das Kunststück des guten Alterns zu meistern, sollten wir unseren Körper – der, wie ich finde, auch ein Geschenk ist – mit großem Respekt behandeln. Als Metapher dafür habe ich die Maschine gewählt und auf Seite 36 erklärt, was ich damit meine. »Unsere Maschine hegen und pflegen« – letztendlich spielen hier dieselben Dinge eine Rolle wie in der Jugend: Bewegung, gute Ernährung, Spaß, soziale Kontakte, Erfolgserlebnisse und so weiter.

So wie Künstler*innen verschiedene Elemente verwenden, um ein Kunstwerk zu erschaffen, gestalten wir unser Älterwerden mithilfe all der im Laufe unseres Lebens gesammelten Erfahrungen, Erinnerungen, Einsichten und weiterentwickelten Eigenschaften. Denn das Altern geht nicht nur mit physischen Veränderungen einher, sondern ermöglicht auch eine kontinuierliche Weiterentwicklung und Bereicherung der inneren Welt.

Um also im Alter sinnbildlich zu einem Kunstwerk oder einer Antiquität zu werden, bedarf es einiger Pflege und Restaurierungsmaßnahmen. Dafür sollten wir unser Handwerk verstehen und meiner Meinung nach wirklich viel über unseren eigenen Körper, diese tolle Maschine, wissen. Deshalb habe ich alles so genau wie eine Art Gebrauchsanweisung – vom Basiswissen über den Körper und die Nährstoffversorgung bis hin zu praktischen Anleitungen – zusammengetragen. Ich habe ja anfangs geschrieben, dass uns die Gebrauchsanweisung für unseren Körper und unser Leben fehlt. Also lassen Sie dieses Buch Ihre Bedienungsanleitung sein, schlagen Sie es immer wieder auf, holen Sie sich die benötigte Motivation zu Übungen, Rezepten und Gedanken.

Lassen Sie uns gemeinsam respektvoll und dankbar mit unserem Körper umgehen, und das in jedem Lebensalter, denn nur so können wir jeden Tag von morgens bis abends Hochleistungen von dieser sensationellen Maschine, die unser Körper ist, erwarten.

Denken Sie immer daran, dass das Altern ein natürlicher Teil des Lebens ist und die Einstellung, mit der wir es angehen, einen großen Einfluss darauf haben kann, wie wir diese Phase erleben. Indem wir offen bleiben, uns weiterentwickeln und die Freuden des Lebens schätzen, können wir das Altern als eine Zeit der Erfüllung und Möglichkeiten betrachten.

Ach ja, und was mir noch sehr am Herzen liegt: Tanzen und singen Sie, wann immer Ihnen danach ist, lachen Sie aus vollem Herzen und bejahen Sie das Leben! Und geben Sie dieses wertvolle Gefühl an andere weiter.

PS: DANKE!

Ein Danke von Herzen an Martin Nink für die vielen tollen Fotos in fast allen Lebenslagen. Vielen Dank auch an meine Freundinnen Dr. Bettina Wieder, Dr. Juliane Habig und Annette Rudert, die mir mit Rat & Tat von Kopf bis Fuß, Gehirn bis Darm und von A bis Z zur Seite gestanden haben. Danke auch an meine tollen Models Siegi Nink, Hadi Schindler, Liah Künnert und nicht zu vergessen meine Hündin Nukka: Ohne euch alle wäre das Buch nur halb so schön! Danke an meine Lektorin Michelle Hegmann von *Knaur Balance* für ihre Unterstützung, an Michael Pfitzner für die Illustrationen und an Felicitas Holdau für die redaktionelle Zusammenarbeit und die Gestaltung des Buches. Und ein ganz besonderes Dankeschön an alle OH LALA & SO LALA-Abonnent*innen für die Motivation, dieses Buch zu schreiben!

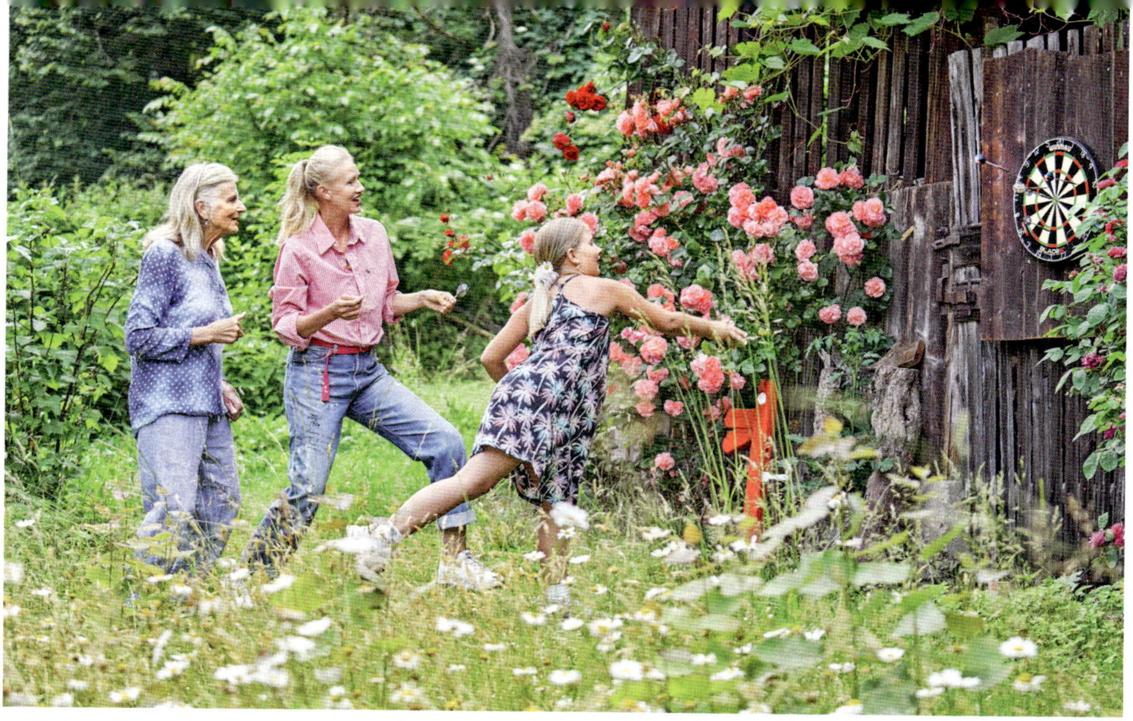

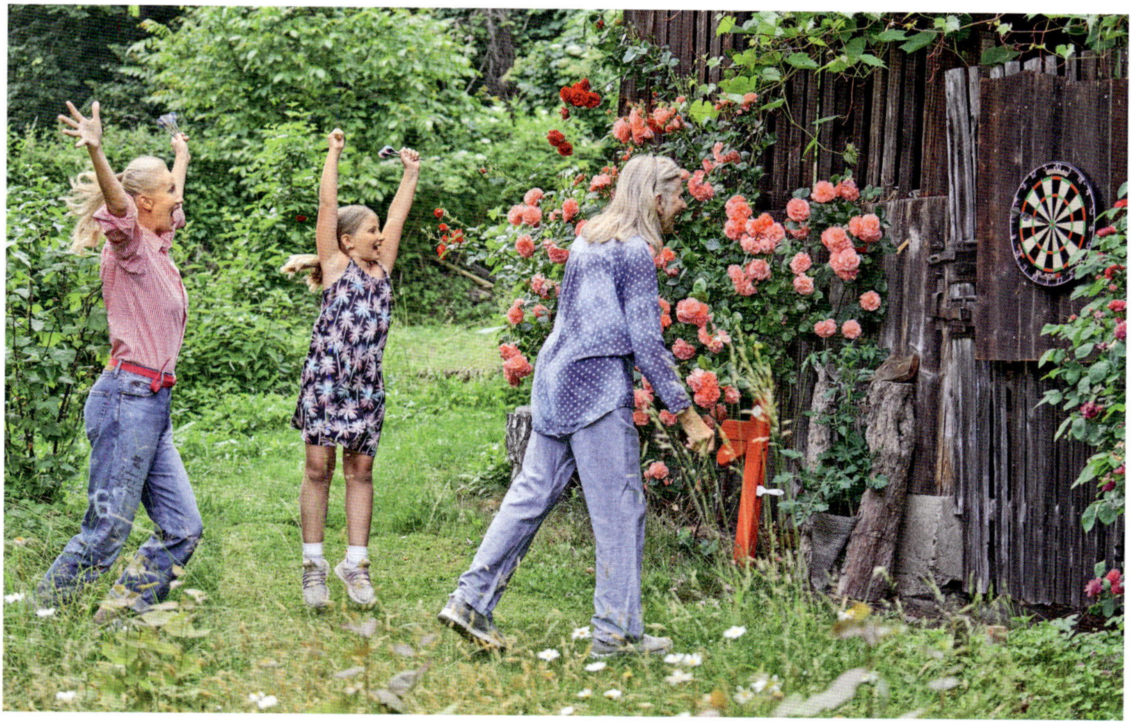

Die einfachen Dinge können uns großes Glück bringen. Interaktion, Aktivität, Spiel, Spaß und Freude: So simpel es klingt, ist es doch ein Rezept für ein gutes Leben in jedem Alter.

Sachregister

A

B

C

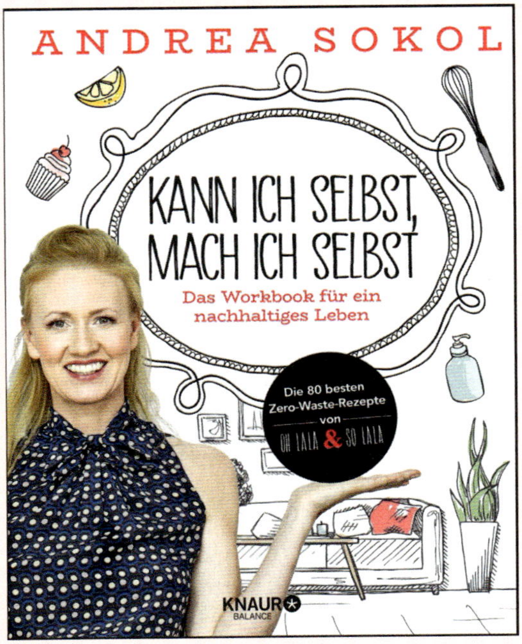

ISBN 978-3-426-67584-7

»Ich esse, was ihr wegwerft.«
Andrea Sokol

Suppe aus Blumenkohlblättern? Shampoo aus Roggenmehl? Gesichtstonic aus Leinsamen?
Kein Problem für die Moderatorin, Ernährungsexpertin, Coachin und Bloggerin von OH LALA & SO LALA.
Nach dem Motto »Kann ich selbst, mach ich selbst« stellt Andrea Sokol über 80 leicht umsetzbare Rezepte und Anwendungen für den grünen Alltag vor. In den Rubriken Beauty, Food, Lifestyle und Health gibt sie erstaunliche und vielfältige Anregungen, wie wir gesünder und umweltbewusster leben können.

KNAUR BALANCE

»MIR IST ES EIN HERZENSANLIEGEN, FRAUEN ZU ZEIGEN, WAS ALLES IN IHNEN STECKT.«

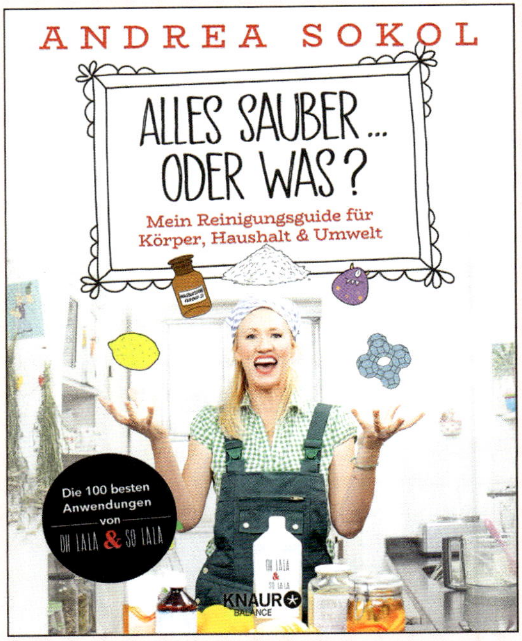

ISBN 978-3-426-67602-8

**Eine wirklich saubere Sache:
Reinigen und pflegen auf wohltuende Art**

Andrea Sokol zeigt in diesem Ratgeber, wie alles umweltfreundlich blitzeblank wird: Körper, Wohnräume, Garten, Haustiere, Gewissen … Die charismatische Green-Lifestyle-Influencerin erklärt, warum wir in Kreisläufen denken sollten, wie konventionelle Mittel auf Umwelt und Gesundheit wirken und wie wir gesunde, ökologische Körperpflege- und Putzmittel ganz einfach selber machen können. Mit über 100 praktischen Tipps und Tricks fürs nachhaltige Entgiften, Pflegen, Putzen und Regenerieren.